日本医家列伝

鑑真から多田富雄まで

鈴木 昶
Suzuki Akira

大修館書店

まえがき

人が生きるところに病気があり、それを手当てし看取る人がいる。医師だけでなく、歯科医師、薬剤師、看護師、臨床検査技師、栄養士、鍼灸師、理学療法士など、多種類の医療従事者をオール・メディカル・スタッフと呼ぶ。それがわたしのいう「医家」だ。医療は患者のためにあり、これらの人たちによって支えられている。そして各分野には、この道を拓いた先人がいた。わたしは心からの敬意をこめて、それらの先人の足跡を綴りたいのである。

太古の人たちは、神を中心に森羅万象を考えた。五穀が実るのも神の恵みなら、災害や病気に苦しむのも神の祟りによるものと信じていたのである。だから病気を癒すためには、邪気を払う必要があり、神仏の威力にすがるしかなかった。加持祈禱や呪術を行う者が原始時代の医家でもあったといえるだろう。

だが人知が進むにつれて、具体的に病苦を和らげるための工夫を重ねるようになった。体の異常に気づくと彼らは、体を回復させるために休養したり、精のつく食べ物を選んだり、手近な植物で傷口の痛みを和らげたりと、いろいろなことを考えたに違いない。

その過程で食中毒や化膿なども経験しながら、天然物を巧みに薬物として応用する知恵が発達した。たとえば『古事記』に出てくる因幡の白兎の話は、火傷などの皮膚損傷はまず塩水で洗えという治療法である。泌《し》みて痛いには違いないが、そのあと清水で洗い落せば消毒になるからだ。さらに蒲《がま》の穂に体を包むと、皮膚のただれを治して肉芽形成を促してくれる。

また八十神が山から落とした焼け石に大国主命がとびついて焼死するが、神産巣日命《かみむすびのかみ》の薬で生き返るという話もあった。このときの手当ては蛤の殻を焼いて乳汁をまぜる方法である。すると亜鉛華《あえんか》に似た成分になるので、生き返るのは無理だが、火傷には効くはずだ。これらの神話から、古代の医療知識というものを垣間見ることができるのである。

古代の医療は経験の集積にすぎず、肯定できるものばかりではなかった。やはり当時の先進国から導入した学問が、日本の医療を発展させる起爆剤になったことは否めない。稲作や青銅器などが現れた弥生文化の時代、すでに大陸の原始的な医術などは伝わっていたと考えても不自然ではないだろう。

その時代はまだ、学という体系を成してはいなかった。巫女、陰陽師、僧侶などによって行われた呪術や加持祈禱が主力となっていたのである。中国医学の導入が本格的に始まったのは六一〇年、聖徳太子が隋の煬帝《ようだい》に親書を送り、国家レベルの交流が始まってからで、その後、遣唐使や留学僧によって中国の医学や本草の知識が輸入されるようになった。

わが国で治療術から医学と呼べるものへの脱皮が始まったのは大化の改新後であろう。七〇一年発布の大宝令《たいほうりょう》で、国が医師の養成を行うことになり、典薬寮《てんやくりょう》が設けられた。同時に医疾令《いしつりょう》を布告し、医生の教科や医薬全般の諸規定を明らかにしている。だがそれは皇室や貴族向けの医師養成で、庶民とは無縁であり、長続きもしなかった。

中国と交流して二〇〇年も経つ平安時代になって、ようやく自国文化を確立しようとする意欲が高まり、医療の世界でも日本人による医薬書の編さんが行われることになる。『大同類聚方《だいどうるいじゅほう》』は、勅令によって固有の処方を編さんしたものであり、わが国最古の医書『医心方《いしんほう》』は隋唐医学の集大成であった。両書とも源をたどれば中国医学に依存しているが、日本の経験医学を踏まえて編さんした点は大いに評価できる。

ところで、キリスト教の宣教師が医家であったのと同じように、仏教の僧侶も医者を兼ね、寺院は施薬所の役割を果たしていた。しかし素養の浅い僧医によると、長引く病気はすべて宿痾《しゅくあ》ということになる。胃弱も高血圧も糖尿病も宿痾であり、天然痘や麻疹などの疫病は症状がひどくて致死率も高いのに、一時的だから宿痾とは呼ばなかった。

僧医の治療は呪術か祈禱が主で、「鑑真秘方」として伝えられたような薬草や石薬の類を施す例は、ごく少なかったようである。僧医よりも庶民に近い存在は修験僧たちがつくる薬だった。高野山の陀羅尼助《だらにすけ》、木曽御嶽山の百草丸などは素朴な常備薬で、いまなお評価は高い。座して説教する僧医よりも、汗を流して布教する修験僧に、庶民はより親近感を抱いたのであろう。

ところで、『医心方』は文献を中国に求めながらも実用的な部分だけを活かし、日本の風土も考慮しながらまとめた最初の医書であった。丸写しでない医書の出現は栄西の『喫茶養生記《きっさようじょうき》』、梶原性全《せいぜん》の『頓医抄《とんいしょう》』、北野有隣の『福田方《ふくでんほう》』など多くの著作にも影響を与えている。そして文字どおり日本の医学が独自の歩みを始めたのは一六世紀以降であった。

曲直瀬道三《まなせどうさん》が金・元医学を発展させて『啓迪集《けいてきしゅう》』などの著作を出したが、その伝え方は理論的で「後世派《ごせいは》」という学派を形成している。これに対し陰陽五行説の影響が強い後世派を理屈に走ると批判して実証主義的な学説を重んじたのが「古方派《こほうは》」であった。後藤艮山《ごとうこんざん》の門人でわが国初の人体解剖を行った山脇東洋《やまわきとうよう》、万病一毒説を唱えた吉益東洞《よしますとうどう》などがこの派である。

しかし、両派とも腹診を重視したことなどは、明らかに中国の医学と違い、日本独自の医学を模索した証であろう。腹部に触れて内臓の異常を探る腹診は、『傷寒論《しょうかんろん》』にちょっと出てくる程度で、中国ではほとんど重視しなかった。なのに日本では「張仲景《ちょうちゅうけい》医学への回帰」を叫ぶ古方派はもちろん、後世派も腹診をきわめて重視したことは注目したい。

そしてこの頃から、僧侶を兼ねるような医者が少なくなり、治療を専業とする医者が多くなったのである。理屈の多い複雑な中国医学を簡略化して実証的な医学を目指す古方派の動きは、やがて蘭学ともつながり、漢蘭折衷派という一派も出現した。その代表的人物が華岡青洲《はなおかせいしゅう》である。種痘の伊東玄朴《いとうげんぼく》なども折衷派から蘭医に転じた。

このように、独自の医学が開花した江戸後期は、滞日西洋医からも関心が寄せられるようになった。ケンペルの『廻国奇観《かいこくきかん》』や『日本誌』、ツンベルクの『日本植物誌』などには、日本の医療や生薬についてのエピソードが紹介されているし、シーボルトも見聞した内容を熱っぽく『日本』などに記している。中国の医学が日本の知恵で脚色され、絢爛と花咲いたのは、やはり江戸時代の一七世紀頃から明治を迎える前までの期間であろう。

一八一九年の『江戸今世医家人名録』によれば、医者の総数は五七〇人を数えたが、翌年の続編では一挙に二五〇〇人ほどが登録されている。江戸の人口を一〇〇万人としても数的には十分であったはず。問題は質だった。法制面の規制もなく医業を営めたのだから、「薬礼のまず脈を引く下卑た医者」と川柳に詠まれるような俄《にわ》か医者も混じっていた。しかし腕さえ確かなら侍医も夢ではない実力の世界でもあったのである。

幕末の混乱から文明開化の世に入ると、風向きはがらりと変わってしまう。「西洋に追いつけ」を至上命題とする明治政府は、一八七四年に医制を発布し、漢方を退けて西洋医学を習得しなければ医者になれない制度を採用したからだ。その西洋医学の受容も、オランダからイギリスへ、イギリスからドイツへとめまぐるしく転々。結局は医学も含めて学問の体系をドイツから受け入れることになる。

漢方医にとっては、まさに死活問題であった。浅田宗伯《あさだそうはく》らが漢方の擁護に起ち上がったが、時の流れになす術もなく、日本の医療は西洋医学に支配されることになる。和漢薬が主流だった薬品も洋薬へと雪崩を打った。杏仁水《きょうにんすい》をローレルケルス水と称してドイツから輸入するという狂乱ぶり。コカインが輸入されたのは一八七八年だが、これなど新薬中の新薬だった。

西洋式の医学教育は、人体の構造・機能・疾患とその原因など医学研究の根拠となる知見を得るための「基礎医学」と、診断や治療に直接関連する応用的な知見を修得するための「臨床医学」から成り立つ。カリキュラムも細分化され、専門学校当時の就学年数からは大幅に膨らんで、現在では医学も歯学も薬学も六年制となり、さらに国家試験を課すようになった。

その医学を核として、歯学、薬学、看護学、臨床検査学、栄養学、鍼灸学など広範な「医療科学」が発達し、それぞれの専門領域を深めている。そのスペシャリストたちにも学を拓いた先人がいた。医療という大きな枠組みを頑健に支えるのが、これらのオール・メディカル・パワーとなって息吹いている。

明治政府によって疎外された漢方医学が復権したのは、皮肉にも合成薬による副作用や薬害事件が頻発した一九六〇年代以降であった。さらに慢性病の多発という疫学動態の変化も、漢方見直しの誘因であろう。一九七六年にはついに漢方製剤に医療保険が適用され、日本東洋医学会が日本医学会にも加入して、ようやく陽の目を見たのであった。

そしていま、日本の医療は世界の注目を浴びている。国民皆保険、寿命の伸び、保険財政の行方が各国の関心を集めているのだ。世界上位の長寿国になった反面では老年医療の負担が大きく財政を圧迫しているのも事実。そのため大幅に自由診療も復活して、保険医療から複合医療への転換を叫ぶ声も出てきた。それは貧困層を圧迫し、国民皆保険の危機を意味するだけに、安易な妥協は許されないだろう。

大雑把に日本の医療の流れをたどってみたが、ここまで日本の医療を構築するのに、医学を核としていろいろな専門分野が開拓された。そして多くの先人の筆舌に尽くせぬ苦労があったことを、改めて思い知らされる。まだまだ登場していただきたい先人は多いけれども、「鑑真から多田富雄まで」の故人となられた世代を一区切りとしてまとめた次第である。

なお、有名な医家が収載されていないことへの不満があったらご容赦を願いたい。また、同じ人名に複数の読みがあって読者の馴染んでいる読みと異なるルビが振られている例や、享年を満年齢で数えたため他の文献と違う場合があるかもしれない。それでも明らかな事実誤認があったらご叱正をお願いしたいと思う。本書を叩き台として、より充実した類書が出現し、医療に関心のある方に寄与できればと願ってやまない。

日本医家列伝——鑑真から多田富雄まで——【目次】

まえがき　i

❖装　丁……………下川　雅敏
❖各項イラスト……鈴木　勝

日本医家列伝

——鑑真から多田富雄まで——

1 鑑《がん》 真《じん》 六八八—七六三

本草医学も伝導

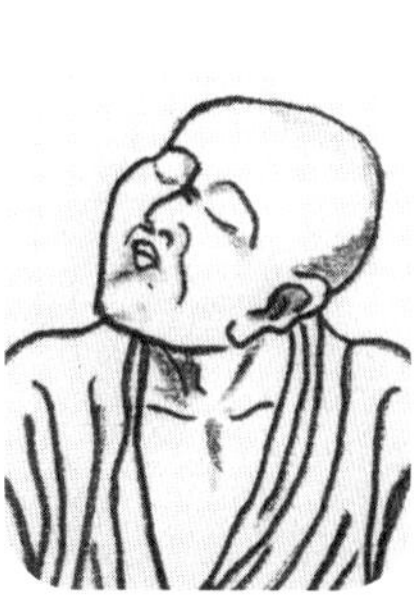

医療が未熟な頃、人々は荒ぶる病魔に加持祈禱するしか術はなかった。したがって病人は僧侶の手に委ねられていたのである。奈良朝の頃までは「僧医」の時代と云ってもよい。やがて大陸との交流が盛んになり、中国の文化の伝来につれて医学や薬学が芽生えてくる。留学僧が中国の医学を持ち帰り、日本の国情に合わせて提唱する動きも始まった。だが大きな原動力となったのは、自ら帰化して日本における律宗の開祖となり、医療を実践した鑑真であろう。

鑑真は六八八年（持統天皇二年）、唐の揚州江陽県に生まれた。一四歳で智満に得度し大雲寺に住む。一八歳のとき道岸から菩薩戒を受け、二〇歳で長安に入り、翌年には弘明について登壇受具し、律宗・

天台宗を学んだ。揚州の大明寺の住職であった七四二年、日本から唐へ渡った僧侶の栄叡《ようえい》、普照《ふしょう》らから戒律を日本に伝えるよう懇請される。奈良には自分で出家を宣言した私度僧が多かったので、僧侶に位を与える伝戒師が必要であり、聖武天皇がその優れた僧侶を探していたのだ。

要請を受けた鑑真は渡日する弟子を募ったが皆無だったので、自ら渡日しようと決意する。それを聞いた弟子二一人も随行することになったものの、海難や鑑真の渡日を惜しむ者の妨害などで五回も失敗し、生命の危険にまでさらされて遂に失明するに至った。しかし不屈を貫き、七五三年一二月二〇日、薩摩坊津《ぼうのつ》の秋目に無事到着し、日本上陸の目的を遂げたのである。実に一〇年の歳月を経て仏舎利を携えた鑑真は宿願を果たしたのであった。

当時の玄宗皇帝の反対まで押し切って鑑真が日本へ渡ったのは、留学僧の強い招請に感動したこと、日本の仏教興隆に対する感銘、そして戒律流布の処女地ゆえ魅力的であった、という三点が指摘されている。来日六日後には大宰府観世音寺に隣接する戒壇院で初の授戒を行い、翌年一月には平城京に到着して聖武上皇らの歓待を受けた。同時に孝謙天皇の勅により戒壇の設立と授戒を一任され、東大寺に住むことになる。

鑑真が東大寺大仏殿前に戒壇を築き、上皇から僧尼まで四〇〇人に菩薩戒を授けたのは同年四月だった。これが日本初の登壇授戒である。その後、鑑真は大和上《だいわじょう》に任じられ、新田部《にいたべ》親王の旧宅を造営して戒院と定めた。唐招提寺の由来である。いま同寺に伝わる鑑真和上像は奈良朝時代肖像彫刻の代表作という。鑑真の学識は深く広く、盲目の不自由も異とするに足らなかった。

なかんずく鑑真の医術と本草学のたしなみは、仏教修行の途中で学んだものであろうが、日本の原始的な医業にとっては、これまた菩薩同様に病者の効用になったと云えるだろう。薬物の真偽も覚束ない当時のこと、判定がつくだけでも福音であった。鑑真は失った視覚を嗅覚で補い、薬物の真偽と精粗を弁じ、少しも誤りがなかったと伝えられる。

鑑真は、麝香《じゃこう》、沈香《じんこう》、伊香《いこう》、甘松香《かんしょうこう》、竜脳香《りゅうのうこう》、安息香《あんそくこう》、胡椒《こしょう》、蔗糖《しょとう》、石蜜《せきみつ》、蜂蜜などを薬物として中国から持ち込んだ。鉱物薬や動物薬が多いのが注目される。採鉱や冶金の術は早くから発達していたようで、金、銀、銅、鉄、錫で巨大な仏像や器具をつくり、これにアマルガム法で鍍金を施すなどの技術が発達したのであろう。

水銀、硫黄のような天産物から丹砂《たんしゃ》など人工製品をつくることや、動物の肉、血、爪、毛髪、内臓の分泌物を薬用にすることも鑑真から学んだ。オットセイの陰茎を睾丸と共に乾燥した海狗腎《かいくじん》、牛の胆嚢の中に生ずる病的凝結物の牛黄《ごおう》、熊の胆嚢をそのまま乾燥した熊胆《ゆうたん》などがその代表例である。これらの臓器薬は現代の内分泌科学の発達によって有効性が確認された。

奈良時代の中国薬物は、正倉院宝庫の収蔵品によっても知ることができる。これは天平勝宝八年（七五六）に光明皇太后が愛用の御物と共に六〇種の薬品を漆櫃《うるしひつ》二一箱に入れ、東大寺に奉納したもの。代表的なものをあげると、麝香、犀角《さいかく》、胡椒、竜骨《りゅうこつ》、人参、大黄《だいおう》、厚朴《こうぼく》、甘草《かんぞう》、紫雪《しせつ》、蜜蠟などがあり、鑑真が持ち込んだのと同じ物が多い。

奈良朝以前はまだ医療らしいものが確立されておらず、疾病は神仏の祟り、荒ぶる神の怒りと考え、治療も神仏に祈る僧侶の加持祈禱であった。大陸文化の影響を受けて医療も本草学も新しい歩みを踏み出し、疾病は住居、飲食、喜怒哀楽の内因と四季の変化に基づく外因との両面によって発症すると考えられるようになる。加持祈禱だけでなく、食餌、薬物療法を行うようになったのだ。

鑑真が選んだ本草の服用で光明皇太后の病状が軽減したと伝えられるのも、その一例であろう。この功により彼は大僧正を授けられ、水田百町を賜った。鑑真は悲田院《ひでんいん》をつくって貧民救済にも取り組んでいる。天平二年（七三〇）に開かれた施薬院にも鑑真の協力があったという。施薬院はわが国の庶民を診療する医院の発祥であり、日本書紀には「天下飢病のものを療養するところなり」とある。

日本の文化に大きい足跡を印した鑑真は、天平宝字七年（七六三）五月六日、唐招提寺で入寂。七五歳だった。その死を悼んだ弟子の忍基《にんき》は鑑真の彫像をつくり、いまに国宝として伝えられている。また本草学の整理したものを弟子たちが『鑑真和上秘方』として世に残した。鑑真の事績を知る史料は淡海三船《おうみみふね》による『唐大和上東征伝』（宝亀一〇年刊）に詳しい。

2 丹《たん》波《ば》康《やす》頼《より》 九一二―九九五

医心方を編さん

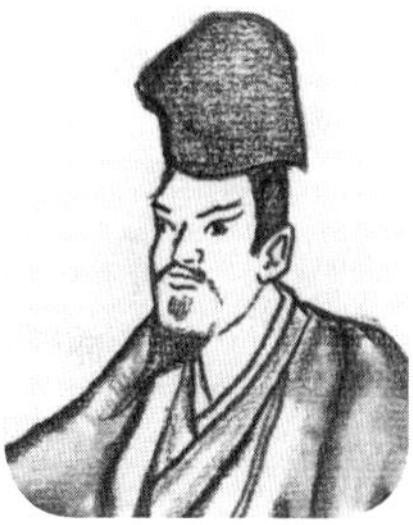

古代の医療は経験の集積であり、肯定できるものばかりではなかった。やはり中国など当時の先進国から導入した学問が日本に医療を根づかせる原動力になったとみるべきであろう。稲作や青銅器などを基底とする弥生文化が大陸の強い影響を受けたことは明らかで、この時代すでに大陸の医薬技術も入っていたとみても不自然ではないはずである。

中国医学の導入が本格的に始まったのは推古天皇一八年（六一〇）、聖徳太子が隋の煬帝《ようだい》に国書を送り、国家間の交流が行われてからで、遣隋使や遣唐使、それに留学僧らによって中国の医学や本草の知識が活発に輸入されるようになった。しかし自国文化を確立しようとする意欲が高まり、医療の面でも日本人による医薬書の編さんが行われるようになったのは、中国と交流して二〇〇年も経つ平安時代になってからである。

日本の医療に自立を促した背景には、奈良から京都へ遷都して一〇〇年目の寛平六年（八九四）に遣唐使の制度が廃止になったことが指摘できる。それまで隋や唐からもたらされた多くの医術書や本草書が途絶えたので、自前の手がかりが必要になったのだ。

大同三年（八〇八）成立の『大同類聚方《だいどうるいじゅほう》』と天元五年（九八二）完成の『医心方《いしんほう》』は、日本独自の医療古典として評価されている。『大同類聚方』は勅令によって日本固有の処方を紹介したもの。出雲広貞《いずもひろさだ》と安倍真直《あべまなお》が編さんし全一〇〇巻の大冊ではあるが、多くは中国医方に由来することも否めない。

『医心方』を編さんしたのは時の鍼博士であった丹波康頼である。康頼は延喜一二年（九一二）の生まれ。当時の知識人の多くがそうであったように帰化人の末裔であり、先祖は後漢の霊帝五世の孫といわれている。出生地の大和から丹波に移住して丹波姓を名乗った。若い頃から医術に精通していたので朝廷に重用され、丹波宿禰《すくね》の姓と左衛門佐《さえもんのすけ》、丹波介の公職を与えられている。

『医心方』は円融天皇の勅令を受けて編さんした医学百科全書と云えるだろう。隋唐時代以前の中国古典二〇〇以上の医学文献から抜粋、引用、整理して三〇巻にまとめ上げたもの。内容は、総論、鍼灸、内科、外科、製煉製剤法、石薬《せきやく》、婦人科、産科、小児科、延年法《えんねんほう》、養生法、房内、食養生から構成されている。

その特徴は、陰陽五行説や脈論などの思弁的な部分は略して、理論よりも実用を重んじたことである。ただ気になるのは、黄帝がこう教えたとか、神農が発見したとかいう記述だ。司馬遷の『史記』でさえ黄帝などは伝説上の人物なのだから疑問符も多い。しかし引用された文献には中国で紛失したものも多く、古代医学を知る上で貴重な資料であることは間違いない。

『医心方』はまた数奇な運命をたどっている。康頼は永観二年（九八四）に『医心方』を朝廷に献上すると、和気《わけ》氏と交代で典薬頭《てんやくのかみ》に任じられ、『医心方』は長い間、宮廷の外に出ることはなかった。室町時代になって和気氏の子孫である半井瑞策《なからいずいさく》に与えられ、以降、半井家の秘宝になっている。

江戸時代に入り、丹波氏の子孫で分家筋の多紀《たき》氏が、先祖の名著をぜひと幕府に願い出た。半井氏が渋々これに応じたのは安政元年（一八五四）のこと。それも期限つきの貸出であった。その後、幕府の医療機関は半井家のものと他の『医心方』の写本を照合し、引用文献も調べて安政七年（一八六〇）に「安政本」を出版している。

しかし明治に移ると西洋文化が怒濤のように押し寄せ、『医心方』も忘れ去られてしまった。再び注目されたのは明治四〇年（一九〇七）に、医学史を問い直す動きがあって『日本医学叢書』が出版されることになり、『医心方』が活字でよみがえってからである。

ところが、発売と同時に発禁を食らったのだ。なんと、「巻二八　房内篇」が淫らであるとの理由。

その後も何度か出版されたが、そのたびに発禁となっている。なのに昭和五七年（一九八二）に文化庁が二七億円の巨費でこれを買い上げ、その二年後には国宝に指定されたのである。半井家のものは東京国立博物館に保管されているという。もちろん発禁は解けて、筑摩書房から槇佐知子氏が全訳精解を出版している。

問題になったのは「房内」と称する部分だ。正しくは「房中術」であり、古く中国に伝わる性交の秘術を云う。「房中術」は老子を開祖とし、古代の中国では成人必修の教養とされていた。だが宋代以降、朱子学が勃興し、孔子や孟子の儒教が広がるにつれて道教は邪教視され、その提唱する「房中術」も君子の口にすべからざるものとなったのである。

その影響が日本にまで及び、猥褻罪として法律の手がのびたわけだ。現在では笑い話にもならないことであろう。「房中術」は単に快楽を求める術だけでなく、同時に健康を保ち、長生きすることも説いたもので、秦の始皇帝や漢の武帝や唐の太宗も、共に耳を傾けたと伝えられる。ポルノと同一視するのは誤りであることが法的にも明白になったのだ。『医心方』の「房内」は、当時中国の房中術の聖典と珍重された『素女経』『玉房秘訣』『千金方』『養生要集』など二〇種ほどの書物から抜粋したもので、いまでは内外から注目されている。

康頼は正暦六年（九九五）に八三歳の生涯を閉じた。『医心方』を完成したのが七二歳のときだから、晩年を典薬頭として優雅に過ごしたことになる。子孫も代々宮廷医となって栄え、康頼はその祖となった。嫡流は室町時代に堂上（公家）となり、錦小路家を称している。子孫の著名人をあげると、『医略抄』を著した曾孫の丹波雅忠《まさただ》、秀吉の侍医となった施薬院全宗、江戸幕府の奥医師・多紀元孝《たきもとたか》、さらに明治の薬学者・丹波敬三《けいぞう》などの名が浮かぶ。

それにしても、『医心方』が発禁になろうとは、康頼も予想だにしなかったに違いない。発禁のおかげで『医心方』は、もっぱら性愛の書との噂が巷に流れ広まったのである。

3 栄《えい》西《さい》　一一四一—一二一五

お茶一服の養生

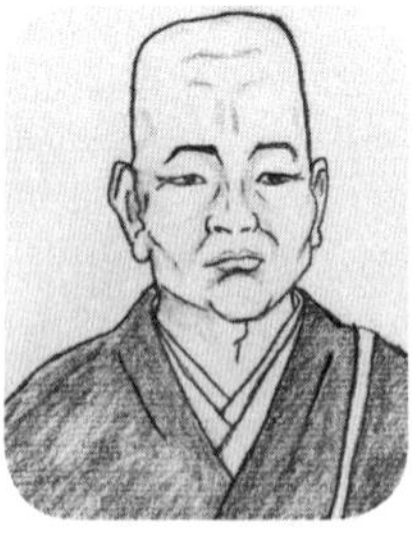

僧と医は一体であった時代がある。それは江戸時代に至るまで続いた。とくに仏教伝来の影響で僧侶が中国へ渡るようになると、新しい医書や医術がもたらされ、布教と絡んで施療されたのである。平安末期から鎌倉時代の初期にかけて活躍した栄西も、そんな一人に数えることができるだろう。彼は建仁寺を開山し、臨済宗の開祖として知られるだけでなく、喫茶の習慣を日本に伝えたことでも有名である。

栄西は永治元年（一一四一）四月二〇日、備中国宮内（現在の岡山市北区）に生まれた。父は吉備津神社に仕える賀陽《かや》貞遠《さだとお》というが、異説もある。八歳で『倶舎論』や『婆娑論』を読み、神童ぶりを発揮した。久寿元年（一一五四）、一三歳で比叡山延暦寺に入り、出家得度。そのあと吉備の安養寺、伯耆《ほうき》の大山寺などで天台宗の教学と密教を学んでいる。行法にすぐれ、やがて自分の称号を冠して葉上流《ようじょうりゅう》を興した。

仁安三年（一一六八）、栄西は日本の天台宗に飽き足らず、南宋に留学する。二七歳であった。当時の南宋は禅宗が盛んで、栄西も大いに感化され、日本の仏法復興には禅が必要であると痛感しながら帰国したという。文治三年（一一八七）に再び訪宋して、さらにインドへ渡ろうとしたが許可されず、天台山万年寺の虚庵懐敞《こあんえじょう》に師事することになった。建久二年（一一九一）、臨済宗の嗣法《しほう》の印可を受けて帰国する。

帰国後の栄西は福慧光寺《ふくえいこうじ》、千光寺などを建立し、筑前、肥後を中心に布教を始めた。三年も経た頃、栄西や大日房能忍《だいにちぼうのうにん》の禅宗が盛んになり、天台宗から排斥を受ける。しかし栄西は建久六年（一一九五）、博多に聖福寺を建立し、日本初の禅道場を構えた。この寺には後鳥羽天皇の筆による「扶桑最初《ふそうさいしょ》禅窟《ぜんくつ》」（わが国初の禅窟）の扁額がある。

建久九年には『興禅護国論《こうぜんごこくろん》』を著して禅が既存宗教を否定するものではなく、仏法復興のために必要であると説く。そして栄西は京での布教に限界を感じ、鎌倉に下向して幕府の庇護を得ることに努めた。正治二年（一二〇〇）に北条政子建立の寿福寺の住職になる。さらに二年後の建仁二年には源頼家の支援により京都に建仁寺を建立した。建仁寺は禅・天台・真言の三宗兼学の寺である。建永元年（一二〇六）には東大寺勧進職に就任、とんとん拍子に法印、権僧正へと栄進を重ねた。

この頃から栄西は、幕府や朝廷の権力を利用して禅宗を振興しているという批判が聞かれるようになったという。とくに栄西が幕府を動かし、大師号を得ようとしたことは大きな非難を浴びた。栄西の働きかけは生前授号の前例がないことを理由に退けられたが、天台座主《ざす》の慈円は『愚管抄』で栄西を「増上慢《ぞうじょうまん》の権化」と罵っている。

僧侶としての栄西の人柄は、ざっとこんな輪郭であろう。天台・真言・禅の三宗を修めて日本臨済宗の開祖と崇められる半面では、俗物らしい一面もあり、そこが栄西らしい特性かもしれない。だが栄西も、入宋の折には仏学の余に医書も読み、巷の医者以上の医術は心得ていたようだ。

それは彼の著『喫茶養生記《きっさようじょうき》』（全二巻）の所説でも窺われる。源実朝が病気で侍医が持て余した病因を突き止め、喫茶の養生で治癒したという話もあり、それ以来、この養生記は医書として扱われるようになった。中国では昔から茶を薬として使用している。

お茶に限らず、人類が水を温めて草花の葉や果実の成分で味つけをするようになったのは、太古からの知恵であった。その成分によっては神経に安らぎを与え、疲れも除いてくれることを知り、やがて「生薬」や「嗜好飲料」に活用されたのである。栄西が学んだ天台山の山麓は有名な雲霧茶《うんむちゃ》の産地であるから、修業の眠気覚ましとして茶を嗜んだらしい。

栄西が帰国したとき茶の実を持ち帰り、しばらく滞在した平戸周辺の寺に栽培させたのが、日本茶の発祥と伝えられる。「茶禅一味」のような精神世界を持ち込んだわけではない。それが茶と結びつくのは村田珠光《じゅこう》や千利休らが構築したもので、『喫茶養生記』では茶と桑を健康食材として説いているだけだ。序に「茶は養生の仙薬なり。延齢の妙術なり」とあるなど、かなり構えて力説しているのが目立つ。

上巻は茶の解説で埋め尽されているが、日本人は酸・甘・辛・鹹《かん》（塩気）の四味は摂取しても苦味が足りないと指摘、ために心臓が弱く早世すると説いている。ちなみに肝臓は酸味、肺臓は辛味、脾臓は甘味、心臓は苦味、腎臓は塩味を好み、健康を保つにはこれら五臓の調和が必要、というのが栄西の主な主張だ。

下巻は宋で流行していた病気を述べ、その治療法として桑の効用を説いている。注目されるのは飲水病（糖尿病）の持病には桑粥を勧めていることであろう。この当時、公家たちの多くが飲水病を患っていた。さらに中風には桑葉を煎じた湯で体を洗えとか、脚気には飽食を慎んで桑粥を勧めるなど、自信たっぷりに記述している。

ともかく、栄西の『喫茶養生記』によって日本人にお茶を飲む習慣が根づいたことは否めない。茶を飲む効用は現代科学でさらに脚光を浴びることになった。カフェインのほかタンニンやテアニン、ビタミンCなど多くの有効成分が含まれ、カテキンの抗ガン作用まで証明されている。桑も降血糖効果などが注目されており、現在の視点からもこの書の価値は高い。

栄西は晩年、鎌倉の寿福寺で三代将軍の源実朝としばしば法談を行っている。二日酔いの実朝に『喫茶養生記』を献じたことが動機だった。初めて茶を飲んだ実朝はしきりに感服したと『吾妻鏡』は伝えている。時に実朝は二〇歳、栄西は七〇を超えていた。やがて暗殺される孫のような悲劇の将軍と茶を飲みながら、栄西は何を語ったのだろうか。

こう考えてみると、ガンも生活習慣病のことも知らなかったはずの栄西が、お茶を「延齢の妙術」と讃えたのも、あながち大げさとは云えなかったのかもしれない。『喫茶養生記』を著したのは七一歳のときだった。その後も栄西は鎌倉（寿福寺）と京都（建仁寺）を往復しながら、建保三年（一二一五）七月五日に亡くなるまで、禅宗を普及し続けたのである。享年七四。

4 良《りょう》忠《ちゅう》

一一九九―一二八七

看護の要を諭す

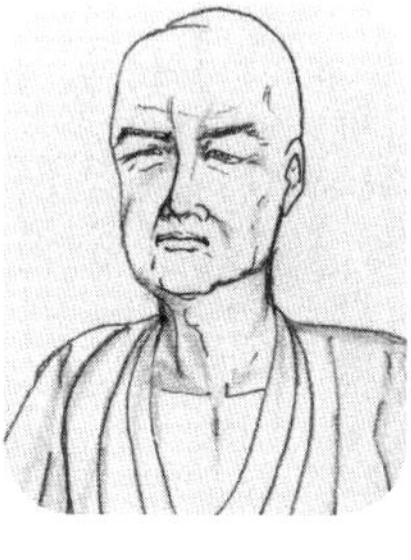

鎌倉中期の高僧・良忠上人が著した『看病用心抄《かんびょうようじんしょう》』は、看護に関する日本最古の仏教書といわれる。「病人は看護人を仏の如く思い、また看病人は病人を一子の如く慈悲の念をなすべし」と説いた教えは、いまも生き続けなければならない。世界有数の長寿国になり、ターミナルケアが当面の課題となっているからこそ、病人と介護者との守るべきモラルが必要なのではないだろうか。

良忠は正治元年（一一九九）七月二七日、石見《いわみ》国三隅庄（現在の島根県浜田市三隅町）に生まれた。一六歳で出家し、出雲国の鰐淵寺《がくえんじ》で天台・密教を学んでいる。さらに奈良の興福寺の良遍《りょうへん》や高野山の源朝から真言を学ぶなど、辛苦修学の歳月を重ねた。三四歳のとき郷里に帰り、多陀寺に籠って念仏を唱えていたが、やがて九州の筑後で教化伝道を行い、宗祖・法然の後継者である弁長《べんちょう》からも天福寺で浄土宗を学んだという。

嘉禎《かてい》三年（一二三七）、良忠は浄土宗第三祖となった。そして諸国への教化の活動に旅立つ。ほぼ一〇年をかけて石見、安芸などの中国地方を巡回し、下総、上総、常陸とその足跡は関東へと及んだ。文応元年（一二六〇）、良忠は数人の門弟と共に下総を後にして当時の政治の中心地であった鎌倉に入り、まもなく北条朝直《ともなお》の帰依のもと悟真寺に居を構える。これが後の光明寺であり、ここを拠点にして多数の門弟を育て、著述にも専念したのであった。良忠が六二歳のときである。

冒頭に紹介した『看病用心抄』は、良忠が鎌倉に住んでから著したものらしい。現存するのは写本で、金沢文庫所蔵のものは『看病用心鈔』とあり、ほかの所蔵本は『看病用心抄』となっている。金沢本は漢文に平仮名入りだが、ほかの写本は片仮名まじりの和文体だという。初めに「善導大師いわく」とあるから、この書は善導の著作『臨終正念訣《りんじゅうしょうねんけつ》』を基礎にして良忠の看病観を示したものと云えるだろう。

善導は中国浄土宗の開祖だ。日本の法然の「夢中の師」でもある。「念仏を唱えていると口から光が出て化物が現れる」といわれ、それにちなんで光明寺と呼ばれたのだとか。法然と善導の間には五〇〇年間の隔たりがあるが、法然は承安五年（一一七五）の春、夢に善導が現れて浄土の法門を受け継いだと伝えられる。良忠も法然と同じように強く善導の影響を受け、『看病用心抄』にも善導の名が出る場面が多い。

ところで、『看病用心抄』の内容だが、前書と本文から構成されており、臨終を看取る際の病人への献身的な看病が細かく述べられている。注目すべきは意味のない延命治療に疑問を投げかけていることだ。たとえば加持祈禱を否定し、当時流行していた呪術医療を批判している。また「療治灸治《りょうじきゅうじ》はこれ定まれる命を延ぶることにあらず。ただ病人苦を除くばかりなり。されば苦痛を止めて念仏せんためには、自ら用ゆべしといえども、これもあながち尋ね求むべきにあらず」という考えを述べていた。

そのほか、「香を焚き、花を散らして病床を飾り」とか、「病人の近くに心を引くものを置かない」ことや、「大小便は寝たままでもさせ、病床をきれいに」し、「病人が悪い夢を見たら病人と一緒に念仏いたして罪を滅ぼす」こと。「病人が苦痛転倒して云うことを聞かないときは捨て鉢にならない」で、「人のまことの最後を見届けることは極めて大事」などと、細かい配慮を説いている。良忠自らが看病の実際を体験したからこそ書けることであろう。

鎌倉時代は看病僧が活躍した時代でもある。鎌倉幕府が出現して奈良・平安時代の養老律令である「医疾令」が崩壊し、医療の担い手は官医から僧医、そして民間医へと移行した。僧侶は寺を中心に布教のかたわら医療活動もやり、看病も積極的に行っている。なかんずく忍性《にんしょう》らの活動は目を見張らせたようだ。そんな時代を背景に浄土宗の第三祖・然阿良忠《ねんありょうちゅう》が登場したというわけである。

時代が流れて二一世紀の今日に至っても、看病の本質には何の変わりもない。看病が社会化され、二〇〇〇年には介護保険制度もスタートして久しいが、まだ介護を提供する側と受ける側の双方に、モラルの欠落が目立ち、トラブルの阻止は難しい現状だと聞く。長寿国の日本は今後一段と、終末期医療の課題を抱え込むことになるのだろう。

その意味でも良忠の『看病用心抄』は現在の介護にも通じるものがあり、示唆に富む古典として評価される。良忠は『報夢鈔《ほうむしょう》』という五〇巻余の著述も残し、弘安一〇年（一二八七）七月六日、八七歳の高齢をもって鎌倉に入滅した。彼の門下は数多い。その弟子たちが全国に散って浄土の教えを広め、各所に骨を埋められている。

「死の医学」が問われているいま、わたしは森林太郎（鷗外）の一文を思い出す。「医術は死を遅くするを以て得たりとすべからず。よく死を安くするに至りて備えり。医の病人をして甘んじて瞑せしむるは、その責の最も重大なものなり」（「甘瞑《かんめい》の説」から）という文言を、良忠の書と共に改めて吟味してみたいと思う。

5 道《どう》元《げん》 一二〇〇—一二五三

口腔衛生の先駆

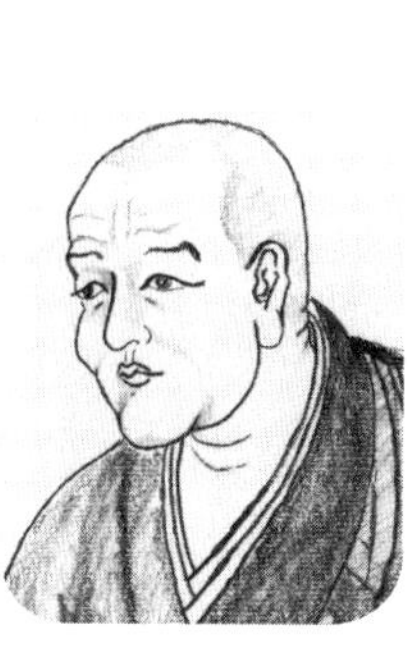

日本の曹洞宗《そうとうしゅう》の開祖といえば、誰でも思い浮かぶであろう。鎌倉時代初期の高僧で、達磨《だるま》の禅画でも有名な道元だ。晩年には高祖と尊称され、仏性伝東国師《ぶっしょうでんとうこくし》と奉られたらしいが、一般には道元禅師で通用している。わたしがこの列伝に道元を採り上げた理由は、僧侶としてではなくて、口腔衛生の先駆者としての道元にほかならない。

道元は正治《しょうじ》二年（一二〇〇）に生まれたが、両親が誰であるかは諸説ある。父は内大臣・源通親《みなもとのみちちか》の子であり、京都木幡の松殿山荘で生まれたというのが定説化していた。しかし信憑性には乏しく、実は通親の子である通具《みちとも》ではないか、と訝る説も有力である。

伝説によれば、道元は三歳で父を、八歳で母を失い、異母兄である源通具の養子となった。母方の叔父である松殿師家《まつどのもろいえ》からも養嗣子にしたいと迎えられたが、その申し出は断ったという。浄土真宗の親鸞とは母方の親戚にあたり、面識もあるはずとの説もあるが、確証はない。

建暦三年（一二一三）、比叡山にいる母方の叔父・良顕《りょうけん》を訪ね、翌年には天台座主・公円について出家、仏法房道元と名乗る。建保五年（一二一七）には建仁寺で栄西の弟子・明全《みょうぜん》に師事した。そして貞応二年（一二二三）に明全と共に博多から南宋に渡り、諸国をめぐって曹洞宗禅師の天童如浄《てんどうにょじょう》から印可《いんか》を受ける。その際の問答記録が『寶慶記《ほうきょうき》』だ。

安貞二年（一二二八）に帰国。天福元年（一二三三）には京都深草に興聖寺を開くが、この頃、比叡山から弾圧を受ける。寛元元年（一二四三）に越前国の地頭・波多野義重の招きで越前志比荘《しひのしょう》に移転、さらに朽木《くつき》の領主・佐々木信綱にも招かれて朽木に立ち寄り、曹洞宗の布教をめぐって話し合ったのが興福寺建立の動機であった。

そして翌年、傘松に大仏寺を開く。寛元四年には大仏寺を永平寺と改め、自身の号を希玄《きげん》と改称した。宝治二年（一二四八）には執権・北条時頼らの招請により、教化のため鎌倉に下向したが、その期間は半年ぐらいで終わる。建長五年（一二五三）、病により永平寺の貫主《かんじゅ》を弟子・孤雲懐奘《こうんえじょう》に譲り、俗弟子・覚念の座敷で没した。享年五三。死因は瘍といわれる。

以上が道元の略歴だが、彼はしきりに口腔衛生を説いていた。洗面とくに歯磨きに意を注ぎ、その習慣を導いたのは道元である。そもそも古代人は、神を畏れ敬う心の自然な発露から口をすすぎ、身を清めて神仏の前にぬかずいた。それはやがて朝に口をすすぎ、夕べに体の不浄を洗い流す習慣となり、風俗へとなっていく。

鎌倉仏教の開祖の多くは、末法の世の救いを念仏に見出した。しかし曹洞宗の開祖の道元は、念仏だけでは満足できず、新しい道を釈迦の正法の中に見出そうとしたのである。そして禅こそが釈迦相伝の正法であると確信し、ひたすら布教に努め、座禅の心得や方法を説いた。その説法の集大成が『正法眼蔵《しょうぼうげんぞう》』である。

「正法」は正しい仏の教え、「眼」はあらゆるものを照らし、「蔵」はすべてを包む道という意味。そして道元は「手に楊枝を執らば、まさに願うべし。衆生の心に正法を得て、自然に清浄たらんことを」という。さらに「よく嚙みて、歯の上、歯の内、磨く如くとぎ洗うべし。(略) 歯の間よくかき揃え、清く洗うべし。漱口たびたびすれば、すすぎ清められる」とも記している。

つまり道元は、楊枝を使って洗顔するのは仏の古来の作法であり、道を求める者の修すべきものであるから、この作法を守らずして仏の悟りを実現することはあろうか、と問いかけているのだ。道元にとって歯を磨くことは単に衛生上の問題ではない。身を清めると同時に、心を磨くことでもあったのである。それが健康につながる道と説いているのだ。

ここで道元の教義にも触れてみよう。鎌倉仏教の多くは末法思想を肯定しているが、『正法眼蔵随聞記』では、「仏法に正像末《しょうぞうまつ》を立つこと、しばらく一途の方便なり。真実の教道はしかあらず」と、否定的な見解を述べている。さらに「成仏とは一定の水準に達することで、完成するのではなく、たとえ成仏したとしても、さらなる成仏を求めて無限の修業をすることこそが成仏の本質であり（修証《しゅしょう》一如《いちにょ》）、釈迦に倣い、ただ座禅に打ち込むことが最高の修業である（只管打坐《しかんたざ》）」という意味を主張した。いたずらに見性《けんしょう》を求めず、座禅している姿そのものが仏であり、修業の中に悟りがあると説く道元。彼の「修証一如」「只管打坐」を叫ぶ禅を伝えた『正法眼蔵』は、和辻哲郎、ハイデッガーなどの西洋哲学の分野からも注目を浴びた時期がある。

道元は多くの著作を残した。『正法眼蔵』（全七五巻）『永平広録《こうろく》』（全一〇巻）『永平清規《しんぎ》』『典座教訓《てんぞきょうくん》』『寶慶記』や後世にまとめられた『道元禅師全集』（全一七巻）などは、いまに道元の哲学を吹き込んでくれる。鎌倉時代の医療の一断面を知る手がかりとしても、道元は見逃せないと思う。

ちなみに、医科系大学の歯学部の建学精神は、道元の説にあると聞いたことがある。江戸時代に入ってようやく楊枝も庶民化し、房楊枝、爪楊枝など種々の楊枝がつくられた。それが浮世絵や川柳にも登場し、江戸の文化を賑やかにして今日に至ったのである。

6 梶《かじ》原《わら》性《せい》全《ぜん》

一二六三―一三三七

人倫も説く僧医

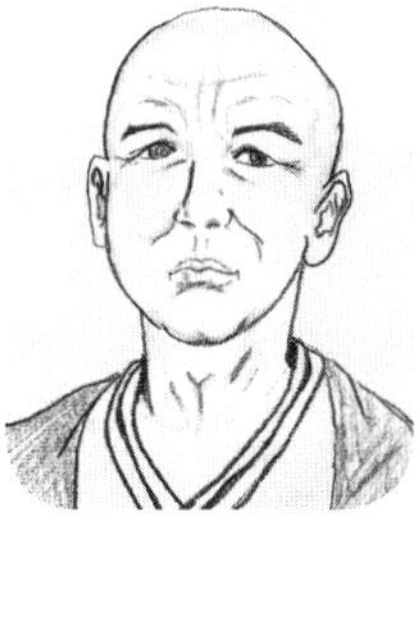

どこで生まれ、どこで死んだのかは判然としない。ただ鎌倉時代に活躍した僧医で、稀有の博識であったことは事実である。その人の名は梶原性全。彼の著『頓医抄《とんいしょう》』と『万安方《まんあんぽう》』は、日本の中世を代表する医書といわれてきた。性全はまた僧侶としての立場から人倫を説き、それを医書の中にも淡々と織り込んだ人でもある。

性全は和気清麻呂の一族から出たと伝えられるが、詳しくはわからない。一説では弘長三年（一二六三）の生まれという。定かではないものの事跡から判断すると、その頃の人に違いはないようだ。鎌倉時代の名医とうたわれ、医書のほかにも万巻を読破して当代並ぶ者のない博学の士であったと伝えられる。漢、唐、宋の医書、儒学の大要はほとんど暗記していて、修行僧の仲間からは生き字引と畏れられていたとか。

しかし万巻の医書を読んでも術の効用はままならなかったようで、実地の診療は鎌倉幕府の侍医・丹波氏に師事したという。彼の業績は臨床医としての活躍よりも、『頓医抄』（全五〇巻）と『万安方』（全六二巻）を著したことである。その頃の医学はまだ薬草の知識が基盤となっていたから、中国医学の紹介は斬新な知識を与えたと云えるだろう。

その著で彼は医の倫理というものも説いた。「慈悲の心を持って行えば、たとえその業が拙くても効あるべし。欲心を不仁にして学ばぜば、千書万書を明らかにしても、無尽の妙薬を施しても効果なし。たとえ効果はあるかに見えてもやがて天罰を蒙るべし。賤しき業を以て高価な薬と見せかけ、人をたぶらかす如きは最も戒めるべき処なり」と。

現在の医師は、医学生の時期に「ヒポクラテスの誓い」というものを講義されるが、性全が『頓医抄』で意図したのも、それに通じるだろう。「医は仁術」であることが、あらゆる治療の前提であると教えている。なのに世の中には、「医は算術」とばかり、保険点数のソロバンを弾く医者も少なくはない。嘆かわしいことである。

とにかく性全の時代は、医学の主流が仏教僧にあった。仏教僧の中国留学が盛んで、強く宋時代の中国医学の影響を受けている。平安貴族の崩壊と武士の台頭を背景に、仏教活動が盛んになり、医療もその一環として進められた。忍性《にんしょう》の救ライ施設などは、その具体例であろう。だが慈善医療にありつけるのはほんの一部だけで、多くの庶民は医療の空白の中にいた。これではいけないという思いが『頓医抄』の中に表れている。

性全が『頓医抄』を書いた時分は、僧侶としての他はあまり知られていなかった。この書で性全は、「極秘といわれることを仮名書きにしてあまねく人に知らせ、天下の人々を助けたいと思う。世の中の普通の医師は利潤を追って簡単なことでも隠し、有益なことを偏執的に秘密にする」という意味のことを書いている。いわば不当な医師への反発が性全の執筆の動機だったのかもしれない。

彼は三〇種類の医学書を参考にして執筆したというが、内容のほとんどは宋代の中国医学書に依存した。しかし平安時代の『医心方』のように、出典からの丸写しではなく、編集して手を加え、性全独自の考えも加味して書いているのが違う点であろう。

一例を示すと「金瘡《きんそう》」(刀傷)の部分で、「腸の両端が見えるものは速やかに桑白皮《そうはくひ》を縫って糸としたものか麻糸で縫え。糸の張り目には鶏の血を塗れ。腸の切れてないものは大麦汁で腸を洗い、腸内に治め、前の如く縫え」などとある。この時代にしては最新の情報であったに違いない。

性全は嘉元元年(一三〇三)頃に『頓医抄』を仕上げた。和文で疾病とその症状、療法をダイジェストしてわかりやすく解説すると同時に、医の倫理というものも強調している。医者は貴賤貧富によって治療を異にし、病人の弱みにつけ込んで暴利を貪ることのないように深く戒めた。その意味でも画期的な書と云えるだろう。

嘉暦《かりやく》二年（一三二七）には『万安方』も完成している。これはわが子・冬景に医学を伝承するために編さんしたもの。唐・宋の医方一〇〇巻余を熟読分析した集大成で、これにはさすがの性全も十数年を要したという労作であった。「深夜暗い灯火の下で鼻水を啜りながらこれを記す」とか、切々とした親の情も綴られている。

『頓医抄』と『万安方』を併せて日本の中世最大の医学全書という賛辞もあるほどだ。ぜひ拝読したいものと、定評のある神奈川県立金沢文庫内の図書館を訪ねてみたが、古い目録を調べても発見できない。ちなみに宋の『太平聖恵方《たいへいせいけいほう》』『和剤局方』などのほか『千金方《せんきんほう》』『諸病源候論』なども保管されていたので、あるいは性全も金沢文庫でこれらの書物を研究したのであろうか。晩年の性全は鎌倉に居住していたので、あり得ぬ話ではないはずだ。

性全は鎌倉の極楽寺で医業を営んでいたと伝えられるが、それを物語る古文書の類は見当たらない。建武四年（一三三七）に七四歳で死去したということも一説であって裏づけるものはないのである。鎌倉時代を代表するような僧医だけに、これだけ私生活上の不明点が多い人は珍しい。ただ大仕事に取り組む頃から「浄観」と号したことは事実のようである。

7 田《た》代《しろ》三《さん》喜《き》 一四六五―一五三七

中医学の日本化

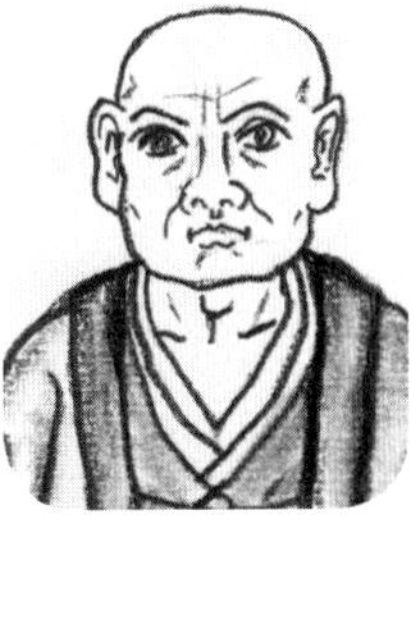

医は仁術といって尊敬されるが、広く「医聖」と呼ばれる人は少ない。古書には田代三喜、曲直瀬《まなせ》道三《どうさん》、永田徳本《ながたとくほん》の名を挙げてそう讃えている。三喜は室町・戦国時代の医師で明に留学し、日本に李朱《りしゅ》医学を導入、その説を臨床に活かして後世派《ごせいは》の開祖と云われた。いわば中国医学の日本化の祖であろう。

三喜は寛正六年（一四六五）四月八日、武蔵国越生《おごせ》（現在の埼玉県入間郡越生町）に出生。名を導道、字を祖範といい、範翁、江春、日玄などと号した。三喜は通称である。三喜の祖先は『吾妻鏡』にも名を残す伊豆の田代冠者信綱といわれ、その子孫は代々医術を業としてきたが、八世の孫・兼綱のとき武蔵に移ったと伝えられる。

三喜は川越城に仕える兼綱の子であり、一五歳にして父業を継ぐため医師を志したという。医家は僧職を兼ねた当時の習俗にならって、彼も妙心寺派の僧籍に入った。と同時に足利学校にも通い、東井之好《あずまいこれよし》らの指導を受けて諸学を積んでいる。

長享元年（一四八七）に三喜は医師研究生として明に渡った。時に二三歳。その頃の中国では金・元の時代に李東垣《りとうえん》、朱丹渓《しゅたんけい》の流れを汲む李朱医学が隆盛を極めており、三喜は僧医・月湖《げっこ》に師事してこれらの医学を学ぶ。一二年後の明応七年（一四九八）、三喜は月湖の著した『月湖全九集』『済陰方《さいいんほう》』など多くの医学書を携えて帰国した。

明に滞在中の三喜が師事した月湖は、東垣や丹渓の医学を学んだ日本からの留学僧であるが、彼より先に帰国した三喜は、わが国に初めて李朱医学を導入したことになる。従来の医学は、病因は体外にあるという「外邪説」に基づいていた。この外邪を退けるため「汗・吐・下」の三法が用いられたのである。

これに対して李東垣は「内因説」を唱え、脾胃（消化器）が衰えることで百病が生ずると考えて、脾胃の力を補い、元気を増すための補中益気湯《ほちゅうえっきとう》を創製した。また朱丹渓は東垣の考えを推し進めて、人体には「陰を補い陽を抑える」必要があると説き、「滋陰降火《じいんこうか》」を唱えている。三喜は二人の説を折衷して中国医学の日本化を進めたと云えるだろう。

三四歳で帰国した三喜は鎌倉の円覚寺に住み、居所を江春庵としたのは雅号の一つに由来する。永正六年（一五〇九）には下総国《しもうさのくに》の古河《こが》（現在の茨城県古河市）に移ったが、それは足利成氏《しげうじ》が古河公方《くぼう》として関東を管領中に招請を受けたからであった。ここで三喜は僧籍を離れ、公方の侍医となって妻を迎える。古河に門戸を構えた三喜の医術は評判となり、古河の名医と呼ばれて多くの患者に親しまれた。

数年後には武蔵に帰り、生まれ故郷の越生や河越（現在の川越市）を中心に関東一円を往診している。そのため住民からは「医聖」と仰がれ、越生三喜、河越三喜などと地名を冠した尊称で呼ばれていた。事実、三喜は馬に乗り、牛車に運ばれて東奔西走したのだった。

それだけ彼に寄せる感謝の念は深く、人々は三喜の像を建てて謝恩を表した。古河市の一向寺には、焼失のため復元された木彫りの座像が安置されている。富士川游《ふじかわゆう》の『日本医学史』には、「わが邦に名医多しといえども、像祀せらるるは古来ただ鑑真と三喜あるのみ」と記してあった。

また北里柴三郎は田代三喜を、「日本の医学史上の重要な先哲の一人」と讃えている。そして柴三郎が会長を務めた明治二六年の第二回日本医学会総会には、古河市の一向寺から三喜像を借り受けて同学の士に披露したのであった。すでに医学の主流は漢方を離れて西洋医学へと移っていた折だけに、三喜への限りない畏敬が感じられよう。

三喜の医説の特徴は、すべての病因を風と湿との二邪に帰し、寒暑燥火も風湿の消長によって起こる現象である、と説く。そして体内にあって病を受け入れるものは、血・気・痰であると解釈した。なかでも血と気が重要であるとし、この考えは後世派の学説にもなっている。彼が後世派の開祖といわれる所以でもあろう。

三喜の教えを乞う者は続出した。足利学校に遊学中の曲直瀬道三もその一人である。三喜が六八歳のとき、名声を慕った二三歳の道三が訪れ、六年間も修行してその学風を継いだ医術は、道三から養嗣子の元朔《げんさく》、そして孫の元鑑《げんかん》へと伝わり、幕府の侍医になった曲直瀬家の流儀となったのだ。こうして李朱医学を信奉する後世派は、古方派が台頭するまでの主流をなしたのである。

三喜は道三をよき後継者として指導し、病床でも口述を続けたという。死期近い病床にあっても口述をやめようとしない三喜の熱意に、道三は涙で墨をすってこれを書き留めたと伝えられる。その記録したものを道三は「涙墨紙」と呼んでいたとか。自分で修めた医学のすべてを道三に授けた三喜は、天文六年(一五三七)四月一五日、帰らぬ人となった。享年七二。

三喜が残した著作は少ないが、『三帰廻翁医書《さんきかいおういしょ》』は三喜の説を集大成したものである。この書には『和極集《わごくしゅう》』『弁証配剤《べんしょうはいざい》』『印可集』『薬種隠名《やくしゅかくれな》』『小児諸病門』『啓迪庵日用灸法《けいてきあんにちようきゅうほう》』など八書が収められており、弘治二年(一五五六)に刊行された。『和極集』の説などは道三や西忍《さいにん》に強い影響を与えたことがわかる。日本化された李朱医学の全貌を知ることのできる貴重な書物だ。三喜の墓は古河の永仙院《ようぜんいん》跡に、顕彰碑は越生の最勝寺にあり、人々の参詣が絶えない。

8

曲直瀬道三《まなせどうさん》

一五〇七—一五九四

実証医学を普及

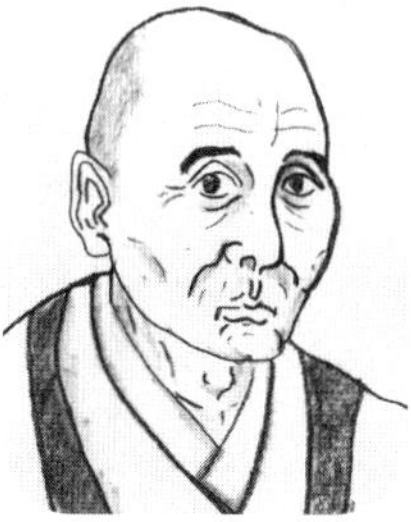

日本に医学が芽生え始めた頃、つまり室町末期から安土・桃山時代に活躍した最も著名な医師が曲直瀬道三である。彼が当時最新の中国医学を身につけ、『啓迪集《けいてきしゅう》』にまとめて根づかせた功績は極めて大きい。漢方では道三を後世派《ごせいは》の祖と呼んでいる。

道三は永正四年（一五〇七）に京都柳原に生まれた。父は近江佐々木氏庶流の堀部親真《ほりべちかまさ》。名を正盛《しょうせい》といい、字は一渓《いっけい》で道三は通称である。誕生の翌日に父を失い、次いで母とも死別、伯母と姉に養われて幼時を過ごした。一〇歳のとき、近江国の天光寺に引き取られ、一三歳で相国寺に移って僧門修業に入る。

生来の非凡児はこの年頃にして三体詩、蘇東坡《そとうば》など漢・唐書を解読し、幾種類かの経巻《きょうかん》も暗唱、さらに数理化博物の学問にまで知見を広めていた。山門を出て下野国《しもつけのくに》の足利学校に入学したのは二二歳の秋。彼はここで経史、諸子百家の書を読破し、学問の楽しさを満喫したのであった。

田代三喜との運命的な出会いも足利学校に入ったときである。三喜は一二年間も明に留学して、李《り》東垣《とうえん》と朱丹渓《しゅたんけい》の医学、つまり李朱医学を伝えた先駆者であり、足利学校の卒業生でもあった。この三喜がある日、母校を訪れて講演し、李朱医学と日本医学の脱皮を熱心に説いたのである。

すでに医書にも親しみ、新しい指導者を望んでいた道三は、三喜の熱弁に触れて心躍る思いがした。さっそく彼は、その頃下総の古河に定住していた三喜を訪ね、襟を正して入門を乞い願い、許されて子弟の誓いを遂げる。時に享禄四年（一五三一）、道三は二三歳であった。

三喜のもとで六年間、医術を会得した道三は、一〇年ぶりに生まれ故郷の京都へ帰ると、還俗《げんぞく》して曲直瀬を名乗り、三喜の教えの実践に努めることになる。出典にこだわらず、処方集を運用する彼は道三流と注目され、やがて近世の実証的な医学を興す元となるのだ。

京の噂は時の将軍・足利義輝にも届いて召し出される。道三の博学と実力は権威におもねる必要もなかったが、幕府や将軍の知遇を得ることは栄達への近道であった。やがて細川勝元、三好修理《しゅり》、松永弾正《だんじょう》らの幕府重臣が道三の医術に心服して近づき、彼に巨額の援助も惜しまぬようになったという。

それでも道三は「医学は身分・性別・年齢を問わぬ。誰であっても平等に治療をせねばならぬ」という師・三喜の教えを守り、終生医学の研鑽を怠らなかった。信長、秀吉、毛利元就、蒲生氏郷など時の名だたる大名家に重用され、宮中に出入りを許されても、道三の診療態度にいささかも変わりはなかったとか。

道三が古来の内外医書を閲覧し、医方を集成して八巻に及ぶ『啓迪集』を脱稿したのは天正二年（一五七四）の春、六三歳を迎えていた。この著作は陰陽五行説など金・元医学の学説に日本の風土も考慮した医術を解説した労作で、その伝え方は理論的であり、後世派という学派を形成する元になっている。と同時に道三は医学教育にも本腰を据え、「啓迪院」と称する医学塾を設けて多くの後継者を育成したのである。

啓迪院で道三から医学を学んだ子弟は数百人に及ぶといわれ、多くの俊英が各地に根を下ろした。姉の子・玄朔《げんさく》を養嗣子にして医術を仕込み、孫の玄鑑《げんかん》も道三の医説を継ぐ道へ進んでいる。だが道三は、自らの学舎に籠っていただけではない。三喜に習い、各地を巡遊しては李朱医方の効用を力説していた。

東洋医学史研究会のＨＰにこんなエピソードが載っている。道三が数人の弟子を連れて諸国を遍歴したときのこと、一行が海沿いの村で出会った少年に「死相」が表れているのに驚いた。さらに村の中心に足を踏み入れると、道三は異様な気を感じ取る。そして村人にも死相が表れているのだ。

人の顔色の変化を見て診断することは、望診といって中国から渡来した医術である。道三はいよいよ不審に思い、その少年と村人たちの脈を診たが、いずれも精気が失われようとする死脈であったという。といって、病人のように床に伏せているわけではない。道三は屋外に出て浜辺に打ち寄せる波を見つめ、一瞬ひらめくものがあった。道三は意を決すると大声を出して村中の者に山への避難を勧める。

果たして不気味な海鳴りがしたかと思うまもなく、泡立つ大波が海岸に襲いかかってきた。山上から一部始終を見ていた村人は道三に手を合わせ、安堵の表情を浮かべている。その顔にはもう嘘のように死相が消えていたとか——話の真偽はわからない。だが、いかにも道三にふさわしい伝説ではないか。

晩年の道三は、朝廷や幕府からも重用された。とくに徳川に政権が移ってからは、曲直瀬家を世襲の侍医典薬とする内規が定められ、江戸城至近の和田倉門前に広大な邸宅が築かれている。まさに医界の大御所という存在になったわけだが、道三の日常は慎ましく、読書と研究を無上の楽しみにしていたという。文禄三年（一五九四）一月四日、八七歳の長寿を全うして永眠。道三の墓は京都市上京区の十念寺にある。

9 永田徳本《ながたとくほん》 一五一三—一六三〇

薬は一服一八文

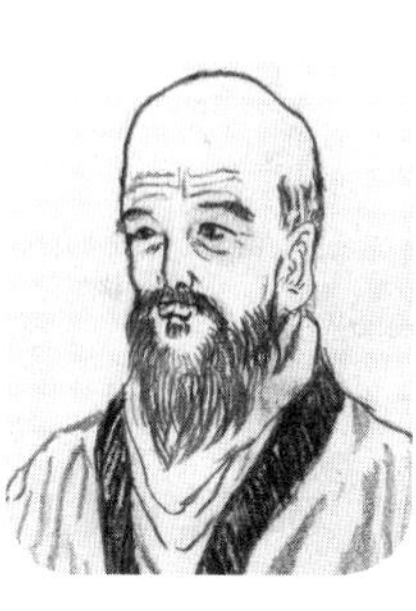

戦国時代の後期から江戸時代の前期を代表する医師に永田徳本がいる。西の曲直瀬道三に対して東に徳本ありと並び称されたが、有名な割には謎に包まれる放浪の医師でもあった。号を知足斎《ちそくさい》または乾堂と称している。

一説によれば、徳本は永正一〇年（一五一三）に三河で生まれたというが、甲斐とも信濃とも美濃とも異説があり出生からして定かではない。出羽で修業を積んだ後、田代三喜らに当時の明から伝えられた李朱の医方を学んだのが医学への目覚めであった。

その後、張仲景《ちょうちゅうけい》の学説に傾き、生涯を通じて『傷寒論《しょうかんろん》』を忠実に実践した漢方医といわれる。信濃の諏訪に住み、戦国大名の武田信虎、信玄の二代に仕えた時期もあったが、武田家の滅亡後は東海や関東諸国をめぐって施薬を行っていた。人との交わりを好まず、その言動もかなり変わっていたらしい。

徳本は甲斐に茅庵《ぼうあん》と称する居を構えたが、じっとしてはいなかった。首から薬袋を提げて牛の背にまたがり、各地で薬草を採集してはそれを薬材にしていろんな薬をつくる。そして「甲斐の徳本、一服一八文」と叫んで売り歩く。貧しい人には無料で薬を与えた。どんな治療を行っても一八文の報酬しか受けなかったので、「一八文先生」と慕われたという。徳本の時代の食べ物や労賃を基準にすると、一文は五〇円ほど。つまり一八文は九〇〇円程度であろう。

有名な話は徳川秀忠の病を治したことである。江戸時代に入って二代目の将軍を継いだ秀忠が原因不明の急病を患い、侍医たちがお手上げのとき、奥医師の曲直瀬玄朔《げんさく》に乞われて徳本は秀忠の脈をとった。しかし劇薬のような強い作用のある薬を使うと主張する徳本と、その副作用を恐れる侍医たちが激しく対立する。徳本の治療方針は揺るがなかった。

秀忠の病態はどんな具合であったのか、その記録はない。だが、侍医たちが手を焼いた秀忠の病状は徳本の薬により数日で回復、徳本は大いに面目を施した。それでも賞賜を固辞し、一服一八文分だけの報酬を計算して受け取ると、来たときの牛にまたがって悠然と立ち去ったというのである。

当時は直に大名の脈をとるなど、とんでもなかった。名医といえども腕と腕を糸で結んで次の間から糸を伝わる脈を診たという。徳本も最初は信用されず、家老が試しに猫に糸を縛って脈を診せたところ、犬猫なら獣医がよかろうと徳本に一喝された、という落語のような話もある。もちろん徳本は糸で脈を診るようなことはしなかったらしい。

徳本流の真髄をなすのは「自然良能説」ともいうべきものであった。植物性の一種の劇薬を使うのが彼の治療の特徴なのである。彼自身は胃腸が弱く、生まれながらの病弱であったから、実験を繰り返して会得した秘方であろう。それは彼にとっての長寿の秘方でもあった。

徳本にはこんなエピソードもある。水戸の禅宗の僧侶も兼ねていた五〇歳のとき、激しい痢病《りびょう》（赤痢に似た激しい下痢）を患う。看病してくれた弟子たちも長引くにつれて足が遠くなる。やはり肉親でなければ頼りにならないと徳本は痛感した。本復するとすぐ還俗して妻をめとり、江戸へ出てさらに医学の道を励むことになる。

だが徳本は妻の姦通を知り、家と共に妻を相手に与えて江戸を去った。この話はまだ続く。江戸に出てくる機会があると徳本は平気で元の妻の家に泊まり、食膳に五〇文を置いて立ち去るのを常としたとか。この野放図さからみても、並の神経の持ち主ではなかったらしい。

往診しても徳本は富貴におもねらず、貧賤をいやしめず、一八文だけ戴くと自ら薬籠を背負い、牛にまたがって立ち退く姿勢を貫き通した。一〇三歳のとき甲斐で葡萄の栽培にかかわり、棚掛け法を考案したという伝説もある。徳本は寛永七年（一六三〇）に没したことになっているが、実際は享年一〇八とも一一〇ともさまざまに伝えられる。

名利を離れ、世事にあくせくせず、飄々と気の向くままに生きた徳本。行雲流水の人となり、草庵に沈思静想の明け暮れとあれば、これこそ長寿の妙薬秘方であったのかもしれない。晩年の徳本は信州の岡谷に居住し、同地の長地東堀の尼堂墓地には墓碑も存在する。

その墓碑はなぜかイボ取りに卓効があると信じられており、墓石を削って穴に投げ込むのが呪《まじな》いだとか。参詣の人に小石で叩かれて墓石はぼこぼこになっていた。イボがいつのまにか万病への期待に膨らみ、名医を慕う風俗へと変貌したのであろう。

徳本の著書には『梅花無尽蔵』や『徳本翁十九方』などがある。『徳本遺方』や『薬物論』は彼の医方を伝えるものとして貴重な古典だ。『徳本流鍼灸法』や『針穴秘伝』などは後人の編著ではないかという説もあり、その真偽は定かではない。

一世紀余にわたる徳本の門には多くの弟子も通ったが、徳本流を受け継いだのは馬場徳寛と今井徳山の二人だけと伝えられる。とにかく徳本は、その出生と同じように謎の多い人物であった。それだけ何かと誇大に伝えられる傾向もあるのではないだろうか。

10

施《せ》薬《やく》院《いん》全《ぜん》宗《そう》

治世参謀の僧医

一五二六―一五九九

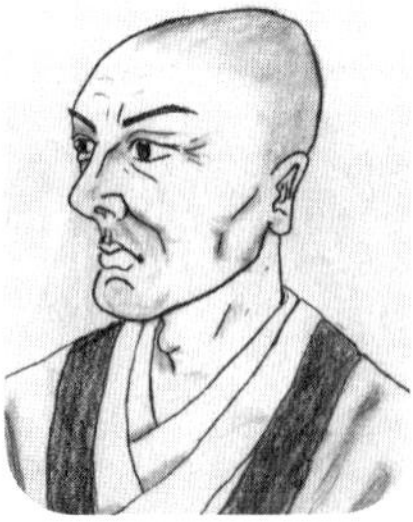

権力者に取り入る俗医は少なくないが、施薬院全宗もその一人であろうか。しかし彼の場合、私利私欲に走ったわけでもなかったようだ。出世の手段として秀吉に近づいたのは間違いないが、形骸化していた施薬院を復活させたのは讃えるべきであろう。軍師ならぬ治世参謀として頼りにされたのも、全宗の人柄ではないか。医家にもいろんなタイプがあるが、全宗のような生きざまもまた実在した一例である。

全宗は大永六年（一五二六）、大僧都法印の丹波宗忠《たんばむねただ》を父とし、近江国甲賀郡の三大寺村に生まれた。丹波雅忠一七世の孫に当たる。五歳のとき父が死亡し、母の配慮で仏門に入った。横川検校について修業得度し比叡山薬樹院の住持となったが、戦国の時世で僧もまた武器をとる騒々しさ。比叡山は織田信長に焼き打ちされ、全宗は焼失した寺を後に志を医師に転じた。

全宗の出自については異説もある。彼は甲賀の生まれで生家を出奔した後、忍者に拾われて忍術と薬草を教え込まれ、抜け忍になったというのだ。そして比叡山に登って僧侶となり、薬草の知識を生かして薬樹院の住持となる。信長の焼き打ちで比叡山を出た全宗は曲直瀬道三に入門、羽柴秀吉の知遇を得て侍医となり、秀吉のブレーンになって手腕を発揮することに――と続く。

物語としては面白いが、この説の裏付けはない。とにかく、京都に出た全宗は曲直瀬道三の啓迪院《けいてきいん》に入門する。彼は非凡な才知を発揮してたちまち同門の頭となり、一家を成すに至った。やがて秀吉の知遇を得て侍医となる。秀吉が出世するにつれて全宗の夢も大きく膨らんだ。

全宗は医師としてだけでなく、秀吉の側近としても活躍したらしい。甲斐国に武田信玄の動静を探りに行き、上洛の軍を動かす気配の有無を調べたりしている。本能寺の変があり、秀吉が天下人になったとき、全宗は五四歳になっていた。ここで彼は施薬院代の官職を復活し、自ら就任するという運命を賭けた大技に打って出たのである。

施薬院とは、奈良時代に光明皇后が貧しい人たちのために無料で医薬を施した施設だ。それは平安時代の半ばまで続いたが、七〇〇年後に復活させようとしたわけで、これも秀吉の支援があってこその企てである。施薬院は大好評を博し、全宗は姓を「施薬院」と改めた。

施薬院は夜明けから日没まで開院、重症者には往診も行っている。二〇〇日間で延べ五万人が治療を受けたという。全宗は大坂城三の丸に住み、侍医・奏者として当代の名医九人を束ねるまでになっていた。そして後世、秀吉の初期の軍事参謀は竹中半兵衛、黒田官兵衛の二人、後半の治世参謀は施薬院全宗、千利休、安国寺恵瓊《えけい》の三人と評されるに至ったのである。

時代はさかのぼるが、全宗は増富《ますとみ》温泉で武田信玄に招かれたこともあった。信玄は諸国から優れた医師を募っていたが、医師団はすべて効果の速い峻剤（作用の激しい薬剤）で一気に治療効果を上げる傾向があったといわれる。それだけに、その副作用も懸念された。

これに対し道三流の治療は穏やかな効能の薬を用い、自然治癒力を高める方法をとるので、全宗の医術も試されたことになる。しかし全宗が会ったときの信玄は五二歳。痩せて血色も悪いのに眼光だけは異常に鋭かったとか。

信玄は胃ガンを病んでいた。全宗はそのことを秀吉に伝え、信玄と同盟を結ぶ諸大名に知らせて牽制するよう進言している。天正元年（一五七三）、信玄は執念で上洛を始め、二万五千の本隊が全宗の報告どおり信濃路から怒濤のように遠江国に押し寄せた。なのに三河まで進行して突然、全軍が引き揚げ、信長はピンチを脱している。いまでも謎の合戦の一つに数えられているが、その裏に全宗の策謀があったのかもしれない。

全宗は秀吉の側近として活躍した。「京に上り諸大名の診立てをしながら動静を探ってほしい」と竹中半兵衛に懇願されたという。伊達政宗、佐竹義重との交渉役も果たした。天正一五年（一五八七）発布の定（バテレン追放令）は全宗の筆によるとも。荒廃した比叡山の再興にも尽力した。彼の功績を讃えて比叡中興の祖とも云われている。

秀吉という異能の人とめぐりあった全宗は、医師としても野太く生きた。そして七三年の人生を閉じたのは、秀吉が没した翌年の慶長四年（一五九九）一二月一〇日と伝えられる。熱海の美術館に全宗の画像が残っているが、端正で穏やかな容貌は戦国を生きた男とは見えない。京都市上京区寺町の十念寺に彼と一族の墓がある。

ちなみに全宗には、一男一女がいたが共に夭折したため、近江の三雲宗伯《みくもそうはく》を養子に迎えた。宗伯は全宗を継いで秀吉の侍医となり、全宗が没すると勅許により施薬院使に任じられて、家康など徳川三代の診療にも当たっている。さらに三代目の宗雅《むねまさ》へと続く。将軍家が上洛の際には宗伯の屋敷で装束を改めてから参内したので、代々これが慣例になったとか。施薬院家は禁裏付《きんりづき》医師として京都に定住した。

11 杉《すぎ》山《やま》和《わ》一《いち》

一六一〇—一六九四

管鍼法の創始者

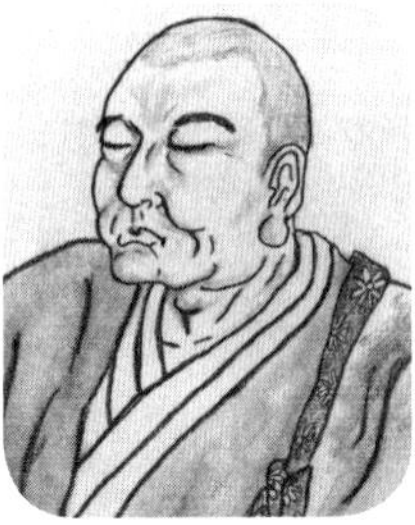

東洋医学の特徴的な手法に鍼灸がある。その鍼《はり》の刺入技術の一つである管鍼法《かんしんほう》を考案したのが杉山和一だ。彼は医療としての鍼術を再興しただけではない。鍼・按摩の教育施設をつくり、盲人の職業として自立を促した業績もある。和一は生来、不器用とさえ云われた。しかし心気一転、鍼術の偉大な先駆者と仰がれる存在となる。ややもすると、関東総検校にまで出世した和一の側面だけに脚光が浴びせられがちだが、彼にも血のにじむ修業時代があったようだ。

和一は慶長一五年（一六一〇）に生まれたが、出生地については伊勢国安濃津《あのつ》（現在の三重県津市）とも遠州浜松ともいい、地名も月日も不明とされている。幼少期を津で過ごしたのは事実らしい。藤堂藩士の杉山権右衛門重政《ごんうえもんしげまさ》の嫡男で幼名を養慶《ようけい》という。幼くして伝染病により失明した和一は、家督を義弟に譲り、刀を捨てて医の道に進んだ。

一七歳のとき江戸に出て、盲人鍼医の山瀬琢一《やませたくいち》に入門、鍼術を学ぶが、記憶力が悪くて技術も向上しなかったため破門されてしまう。目の不自由な自分は何をやって生きたらよいのか、悩みぬいた和一は盲目の守護神として有名な江の島弁財天の祠に詣で、岩屋に籠って三日三晩の断食を行った。その帰り道、石に躓いて転んだ拍子に松葉の入った管を拾う。管鍼法のアイデアはそのとき浮かんだと伝えられている。

一念発起した和一は京都へ出て入江豊明《いりえとよあき》の門弟となった。入江家は三代も続く鍼医として知られ、和一を追い出した琢一も豊明の門人であったのである。豊明の教えを受けた和一は、まるで別人のように変わり、一技を受けて十術を解くほどの上達ぶりだったという。遂に奥義を会得して江戸に戻り、小川町に鍼灸所を開業した。

和一が文献上に登場するのは、寛文一〇年（一六七〇）に検校に昇進した時期からである。時に六一歳だから、和一の活躍は高齢になってからであった。彼の鍼灸、とりわけ鍼の技法は一鍼必中、即座に病苦を除くという評判で、江の島弁財天化身の技と喧伝する者まで出る始末。その声は幕府にも達し、和一が七〇歳のときは将軍・家綱に拝謁したほどである。

天和《てんな》二年（一六八二）、和一は家塾を鍼治講習所に改め、初の盲人教育を始めた。目が不自由で自立できない人が鍼灸で活路を見出すための画期的な試みであろう。講習所は按摩と鍼を各三年かけて教育する初期コースと、現在の管鍼法の技術レベルまで教育する中期コース、それに杉山流鍼学を他人に伝授できるまでの教育を施す後期コースの三段階に分かれている。和一の奥義は「杉山真伝流秘法」として後継者にだけ口伝されたようだ。

ちなみに、講習所は和一の死後も弟子の三島安一《みしまやすいち》によって江戸近郊と諸国四五カ所に講堂が設けられ、杉山流鍼術を日本国中に広めている。安一の門下からも島浦和田一《しまうらわだいち》が出て『杉山流首巻選鍼論《しゅかんせんしんろん》』を著すなど、広範囲な活動へとつながった。この講習所は明治四年（一八七一）の太政官布告で廃止されるまで、全国的に展開している。

ところで、老いても和一の鍼はますます冴えをみせた。貞享二年（一六八五）には将軍・綱吉の持病を侍医ももてあまし、和一に声がかかって見事に回復させている。その褒美に白銀五〇枚（銀一枚は四三匁の包銀で一両に相当。ほぼ五〇両）と月俸二〇口、さらに常盤門内の道三河岸《どうさんがし》に屋敷まで拝領したとか。すっかり和一の鍼に惚れ込んだ綱吉は、和一が老後も毎月江の島詣でをしていると聞いて、本所一つ目の地を与え、弁財天社を建立させたほどだった。

元禄二年（一六八九）、和一は鍼灸所のある小川町近くに屋敷を拝領、御家人から旗本になる。同五年には盲人の全国組織「当道座《とうどうざ》」の最高位・総検校に任ぜられ、小川町屋敷に総検校役所を設けた。本所一つ目に建立された弁財天は『江戸名所図会』にも描かれ、大奥からの船での参詣も多かったという。

人間、どこでどう芽生えるチャンスがあるかわからない。山瀬琢一の門を使いものにならぬと放り出された鈍児が、いまや江戸検校の大御所となり、杉山流鍼術の大看板を掲げているのだから。だが和一は琢一を見返すこともせず、それよりも恩師・入江豊明を忘れることはなかったと伝えられる。

江戸幕府の診療科目は、本道（内科）、外科、鍼科、口科、眼科、小児科、産科で、盲人では山川検校城管《じょうかん》が三代将軍・家光のもとで鍼医を務めている。杉山検校のほか弟子で幕府に仕えた鍼医は九人、ほかに諸大名にも五人が登用された。和一の出世物語はともかく、鍼・按摩を盲人の職業として確立させた功績を、わたしは讃えたい。

和一の著作のうち、有名なのは「杉山流三部書」と称される『選針三要集《せんしんさんようしゅう》』『療治之大概集《りょうじのたいがいしゅう》』『医学節要集《いがくせつようしゅう》』だ。これは鍼治講習所の初級者用テキストとして使われたもの。ほかに『杉山真伝流鍼治手術詳義』や『鍼術十箇条』などの、流派の秘伝書もある。

和一は元禄七年（一六九四）五月一八日、八四歳で永眠した。毎年五月中旬には東京都墨田区の江島杉山神社と神奈川県江の島の検校墓前で、和一を偲ぶ杉山祭が催される。また九月下旬には鍼供養塔のある墨田区の弥勒寺で鍼祭も行う。「よばばゆけ呼ばずば見舞へ怠らず折ふしごとにおとづれをせよ」は、和一の詠んだ歌である。

⑫ 名《な》古《ご》屋《や》玄《げん》医《い》

古方派の先駆者

一六二七—一六九六

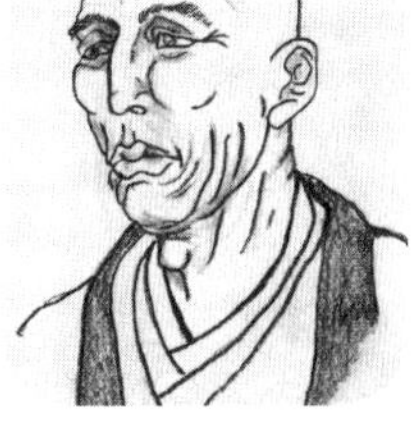

医師でありながら生来の病弱と向き合い、漢方に新しい流れを呼び起こしたのが名古屋玄医である。権威よりも実証を叫ぶ古方派の祖と信奉される彼は、出世や名誉には無縁の人だった。一開業医として診療に生涯を貫いた玄医は、多くの傑出した後継者に恵まれ、医学史に燦然とその名を刻んでいる。

玄医は寛永四年（一六二七）、京都に生まれた。名は閲甫《えっぽ》、号を丹水子《たんすいし》あるいは宜春庵《ぎしゅんあん》といい、玄医は通称である。幼少の頃から病弱で足が不自由になり、ひどい吃音にも悩んだが、よく書を読み、抜群に明晰であったという。医を志した玄医は羽州宗純《うしゅうそうじゅん》に儒教を学び、福井慮庵《ふくいりょあん》に曲直瀬流の医術を学んだ。曲直瀬流とは曲直瀬道三が提唱したもので、陰陽五行説に基づく臓腑経絡で疾病の病理、予後、治療を論ずる医術である。

しかし玄医は『傷寒論』や『医門法律』を読んで共感し、五臓六腑に立脚した考え方では温補剤（体を温める薬剤）を多用する弊害が生じやすいと思うに至った。温補の説は金元の時代に李東垣《りとうえん》、朱丹渓《しゅたんけい》らが勧めたものだが、江戸時代に入ってからはやみくもに温補した結果、瀉剤《しゃざい》（下剤）を用いるべき時機を失するという事例も多く出現していたらしい。玄医が李朱の教えを墨守する危険を説いて、張《ちょう》仲景《ちゅうけい》の考え方に戻るように主張したのも、そのような理由からである。

玄医の説は大きな共鳴を呼んだ。玄医に古方派の祖といわれるような思想上の変化が現れたのは、四〇代であったという。古方派とは陰陽五行説による病因病理を否定し、『傷寒雑病論《ざつびょう》』などの古典を尊重する学派である。古医方つまり張仲景の医方を宗とする学派と云ってもよい。曲直瀬流に代表される後世派から古方派への流れが現れたのには、それなりの時代背景があったことも無視できないだろう。

江戸幕府を開いた徳川家康は儒教を尊び、南宋の儒学体系である朱子学を幕府の基本的教学と定め、林羅山らを重用した。だが半世紀も経つと山鹿素行や伊藤仁斎らが朱子学に懐疑を唱えたのでこれを弾圧している。一方、中国では一七世紀の後半に考証学が起こりつつあった。中国と日本とほぼ時を同じくして天人合一思想（天と地とは理を媒介にして一つだという中国古代の哲学概念）などに批判のまなざしが注がれ、原典に復帰せよとの主張が高まってきたのである。

漢方医学の歴史で玄医は、後藤艮山《ごとうこんざん》、山脇東洋《やまわきとうよう》、吉益東洞《よしますとうどう》らの先駆けと位置づけられてきた。つまり古方派の祖というわけである。しかし玄医の学説は後世派の学説を否定する形で構築されたのではなく、貴陽賤陰、扶陽抑陰を治療指針とする独自の生命観に立って古典への回帰を説き、その線上に『傷寒論』があった、と云えるのではないか。

このような医学思想の基盤は、当時の儒学とくに伊藤仁斎の説に根ざしていると思う。そして玄医の唱える「万病はすべて寒気の一《ひとつ》に傷《いため》られるによって生ず」という病因論や、経験主義的実証主義は、やがて艮山らに受け継がれるようになった。東洞に至っては『黄帝内経素問《こうていだいけいそもん》・霊枢《れいすう》』をも偽書と退ける極端な立場をとったが、もし玄医が存命していてそれを知ったらどう反応したか、興味がそそられる。

玄医の学風を知る手がかりとなる『丹水家訓《たんすいかくん》』には、診療の心得として、望診（目で視る）には『素問《そもん》』（黄帝が日常の疑問を質した問答式の古典医書）の「玉機真偽論《ぎょくきしんぎろん》」などを参観すべしと述べ、さらに「頭痛には頭痛を治し、腹痛は腹痛を治し、咳は咳を治し、喘《ぜん》は喘を治す。みな仲景に随う」と説いた。これらの家訓からは、後のいわゆる古方派のような極端な態度は見られない。ちなみに玄医は艮山や東洋が示した解剖には関心がなかったという。

また玄医の特徴というべきは「衛気《えき》」を大事にしたことだ。衛気とは陽気のことで、これが虚《きょ》（虚証。漢方では虚実、陰陽など体質を分類する）を助けると「本治」に至るといい、残る病状を虚実より治療するのが「標治」つまり対症療法である、と説いている。病気の根本を治すのが「本治」であり、漢方医学の病状より全身を診る本質が示されている。そして衛気を補うために玄医は桂枝湯《けいしとう》を汎用した。時にはこれに附子《ぶし》や乾姜《かんきょう》を加えた形で処方している。

晩年の玄医も病弱であった。五〇歳頃から運動障害で足腰が不自由になったと伝えられる。しかし気力だけは人並み以上で、休診することもなかったとか。読書と著述にも精力的だった。異色の学識に対し、幕府から招かれたのも固辞して、多くの著作を産んでいる。主な著に『医方問余《もんよ》』『医方規矩《きく》』『丹水家訓』『脈要訓蒙《みゃくようくんもう》』『食物本草《しょくもつほんぞう》』など。

なかんずく有名なのは『医方問余』で、「万病はみな風寒湿《ふうかんしつ》より生ぜざるはなし。総言すれば則ち一個の寒気のみ」と主張する。わが国の古方派の祖として『傷寒論』『金匱要略《きんきようりゃく》』の説を敷衍し、種々の疾病治療の基礎と実際を記したもの。『食物本草』は穀、菜、獣など二八六品目を解説したもので、日本人の肉食の幅広さなどを知ることができる貴重な文献だ。玄医は重なる闘病の中でも執筆を重ね、元禄九年（一六九六）四月、六九歳で死去した。京都市上京区の浄福寺に眠っている。

13 貝原《かいばら》益軒《えきけん》

一六三〇―一七一四

古稀にして起つ

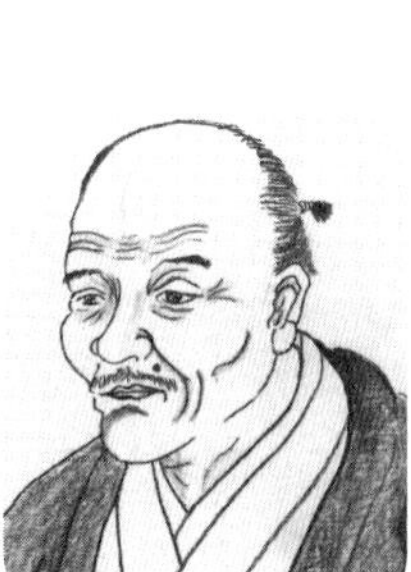

ほとんど独学で儒教から医学まで修得し、古稀を過ぎてから膨大な著作を残した男がいる。貝原益軒だ。彼は生来の虚弱体質であったといわれ、それがかえって健康管理の大切さを自覚させたのかもしれない。益軒の生きざまは現代に生きるわたしたちへの鮮烈なメッセージと云えるだろう。

益軒は寛永七年（一六三〇）、福岡藩に仕える下級武士の五男として出生した。通称を助三郎、号を損軒《そんけん》と称している。益軒と改めたのは七八歳以降のこと。父の寛斎《かんさい》は真面目な祐筆《ゆうひつ》（書記の役）で人から疎外されるような性格ではなかったが、混乱する藩内の事情を反映して職を解かれたり、復帰しても辺地を転々としたり、失職して秘かに医業を営むなど、めまぐるしく翻弄された。益軒が六歳のときには母も失っている。

生活は苦しかったが、彼の知能は秀でていた。一四歳の頃には儒教の経典である四書（大学・中庸・論語・孟子）を読みこなし、『塵劫記《じんこうき》』という数学の書もすべて解いてみせたという。益軒に読み書きを教えてくれたのは八歳年上の兄・存斎《そんさい》であった。存斎は医学を志して京都に学んだが、儒教に魅せられて転身、帰省して益軒に少なからず影響を与えた人物といわれる。

やがて益軒は、当時の新しい学問である朱子学へ踏み出すと共に、父からは医薬の知識を学んでその能力に磨きをかける。問題は病弱であることだった。風邪はひきやすいし、下痢はする。いつも目をしょぼつかせている、といった具合で、慢性的な痰に苦しみ、歯も弱いし痔も抱える始末であった。瘧《おこり》（マラリア風の熱病）にまでとりつかれたことがあるとか。

益軒は自らの病弱を克服するため、積極的に医学を志すようになった。慶安元年（一六四八）一八歳で藩主・黒田忠之の近侍となり、四人扶持を与えられて京都への留学も認められる。だが一年後に些細なことから忠之の怒りに触れて蟄居を命じられ、免職となってしまうのだ。お家騒動を起こしたほどだから、よほど短慮な藩主であったらしい。

浪人となった益軒は自費で長崎へ行き、外来の学問に触れた。医学の修業が目的であったが、それだけに留まらず朱子の編さんした『近思録』なども入手、幅広い知識の吸収に努めている。益軒が江戸の黒田藩邸にいた父の寛斎を世話するため長崎を発ったのは明暦元年（一六五五）、二五歳のときだった。長引く浪人生活に疲弊した彼は、江戸に入る前に川崎の宿で頭を剃り、名を柔斎と改めて医者になる決心をしたと伝えられる。

益軒が父と共に江戸を去って福岡に帰ったのは明暦二年であった。折しも忠之を継いで藩主となった光之は文治主義を推進していたので益軒を再び仕官させ、六人扶持を与えている。以来、七年間の浪人生活を除いて彼は、忠之、光之、綱政と三人の藩主のもとで四八年間も仕えたのだった。

新しい藩主に支えられた益軒は意欲的な再出発をみせている。翌年には京都遊学を命じられて彼の向上心は大いに刺激された。さっそく儒者の山崎闇斎《やまざきあんさい》、木下順庵《きのしたじゅんあん》らの門を叩く一方、彼の交友範囲は『農業全書』の宮崎安貞《みやざきやすさだ》や『庶物類纂《しょぶつるいさん》』の稲生若水《いのうじゃくすい》らにも及んでいる。益軒が本草学にも興味を持つようになったのは、これらの人たちの影響が強い。

実用的な学問への関心が強い益軒は、旅するたびに各地での見聞を広め、自らも薬草を菜園で栽培していた。京都に滞在中の彼は徹夜することも稀ではなかったらしい。『孝経《こうきょう》』『論語集注』などを講義するかたわら、寛文三年（一六六三）には日本で最初といわれる『近思録』を解説する講義をし、儒学者としての世評を高めた。

このような益軒に対して光之は加禄し、三四歳で知行は一五〇石となっている。藩士や子弟のために講義し、藩の文書を作成したり藩の諮問に応じて意見を具申するほかは、益軒の任務は自由であったから、存分に学問を深めることができた。三五歳のとき初の著作『易学提要』と『読書循序』を出版、朱子学への傾斜を鮮明にしている。彼が五〇歳を過ぎて朱子学への疑問が兆すまで、それは一貫していた。

といって、益軒は物堅いばかりでもなかったらしい。寛文七年（一六六七）の日記には「このごろ淋を病む」という一節があり、人知れず悩んでいたようだ。島原の遊女・小紫と情を重ねた結果と伝えられる。その頃彼は疝気《せんき》や痰火《たんか》（気管支炎）も病んでいたというから、さぞ辛かったことであろう。

しかし益軒らしいのは、その翌年に三八歳にして一七歳の妻・初を娶っていることだ。寛文九年（一六六九）には福岡城郭に近い荒津東浜に邸宅を与えられ、ここを終生の居と定めている。父娘のように年齢の離れた夫婦ではあったが仲睦まじく、しょっちゅう同伴の旅も楽しんでいた。初は隣藩の秋月藩士の娘で和歌に優れ、筆や胡弓を奏でるのが巧みだったとか。ただ華奢な体質で、結婚後も幾度か大病を患っている。

益軒夫婦の悩みは子宝に恵まれないことであった。貝原家のために初は夫に勧めて三年の間に三人の妾を雇ったが、やはり後継者は生まれず、後年に次兄の子を養子としている。益軒は五〇歳を過ぎてから次第に健康を取り戻し、『黒田家譜』の編さんや『古今詩選』（延宝六年）、『本草綱目目録和名』（延宝八年）などを公にした。そして益軒は「学を講じて余歳を楽しみ、欲を節して残躯を養う」と隠居を申し出たが、ようやく許されたのは七〇歳を超えてからである。

隠居後の益軒は生き返ったように執筆活動を展開した。それは驚異的な老人パワーで人を驚かせている。七三歳で『五倫訓』と『君子訓』を、七四歳では『菜譜《さいふ》』を出版した。六五歳のとき『花譜《かふ》』を出し、草木の形態から薬用までを述べているが、『菜譜』はその食用編と云えよう。日本の本草綱目と賞賛される『大和本草《やまとほんぞう》』を世に出したのは七九歳のとき、それはわが国初の本草学事典ともいうべきものであった。

八〇歳では『楽訓《らくくん》』や『和俗童子訓《わぞくどうじくん》』を相次いで刊行している。前者は人生を楽しむ術を説き、後者は子弟の教育論であった。江戸時代にベストセラーになった『女大学』は『和俗童子訓』から引用脚色したもので、益軒の著ではないが、戦後、益軒は女性を差別した元祖と目されたのは、この『女大学』のせいである。最も有名な『養生訓』は正徳三年(一七一三)の作で、益軒が八三歳のときであった。それは当時の先進的な家庭医学書であり、益軒の人生観を吐露した書でもある。個々の内容を科学的に論ずるよりも、『養生訓』に流れる思想を斟酌することが大切であろう。益軒が自ら養生訓を実践したからこそ、病弱な体質を支えて晩年の驚異的な著作を可能にしたのではないだろうか。

正徳四年(一七一四)八月二七日、益軒は静かに死を迎えた。享年八四。その前年に先立った愛妻を追うような姿だったという。彼らしいのは自ら棺の注文を済ませ、従容として死の旅路に発ったことである。「越し方は一夜ばかりの心地して八十路あまりの夢を見しかな」が辞世の歌であった。埋葬の日、友人の僧侶は棺に歩み寄って拝礼し、黙したまま去って行ったとか。益軒は妻の眠る福岡市今川の金龍寺に葬られている。

14 人《ひと》見《み》必《ひつ》大《だい》 一六四二—一七〇一

養生は食にあり

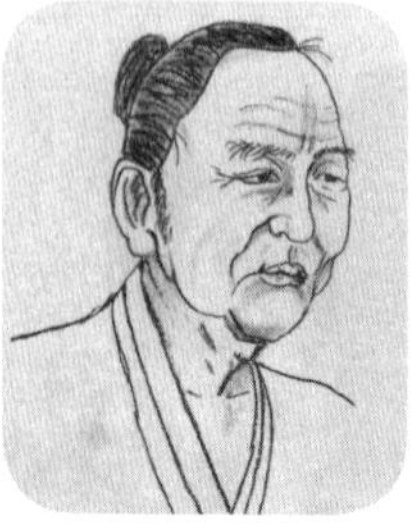

食生活が豊かになり、食物と健康に関心が高まった元禄期に、本格的な食物本草の書が刊行されて話題になった。人見必大の『本朝食鑑《ほんちょうしょっかん》』である。李時珍《りじちん》の『本草綱目《ほんぞうこうもく》』が伝えられてから日本の本草学も触発され、稲生若水《いのうじゃくすい》による『庶物類纂《しょぶつるいさん》』の計画や貝原益軒の『大和本草』の刊行が相次いだが、それらの博物譜的な流れとは別に、医食同源思想の流れを汲む食養本草の系列があり、必大の試みはその初期的な産物と云えるだろう。

必大は寛永一九年（一六四二）に幕府の侍医・人見玄徳《げんとく》の子として生まれた。本来は小野の姓だが、先祖が源頼朝から人見姓を与えられたとの伝承により、人見姓を通称としている。千里《せんり》または丹岳《たんがく》と号した。父の玄徳は奥医師としては最高位の法印《ほういん》（奥医師の地位。法印が最も高く、法眼《ほうげん》、法橋《ほっきょう》の順）にまで上り詰め、瑞祥院の称を受けたほどの大物だったので、幼少の頃から医師を志すよう育てられたらしい。その期待には応えたものの、必大の関心は本草学に向き、とくに食養への道に進んだ。

動物は食べずに生きることはできない。その「食」とは何かを、まず必大は考える。それは単に生きるために補給する物ではないはずだ。もっと奥深いものに違いないと思い詰めた結果、「およそ食に形あり、色あり、気あり、味わいあり」と『本朝食鑑』に述べている。つまり舌で感じる味覚、香りを感じとる嗅覚、硬いとか粘っこいとか温度などを感じとる触覚、色や形を見る視覚、そして快いかどうかを聞き分ける聴覚、の五感すべてで「食の質」が判断されるというわけだ。

さらに人間の五感は、食べる環境まで知覚する。部屋のインテリアから食器のセンス、一緒に食卓を囲む人の所作までが「食の質」に影響することを、必大は示唆しているのだ。といって、『本朝食鑑』は、決して堅苦しい書ではない。凡例には「この書の大意は、民の日常生活に用いる食物の好悪について弁別するものである」と記しているように、庶民が口にする食べ物を医学的な見地から考察するのが目的であった。

必大自身が医師であるから、その試みは成功したと云えるだろう。『本草綱目』の記述方法や分類を参考にしているが、原則は自分で食べた物を実証的に記録したのが特徴である。そして注目したいのは、冒頭の「釈名」と章末の「華和異同《かわいどう》」の項目だ。漢書を解くときの最大の悩みは漢名に相当する日本産の物は何かが不明なことである。これは外国語に接したときに当面する問題だが、この点をまず明らかにしたことにより、『本朝食鑑』は「知識」から「実用」の事典になったと云えるのではないか。

たとえば蕃椒《ばんしょう》はトウガラシのことであり、庶民の食卓には日常的に上がっていたことが描かれる。そして伝来の歴史、栽培の順応性、味覚などに触れた後、漢方薬としての効用も説くのだ。消化不良、下痢、発熱悪寒、筋肉痛などへの処方が、本草学と医学の側面からその好悪が詳しく述べられている。「草の戸をしれや穂蓼《ほたで》に唐がらし」は芭蕉の句として有名だが、トウガラシは江戸の名産でもあった。

地方の風俗や民間伝承を知るのも『本朝食鑑』を読む楽しみである。「養生は食にあり。薬は野山にあり」というわけで、必大は身近な草花の効用を説いた。フキの葉や花、地下茎を味噌汁か煎じて飲むと解熱剤になり、タラノキの樹皮を煎じて飲むと利尿作用がある。イカリソウは痰や咳に効き、根のまま乾燥してお茶代わりに飲むと疲労回復に役立つ。アケビは茎と葉を煎じて飲むと浮腫と頭痛に効く、などがあった。

津軽のワラビをめぐる一節もある。「津軽の産は円肥《えんぴ》で味がよい」と『本朝食鑑』に紹介されて喜んだ弘前藩では、場所を定めて親指と人差し指と中指の三本の指で折り、根元を揃え真ん中の柔らかいところ四寸ほど残して捨てる、など細かく定めた方法で採集したワラビを塩漬けにして将軍家に献上したとか。ワラビに限らず、「春を摘む」雪国の行楽は、芽生えたばかりの生命力を食して病気を封じようとする庶民の素朴な願いでもあった。

江戸のダイコンは辛かったともいう。『本朝食鑑』にはソバ切りも登場するが、つなぎ（割り粉）や特化した包丁の記述はない。ただソバもウドンも麺類は辛いダイコン汁で食べるのが流行したとか。いまどきのダイコンはサンマの塩焼きに添えても辛味がなくて物足りない気がするけれど。気になるといえば豆腐の評価が低いことだ。貝原益軒の『養生訓』では「豆腐に毒あり、気をふさぐ」とあるが、『本朝食鑑』も「豆腐に小毒あり」といい、「大根汁はよく豆腐の毒を解する」と述べている。

いまでは「畑の肉」とまで定評のある健康食品がなぜ？　という疑問が湧くに違いない。漢方独自の考え方として陰陽虚実の証の理論があり、食べ物も陰（冷える）と陽（温まる）に分けられる。「秋ナスは嫁に食わすな」という俗諺も、ナスを陰の食材とみるからで、『本草綱目』も「茄の性は寒なり。多食すれば必ず腹痛し、下痢し、女人はよく子宮を傷《いため》る」などと述べていた。

豆腐もナスも温めれば陽性になるし、毒性をいうのは明らかな誤りである。それは現代科学が立証していることだ。わたしには必大も半信半疑で記述している様子が窺われる。ナスについては「夏から秋にかけて人々はよく生茄を食べる。あるいは香の物として常食し、糟、醸《じょう》、甘漬けにしては春になって水に浸し、漬味《つけあじ》を去ったものを和物とし、羹《あつもの》として食べて生の物に劣らないと誇っている。いずれの場合にも無害であり、たとえ時節でなくても中毒はしない。ただ下痢の者だけが茄の性は寒利《かんり》であるとして忌んでいる」と、明らかに『本草綱目』や『証類本草』の有害説に反論しているからだ。

トピックス風に綴れば興味深い内容がいっぱいある。なにせ、三〇年の歳月を費やして国産の食物四四二種類を詳細に調べ上げた労作だ。全一二巻。元禄一〇年（一六九七）刊行。すべて漢文体で書かれている。幸い平凡社の東洋文庫から、島田勇雄訳注の『本朝食鑑』（全三巻）があるので、苦労なく読めるのはありがたい。

必大は延宝元年（一六七三）、禄三百石を継ぎ、幕府の医官として波乱なく過ごしたという。元禄一四年（一七〇一）六月一六日逝去。享年五九。現在の本草学や栄養学からみて不審な点も多々あるが、『本朝食鑑』はまぎれもなく日本初の本草学的食物事典であった。その古典的な存在価値はすこぶる大きい。

15 寺島良安《てらじまりょうあん》

百科事典を編む

一六五四―一七??

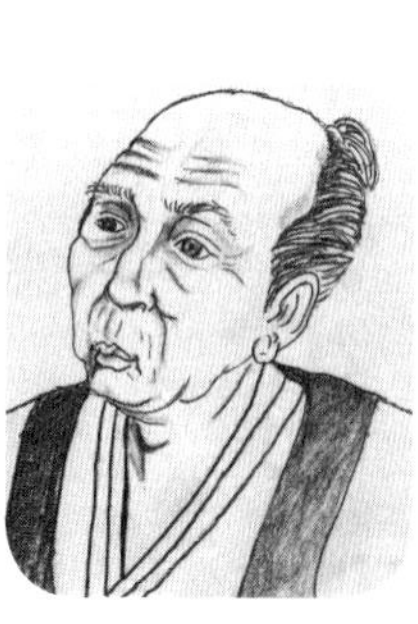

江戸の絵入り百科事典『和漢三才図会《さんさいずえ》』は実に面白い。流れ星から山葵《わさび》おろしまで、およそ考えられる限りの暮らしの知恵を網羅している。中国の『三才図会』をモデルに編さんしたというが、和漢の万物を図に掲げ、漢文で解説したもの。それは一〇五巻にも及ぶマニアックぶりだ。この日本初の百科事典の生みの親こそ大坂の医師・寺島良安である。

良安は承応三年（一六五四）、秋田藩能代の船問屋・尾張屋の息子として生まれた。字は尚順、号を杏林堂という。幼少の頃から物事に熱中しやすく、書物を読み始めると食事も忘れてしまうほどだったと伝えられる。一六歳のとき大坂に出て能代出身の伊藤良立に入門、さらに医学を志して漢方医の和気仲安に学ぶことになった。

ここで良安は「医師たる者は宇宙百般に通じる必要がある」と教え込まれる。医師としての技能にも恵まれた良安は、やがて大坂城の城医となり、法橋《ほっきょう》に叙せられた。しかし二〇歳を過ぎた頃から、彼には秘かに企てたことがある。明代に広まった易医論では、天地人の三才に広く通じてこそ真の医師であると説いており、仲安の教えにも合致するので、絵入りの事典を編さんしようと思い立ったのであった。

その手本になっているのが明で刊行された『三才図会』である。あるいは良安がこの書を入手して触発されたのかもしれない。『三才図会』は一六〇七年、明の王圻《おうき》が編さんしたもので、あらゆる事象を天文、地理、人物、器物、生物など一四部門に分類して図解した。とくに歴史人物の絵が多数掲載されているため、日本の中国史の書物にはこの本からの引用が多いが、人物画像には根拠がないとされている。

しかし当時としては大変に価値のある文献であった。良安は『三才図会』の手法をまねて、天（天文、時候、暦占など）、人（人倫、官位、神仏、刑罰、道具、生物など）、地（山水、地理、衣食住など）の部門に分類し、三十数年を費やして編さんを成し遂げたのである。天の部が一巻から六巻まで、人の部が七巻から五四巻まで、地の部が五五巻から一〇五巻まで、計一〇五巻八一冊の大労作であった。

第一巻の天体や気象の話では、当時の人たちが夜空や風向きから何を読み取っていたかがわかる。

第五巻では台所の道具や化粧用具が絵入りで説明され、その頃の生活を彷彿とさせるだろう。用途に応じたいろんな道具がおびただしく並んでおり、驚いたのは説明が克明であることだ。たとえば「山葵《わさび》おろし」だが、目の細かい表面と荒い裏側を図解してあり、表では山葵、生姜《しょうが》などを、裏側では大根をおろせるなどと説明してある。

もちろん現時点からみれば疑問符がつく記述も少なくはない。とくに『三才図会』をそのまま引用したような項目には、空想上のものや荒唐無稽なもののもある。単純な間違いや勘違いも多い。たとえば畜類に出てくる豚の絵だが、これは明らかに猪だ。でも豚の特性として体は大きいが食べる量は少なく飼育しやすいとか、発熱や喘息に効き、かまどを祀るとき食べるなどの風習まで述べているあたりが興味深い。

良安は優れた漢方医でもあるわけだから、人体や体調の記述は正確だった。各地の民間療法なども篩《ふるい》にかけて採り上げ、親しみやすい説明になっている。鍼灸師の中には『和漢三才図会』を最も信頼すべき古典と評価する人もいるほどだという。

第一六巻の植物の絵は美しい。植物は漢方の薬材としては中核をなすもので、一五七九年に明の本草学者・李時珍《りじちん》が著した『本草綱目』には計一八九〇種類の生薬のうち一一九三品目を占めているほどだ。『三才図会』はその功を汲んでかなりの薬草を採り上げているが、良安も日本独自の民間薬となった植物などを加えて記載している。だから植物図鑑としても利用できたわけ。

『和漢三才図会』が世に出ると、良安の名声は医業よりも文献学者として知られるようになった。世話好きが多いのは古今東西を問わぬとか。良安の著述に補足したい内容や新しい材料を提供したい人たちで門前は賑わったと伝えられる。といって、良安が医業から遠ざかったわけではない。大坂城医を務めながら、寸暇をみては文献に囲まれる日常だった。

良安の私的な境遇や晩年の様子は定かでない。彼が世を去ったのも宝永の初期、つまり一七〇〇年代としかわからず、墓所も不明なのである。しかし良安は、『和漢三才図会』のほかにも、医書の『湯液痘疹良方《とうえきとうしんりょうほう》』や『三才諸神本紀《さんさいしょじんほんぎ》』『済生宝《さいせいほう》』などの著書も残していた。おそらく晩年も書斎に籠って、博物の記述に専念していたのであろう。

ちなみに『和漢三才図会』は漢文で綴られているが、島田勇雄らの平易な訳注が東洋文庫から全一八巻に編集・刊行されている。江戸期には『訓蒙図彙《きんもうずい》』全一〇巻（中村惕斎《なかむらてきさい》・寛政元年）や『物類《ぶつるい》品隲《ひんしつ》』全六巻（平賀源内・宝暦一三年）などの貴重な百科事典が発行されたが、いずれも良安の『和漢三才図会』に触発されたものと云えるだろう。日本最初の百科事典である『和漢三才図会』は、まさに江戸時代の暮らしの知恵の集大成であった。

16 稲生若水《いのうじゃくすい》
後世に残る編著
一六五五―一七一五

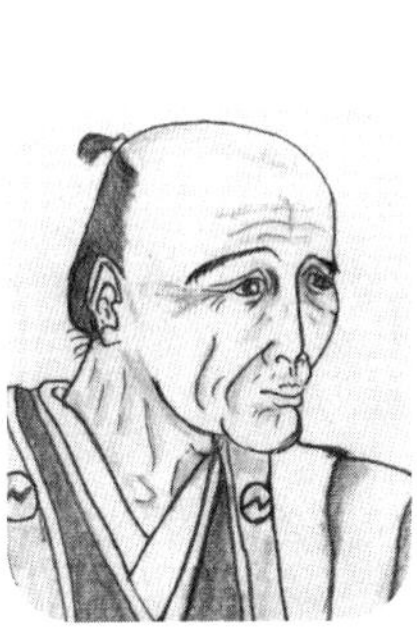

有用な天然物を調べる学問を本草学という。江戸時代とくに元禄の頃は、急速に本草学への関心が高まった。海外に頼っていた朝鮮人参などの薬材を国産化する動きが活発になったこと、飢饉が続いて救荒作物の必要に迫られたこと、各藩の江戸屋敷で造園が盛んになったこと、そして印刷の進歩により出版が身近になったこと、などが理由に考えられる。

明から本草学のテキスト『本草綱目』が伝わったのも、この動きに拍車をかけた。この書に飛びつき、日本の実情も加味して再編さんする学者がたくさん出現したのである。稲生若水はその中でも抜群に優れた一人だった。彼は門弟の協力を得ながら歴史的な大冊を完成し、後世に大きな文化財を残したのである。江戸中期の儒医にして本草学者の努力は尊い。

若水は明暦元年（一六五五）七月二七日、淀藩の江戸屋敷で侍医・稲生恒軒《いのうこうけん》の子に生まれた。名は宣義《のぶよし》、字を彰信《しょうしん》といい、号を若水または白雲道人《はくうんどうにん》と称している。父から医学の基礎を学んだ後、古林見宜《ふるばやしけんぎ》にも指導を受け、大坂に出てからは福山徳順《ふくやまとくじゅん》に本草学を、伊藤仁斎に儒学を師事した。医術の上達は早く、本草の鑑別には鮮やかな冴えをみせたという。

やがて彼の学識は広く知られるようになり、学問に熱心だった加賀藩主・前田綱紀《つなのり》に招聘されて禄三百石を受ける身となった。元禄六年（一六九三）のことである。若水は綱紀に『物類考』の編さんを申し出て採用されたのを機に、当時における本草学のバイブルともいうべき『本草綱目』を補う博物学書の編さんを目指した。こうして取り組んだのが後に大博物誌と讃えられた『庶物類纂《しょぶつるいさん》』というわけである。

若水は京都と金沢の隔年詰めを認められたことから作業を開始、まず古今の漢籍などから植物、動物、鉱物、薬物などを調査し、三五九〇種類の内容を精査して二六属に分類し、再編集を加えた。彼は一千巻を目標にしたものの、九属三六二巻の記述を終えた時点で死去したため、若水の門弟でその遺志を継ぐ丹羽正伯《にわしょうはく》らが続編の編さんに起ち上がる。

享保一九年（一七三四）から始まった続編の編さんは四年後の元文三年に、若水が完成できなかった部分の六三八巻を完成させ、後援してきた加賀藩に提出、藩を通じて幕府に献納された。そして延享二年（一七四五）には、八代将軍・吉宗から丹羽正伯らにさらなる増補が命じられ、二年後にその増補書の五四巻を刊行している。総計一〇五四巻（四六五冊）に及ぶ三作を併せて『庶物類纂』という。
また安永八年（一七七九）には、幕臣の戸田祐之《とだすけゆき》が描いた薬草類の写生画集（全二八巻）が幕府に献上され、幕府はこれを『庶物類纂』の参考図書に相当するものと評価して『庶物類纂図翼《ずよく》』の書名を与えた。これら一連の著作は稲生若水のアイデアから発生したもので、博物学の一大事業であり、本草学への関心を呼び起こす誘因になっている。

　薬を専ら天然物に求めていた時代、薬草の研究は非常に注目された。その学問が狭義の本草学でもある。梁《りょう》の陶弘景《とうこうけい》が『神農本草経』に補注を加えて七三〇種の薬名を記録し、本草学の基礎を築いた。その書に修正を施したのが『新修本草』であり、宋代に唐慎微《とうしんび》が『証類本草』を撰して処方を加えている。

　日本の歴史で本草書が登場したのは、奈良時代に和気広世《わけのひろよ》が著した『薬経太素《やくけいたいそ》』といわれるが、原本が伝わっていないので内容も定かではない。実質的には平安時代に深根輔仁《ふかねすけひと》が著した『本草和名《ほんぞうわみょう》』（全一九巻）が最初の薬物書と云えるだろう。現在に伝わっている書は江戸時代の中期に多紀元簡《たきもとやす》が偶然に幕府の書庫から古写本を発見し、誤りを訂正して寛政八年（一七九六）に復刻したものである。その内容はほとんど『新修本草』からの引用が多いという。

　したがって日本に本草学を根づかせたのは、明代に李時珍が著した『本草綱目』とみてよい。一八七一種の薬種を収載したこの書は、中国の本草学の集大成と評価された。貝原益軒の『大和本草』はこれに日本独特のものを含む一三六〇余の物産を収めており、若水の『庶物類纂』に大きなインパクトを与えた。さらに江戸の中期には漢方医学なかんずく実証を重視する古方派が台頭し、「万病一毒説」や「薬物一能説」を唱える動きが盛んになってくると、本草学は経験医学に不可欠のものとして認識されるようになった。

そんな流れの中で小野蘭山《おのらんざん》の『本草綱目啓蒙《ほんぞうこうもくけいもう》』（全四八巻）が刊行され、江戸の後期に入ると、平賀源内が薬物展示会を催すなどして一段と本草学が注目を浴びてくる。『解体新書』だけでなく前野《まえの》良沢《りょうたく》らによる蘭学書の発行が続くと、西洋の薬物も本草学の対象になった。宇田川榕庵《うだがわようあん》の『舎密《せいみ》開宗《かいそう》』はその先鞭をつけたと云えるだろう。もっとも西洋の薬物が本格的に導入されるのは明治を待たなければならないが、このような本草学の広がりはやはり先人の功績であり、原動力となった若水の存在は見逃せない。

若水には『庶物類纂』のほか『炮炙全書《ほうしゃぜんしょ》』『採薬独断《さいやくどくだん》』『食物本草』『本草図鑑』などがある。『炮炙全書』は元禄元年（一六八八）の刊行で、専ら薬物の修治（薬効を高めるための加工法）について解説したもの。全四巻で、これには貝原益軒の序がある。本草ひとすじに生きた若水は、正徳五年（一七一五）七月永眠した。享年六〇。若水は漢方、薬物などを中心とした本草学に、動植物なども対象とする博物学への方向性を備えさせたと云えるだろう。

ちなみに若水の遺志に基づいて『庶物類纂』の編さんを継続した丹羽正伯は元禄四年（一六九一）伊勢の生まれ、医を山脇東洋に学び、本草は若水を師とした。正伯の治療は本草の博識が基盤になったといわれ、幕府医官にも選任されている。「漢方医学を踏まえる者にして儒学に親しむは当然」を信念に生きたという。宝暦六年（一七五六）、六五歳の生涯を閉じた。

17 香《か》月《つき》牛《ぎゅう》山《ざん》

一六五六—一七四〇

後世派の養生訓

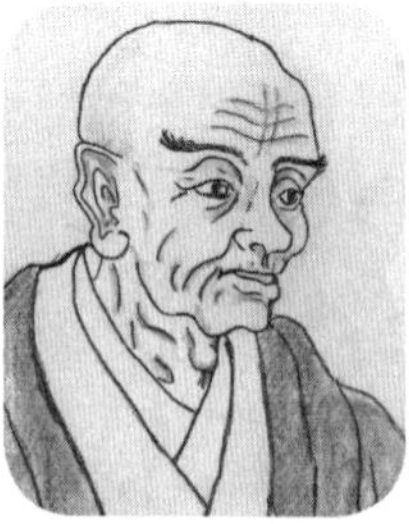

古方派の医術が主流に移ろうとしていた江戸中期、ひとり後世派《ごせいは》で気炎を吐いたのが香月牛山である。彼は他の後世派の医師が先人の説を守るだけで自ら弁じようとしないのを嘆き、自らの知見を伝える多くの医書を残した。また世に「養生三部作」と称される一般向けの啓蒙書なども精力的に書いている。それは師の貝原益軒の生きざまにも似た生涯と讃えられるだろう。

牛山は明暦二年（一六五六）、筑前国（現在の福岡県）に生まれた。名は則真《のりよし》、通称を啓益《けいえき》といい、牛山は号である。幼い頃から頭角を現し、やがて貝原益軒に儒学を、鶴原玄益《つるはらげんえき》に医学を学んだ。郷里に開業して評判もよかったが、貞享三年（一六八六）、牛山が三〇歳のとき中津藩の侍医として招かれ、一四年間その職を務めている。牛山が京都へ赴いたのは元禄一二年（一六九九）、四四歳のときであった。

その頃の医学界は、李朱の医説を信奉する後世派に対し、『傷寒論』への回帰を叫ぶ古方派が台頭し始めて主流をなす勢いであったが、牛山はとくに李東垣《りとうえん》の医説を信じて動ぜず、後に江戸中期の後世派の第一人者と評されている。しかし「中華の医書とて誤謬少なからず。古人の説とて精確なるもののみにあらず」と『螢雪余話《けいせつよわ》』に述べているように、妄信しているわけではなかった。

牛山の名を高めたのは某皇子が奇病に苦しんだとき、治療の腕を振るったことであろう。官民の医師が手を尽くして効を見なかった病状が、牛山の処方で治癒したことから名医の地歩を得、二条通りに医業を構えたのである。牛山の処方の特徴は温補剤《おんほざい》（体を温める生薬）を多く用いたことだ。牛山の患者は上流社会の人が多かったようで、元禄・享保の頃の彼らの生活習慣などに、その処方がよく適合したと考えられる。

牛山は診療だけでなく、著作の執筆にも精力的に取り組んだ。代表的な医書に『牛山方考《ぎゅうざんほうこう》』と『牛山活套《かっとう》』がある。前者は後世派処方の運用書ともいうべきもので全三巻。後者は病症別に治方を解説したもので全三巻。いずれも金元四大家（金元医学の中心的な存在であった劉完素《りゅうかんそ》、張子和《ちょうしか》、李東垣《りとうえん》、朱丹渓《しゅたんけい》をいう）の医書や『和剤局方』などの処方が中心で、ほかに明に至る歴代医書の処方をわかりやすく説いている。

金元流の薬理観を基調にして、常用される薬物一二〇種につき薬効・薬理を解説した『薬籠本草《やくろうほんぞう》』（全三巻）も見逃せない。牛山自身の治験例を紹介したもので、金元医学に準拠した唯一の本草書である。また『牛山活套《ぎゅうざんかっとう》』には「婦人産後は気血を補うべし。産後血の道持ちとて生涯病者たる者多し」などと、医書に初めて「血の道」という文言が使われた。これら牛山の著作の多くは彼の没後に刊行されたものである。

わたしが注目したいのは、後に「牛山の養生三部作」と評価された三冊の著作だ。刊行順にみると、まず『婦人寿草《ふじんことぶきぐさ》』（全六巻・一七〇六年刊）がある。この書は、江戸前期の代表的な産科養生書ともいえるが、内容は新鮮だ。たとえば不妊について「子なき因、多くは父の陽気不足で起こる。ひとり罪を母の血の不足に帰することは誤りなり」とあるように、不妊の責任を女性にだけ負わせる不条理を戒め、さらに胎教の大切さなども説いている。近代産科学が芽生えたのは牛山の没後二五年の賀川《かがわ》玄悦《げんえつ》が著した『産論』からといわれるが、牛山はその先駆的な役割を果たしていたのだ。

次の『小児必用養育草《しょうにひつようそだてぐさ》』（全六巻・一七一四年刊）は、一巻と二巻が誕生・生育・養育論で、三巻から五巻に諸病の記述があり、六巻は小児教育論となっている。病気の解説では当時最も恐れられていた天然痘についての記述が多い。子どもに遊びの必要性を説いたことなどは特筆すべきで、小児医は病気そのものよりも子どもを心身ともに健やかに育てることに関心があったような、すぐれた内容である。

三作目の『老人必用養草《ろうじんひつようやしないぐさ》』（一七一六年刊）は、いわば高齢者がいる家庭の医学事典だ。養老の総論、飲食のときの注意点と続き、鬱屈した心を癒す工夫や老人特有の気持ちを和ませる方法まで具体的に解説している。手足の屈伸やマッサージが血行を促して老人病の身近な対策になるなど、今日でも十分に役立つ情報だ。高齢化社会の到来を予見したようなこの書を読むと、とても三〇〇年前に書かれた内容とは思えない。

牛山が有名になるにつれて、郷里周辺の諸侯から引く手あまたの招請を受けたが、京の生活に満ち足りた彼は田舎暮らしに気が進まず、いずれも固辞していた。しかし小倉藩の度重なる誘いに根負けした形で筑前小倉に移ったのは、牛山が六一歳のときである。そして牛山は晩年を著作ひとすじに小倉で過ごしたのであった。元文五年（一七四〇）三月一六日逝去。享年八四。

なぜか牛山は終生、妻妾を持たなかった。その点を除けば師の貝原益軒に似て、著作も平易な仮名まじりの和文が多く、大衆啓蒙にも一役買っている。それだけ博識だったのは、京に出てから師に倣って文人などとも広い交流があったからであろう。牛山は北九州市の円山寺に眠っている。

18 後藤艮山《ごとうこんざん》 一六五九―一七三三

実証的な改革医

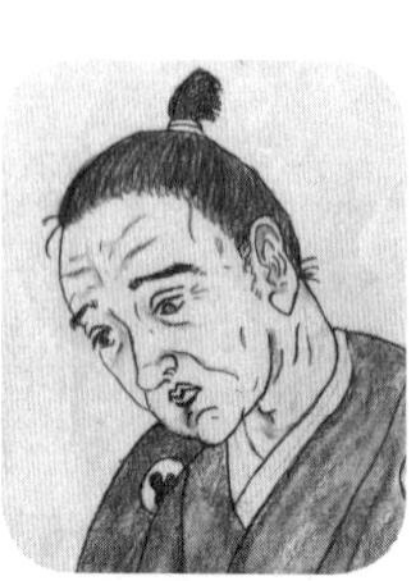

古方派の指導者として医学史に名を残す後藤艮山は、実は現代人に近い合理主義者だった。その主張に耳を傾けると、今日の予防医学的な発想まで織り込んでいて、斬新さを感じさせる。しかも人格は高潔。ひたすら医療にだけ励んだ男である。貧しい境遇から起ちあがり、名を成しても彼は虚名を嫌った。彼の説く医論と共に、わたしはそんな艮山を心から敬愛している。

艮山は万治元年（一六五八）、江戸の常盤橋あたりで生まれた。名は達、字は有成《ゆうせい》、通称を左一郎《さいちろう》といい、養庵と号した。幼い頃から読書を好み、昌平黌《しょうへいこう》に通いながら牧村卜寿《まきむらぼくじゅ》に医術を学んだ。それも家が貧しかったため雑事を手伝って生活費まで稼いだという。さらに大火に見舞われ、父・光長《みつなが》と共に祖先の地・京都へ移る。ここでも困窮は続き、艮山は火葬人夫までして働いたとか。

貞享三年（一六八六）、艮山は逆境の中でも医師になることを諦めず、名古屋玄医《げんい》の門を叩いた。しかし艮山が差し出した入門料が少なかったため玄医に断られる。憤懣やるかたない思いで引き下がったものの、このときの屈辱がかえって艮山を奮起させた。「玄医を見返してやる」とばかり必死に医書に齧りつく。働きながらの独学が続いた。それは鬼気迫る有様だったという。

貧困の中で学び続けた艮山は、窮民のために医学を役立てようと決意する。この時代の医者は身分の高い僧侶にあやかり、剃髪して黒い法衣を着ていた。法眼・法印などは僧侶の位だが、これを名誉とする医者が多かった証であろう。艮山はこの風潮を卑しみ、頭髪は伸ばして束髪とし、作務衣のような働きやすい着衣を用いた。やがてこの姿は、彼の医論に同調する医家の間に広まり、後藤流と呼ばれて明治の初めまで町医者のスタイルになったのである。

艮山が最初に取り組んだのは、玄医が主唱していた張仲景《ちょうちゅうけい》の『傷寒論』や『金匱要略《きんきようりゃく》』の研究であった。その当時はまだ室町時代に芽生えた曲直瀬《まなせ》道三《どうさん》の医学が主流であったが、生体反応の不足を重視する「補」の理屈よりも「実証」を重んじ、「空論をやめて古典に帰ろう」とする動きが始まった頃である。この一派はやがて「古方派」と呼ばれ、道三の「後世派《ごせいは》」と対立することになるのだが、さしずめ艮山は古方派の先駆者の一人と云ってもよい。

艮山の得た結論とは、「すべての病気は気の流れが滞ることから起こる」という「一気留滞説」であった。そして彼は薬よりも食べ物を重視し、気の流れを改善するために温泉療法や灸療法を勧めたのである。艮山の説を門人がまとめた『師説筆記《しせつひっき》』には、「一回の肉食は一〇回の野菜や三服の薬よりも益がある」とまで極論している。この主張は艮山よりも四〇年後に活躍した吉益東洞《よしますとうどう》の、「穀肉果菜こそ精を養うもの」という説に通じるだろう。艮山は「薬は毒物にして邪気に破れしときの備えなり」とも説いている。

温泉や灸を勧めたのは、熱刺激により気の滞りをよくする効果だ。温泉は血行をよくして内分泌系などに有効であること、そして灸は消炎ホルモンや鎮痛作用を持つモルフィン様物質を分泌するメカニズムが明らかにされているのだから、艮山の説は正しいと云える。さらに脳卒中などで体が不自由になっても運動することを勧めているが、これは今日のリハビリテーションの思想と同じであろう。このように身近な養生を説いた点に、艮山医学の大きな特徴があるのだ。

灸治は元来、医師が鍼法と共に学んで治療に用いた最も初期的な医療である。これが江戸の中期から後期にかけて民間医療にまで普及した。「灸のあと撫でて冥土の物語」とか「襟足をのぞけば灸が一つあり」などは江戸っ子が詠んだ川柳。二月と八月の二日に灸をすえると病気をしないと流行した「二日灸」の医療風俗まで見られるようになったのも、艮山が積極的に灸を勧めた影響ではないだろうか。

このように艮山は一般的な施術のほかに、独自の灸点も施したり温泉療法を勧めたりして治療に当たっていた。また薬方には好んで熊の胆を用いたので、「湯熊灸庵《ゆくまきゅうあん》」と呼ばれたとも伝えられる。艮山の基本的な考え方は、病気になってから治療するのは第二の手段である、という点にあった。つまり未病を治すのが艮山流なのである。

病気を治すためには、艮山は陰陽五行説も否定はしなかった。そういう意味では生粋の古方派というより、むしろ折衷派に近いのかもしれない。病因の詮策よりも、症候と薬剤を対照させて考えるのは、現代漢方に通じる随証療法とみても不自然ではないだろう。このとき艮山は、入門を断った玄医をすでに超えていたのである。

艮山は直言実行を重んじ、虚名を嫌った。幕府から高禄で招請があったのも断り、貧しい人たちにも隔てなく診療している。仕官を思わず、名利も求めない艮山は、いつも貧しかった。しかし、そんな彼を慕って師と仰ぐ若者が、いつも周辺を囲み、養成した門人はざっと二〇〇人を数えるという。

享保一八年(一七三三)、艮山は七四歳で充実した人生を閉じた。彼の残した著作は意外に少なく、『熊胆蕃椒灸説《ゆうたんばんしょうきゅうせつ》』『病因論』『艾灸通説《がいきゅうつうせつ》』の書物も門人らの筆録によるものと伝えられる。実証と実践の人らしく、香川修庵《かがわしゅうあん》、山脇東洋《やまわきとうよう》、市瀬穆《いちせ》、山村重尚《やまむらしげなお》、赤沢貞幹《あかざわていかん》ら、多くの英才を輩出した。

19 松《まつ》岡《おか》玄《げん》達《たつ》　一六六八—一七四六

和薬改所で活躍

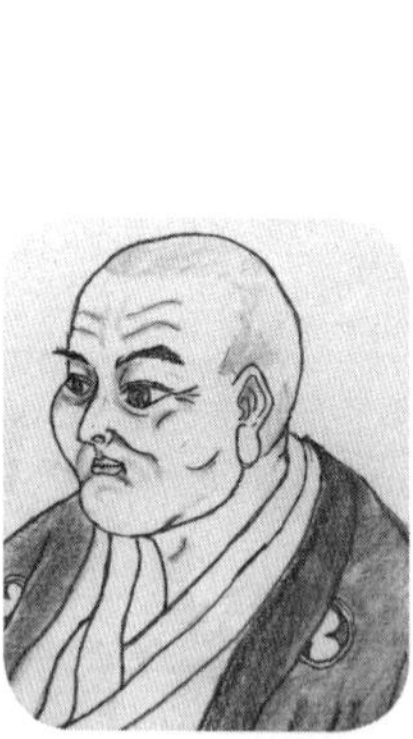

いかがわしい薬が横行していた頃、その真偽を確かめたり、品質の良否を判定する機関で活躍した本草学者が松岡玄達である。彼は儒家でもあり、医師でもあった。だから薬の判別だけにとどまらず、救荒食や食事療法へも研究の広がりを見せている。いわばQOLこそ彼の本草学なのである。

玄達は寛文八年（一六六八）、京都に生まれた。字は成章《なりあき》、号を怡顔斎《いがんさい》や植鈴翁《しょくれいおう》などと称し、通称を恕庵《じょあん》という。一八歳のとき浅井周伯《あさいしゅうはく》の私塾・養志堂に入り漢方を学びながら、儒学を山崎闇斎《やまざきあんさい》と伊藤仁斎に学んだ。しかし中国の『詩経』に出てくる動植物の名の理解に苦しみ、本草学者・稲生若水《いのうじゃくすい》の門人となる。このときから玄達はすっかり本草学に傾倒してしまった。

徳川吉宗が八代将軍に就任して享保の改革を手がけたとき、薬事に関する改革も始まる。当時はまだ、幕府は江戸にあっても日本の文化の中心は京都であった。そのため江戸の本草学を発展させるための人材として、享保八年（一七二三）に玄達らの本草学者が幕府の医学館に招かれている。ここに集められた本草の真偽鑑定など、薬事検査を指導することになった。

玄達の師である稲生若水は、中国の本草学を日本の本草学に改変する草分け的な存在であり、多くの弟子を輩出したが、玄達の本草学はそれまでの薬学に重点を置くだけでなく、さらに広げて多種多様の博物学的なものに発展していた。そして江戸医学館における活動も検査法の検討にとどまらず、飢饉のための対策や殖産興業にまで寄与しようとする日本の本草学を目指したのである。

わが国に本草学を根づかせた玄達の研究成果を集約した書が『用薬須知《ようやくすち》』だ。正編五巻、後編四巻、続編三巻のこの著作は、門人の甲賀敬元《こうがけいげん》、熊谷玄随《くまがいげんずい》、江村如圭《えむらじょけい》の校を経て享保一一年（一七二六）から安永五年（一七七六）にかけて刊行されている。常用薬物三二〇種を選品し、品質・形状・真贋などを解説したもの。この書によって玄達は、日本の本草学を博物学的な方向へと導いた先駆者と評価された。

食物本草書として刊行されたのが『食療正要《しょくりょうせいよう》』である。明和六年（一七六九）刊の全四巻。食事療法に役立つ書として注目され、四三三品目についての解説が収載されている。闇斎に儒学を、若水に本草を学んだ玄達ならではの実用性のある著作であった。このようにして薬草栽培も盛んになり、和製の薬種も出回ってきたのである。

当時の本草学者は向学の余暇に薬品会を催し、本草を啓発していた。薬品会は「土地の産する草木金石鳥獣魚介は医家の用いる物産だが、とても一人の力でこれを知ることはできない。四方の同士により諸州の奇品あるいは蛮国の珍異なるものを集めてみたい」という趣旨で幕府の採薬師・田村藍水《たむららんすい》が始めたとされるが、これには玄達らの医師だけでなく、平賀源内らも参加し、臨床を離れて物産学的な色彩を帯びていたという。

しかし薬草の採集栽培が大きく前進したのもこの時代である。享保五年（一七二〇）に幕府は若水門下で玄達の後輩でもある丹羽正伯《にわしょうはく》らに諸国での採薬を命じ、各地に薬園を開いて栽培させた。翌年には小石川薬園を拡張して四万四八〇〇坪の広さにしている。こうして和製の薬が出回ると、偽薬《にせぐすり》や毒薬も紛れ込むようになった。幕府は享保七年（一七二二）に江戸、京都、大坂、堺、駿府の五カ所に和薬改会所《わやくあらためかいしょ》を設け、全国の和薬はこのいずれかの会所で検査を受けなければならない制度を設定している。

具体的には一一三品目の薬種を指定したことで、これは一種の「薬局方」ともいうべきものであった。江戸の和薬改会所は伊勢町表海岸に置かれ、本町の薬種屋に和薬の真偽を吟味させて集荷独占権を与えている。本町薬種問屋組合が公認される形となり、江戸に出入りする薬種は和薬だけでなく上方から送られてくる唐薬類もすべてここに集荷され、一般の薬屋はそこから買わなければならなくなった。

和薬改会所が廃止されたのは元文三年（一七三八）である。薬種問屋や薬屋が薬種の鑑別をできるようになったからというが、薬種の売買が自由化するとまたぞろ流通が乱れた。幕府が①毒薬売り候もの引き回しのうえ獄門、②偽薬売り候もの引き回しのうえ死罪、の罪科を決めたのは寛保二年（一七四二）のことである。しかし実際には偽薬にまで幕府の手は回らなかったので、江戸にはかなり怪しげな薬が横行した。

話はそれたが、玄達の本草学がその後の薬業に少なからぬ影響を与えたのは否めない。また身近な生薬が知れ渡るにつれてその応用を説く著述も登場するようになった。玄達の本草学の影響を受けた丹羽正伯が林良適《はやしりょうてき》と共に平易な和文で説いた『普救類方《ふきゅうるいほう》』（一七二九年刊）などは、さしずめ民間療法書のはしりと云えるだろう。この書は徳川吉宗の後援によるもので官制医書であった。

ところで、江戸医学館に招かれた玄達は、主に和薬改会所で本草の鑑定指導などを行う任務に就いたが、彼の対象が薬だけに限られたわけではない。『食療正要』にも明らかなように、玄達は飢餓のときの救荒食なども関連づけて研究した。江戸時代も飢饉と悪疫の流行に繰り返し襲われ、そのたびに多くの人々が疲弊している。その対策こそが玄達の目指す本草学であったのだろう。

玄達の門からは、小野蘭山ら幾多の俊英が巣立った。それらの門人たちによって日本の医学と薬学に寄与する本草学が、大きく花咲くのである。玄達は延享三年（一七四六）七月一一日逝去。享年七八だった。京都市岩倉の妙満寺に眠っている。

20 小川笙船《おがわしょうせん》

養生所の赤ひげ

一六七二―一七六〇

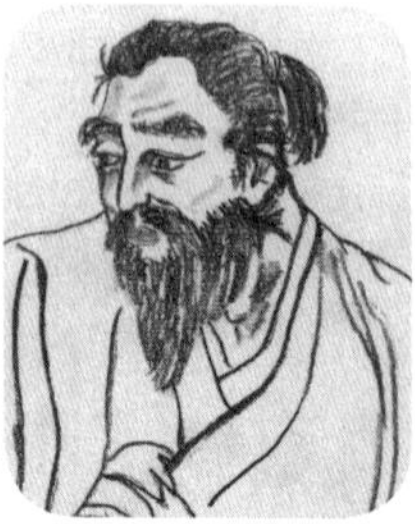

江戸の川柳に「藪医者は断りいうて御薬園《おやくえん》」とある。御薬園とは幕府直轄の薬草栽培地であり、その中に併設された小石川養生所を指す。この施設は薬礼を払えない人や身寄りのない人を無料で優先的に診療してくれる。だから江戸の貧しい庶民にとっては拠り所となっていた。

わが国初の画期的な施療所が生まれるきっかけとなったのは、町医者・小川笙船が目安箱に投じた一通の上書《じょうしょ》である。享保七年（一七二二）のこと、笙船は小石川伝通院前の小さな診療所を営みながら、病気をしても診療を受けられない階層があまりに多いことに心を痛めていた。

その思いをしたため、貧困と病魔の悪循環を断つには、どうしても行政の力が必要であると、目安箱に訴えたのである。笙船の熱意が時の将軍・徳川吉宗を動かした。吉宗は腹心の町奉行・大岡忠相《ただすけ》に命じて養生所の実現を急がせ、開設まで一年もかからなかったという。

忠相から呼び出しを受けて構想を聞かれた笙船は、①身寄りのない病人を保護するため江戸市内に施薬院を設置すること、②幕府の医師が交替で養生所での治療に当たること、③看護人は身寄りのない老人を収容して務めさせること、④維持費は江戸町名主を廃止してその費用で賄うこと、の四点を提案した。町名主の廃止には反対したが、ほかの事項を了解した忠相の裁きで、さっそく発足の運びとなったのである。

笙船は寛文一二年(一六七二)、江戸の小石川に生まれた。名を広正、号を雲語《うんご》といい、笙船は通称である。詳しい資料は見当たらないが、幼少の頃から利発で正義感が強かったという。長崎で蘭学を学び、オランダ式の医学の腕は確かであったが、薬礼にこだわらなかったため患者が多いほど実入りは少なく、生涯清貧に甘んじていたと伝えられる。

「病人を治してこそ医者である」が笙船の口癖であった。長屋の住人からは薬礼をとらず、金持ちからは大枚の治療費を徴収するのが彼流の診療所経営であったらしい。栄達よりも日頃の診療活動に喜びを感じた男、そんな笙船を江戸の庶民は、親しみをこめて「赤ひげ」と呼んだ。

養生所には笙船を中心にして本道(内科)、外科、眼科の医師九人と与力二人が配置されている。だが運営予算は少なく、当初は入院収容数も四〇人に制限された。しかも利用するのに家主や店請人から奉行所に願い出るなど、煩雑な手続きを必要としたので、庶民は面倒がって利用しづらく、笙船は何度も奉行所に簡素化を訴えている。

笙船の尽力で受診しやすくなった。すると外来の患者はいつも廊下まで溢れる始末。しかし予算は増えない。患者が増えるほど赤字が膨らんだ。笙船は仕方なく医師を五人に減らし、入所期間を短縮するなど、養生所の維持に辛酸をなめている。

養生所の医師は長崎帰りの俊英が揃っていた。笙船はその腕を乞う金持ちからは法外な薬礼をとって養生所に注ぎ込むという手段まで講じている。笙船は幕府医官への抜擢もかたくなに断り、享保一一年（一七二六）、息子の隆好《たかよし》に肝煎職《きもいりしょく》（養生所の責任者）を譲るまで養生所一筋に生きた。

隠居した笙船は武蔵国金沢（現在の横浜市金沢区）に移り住んだが、体調を崩して江戸にもどり、宝暦一〇年（一七六〇）六月一四日、八八歳の天寿を全うしたと伝えられる。彼は小石川の光岳寺に葬られ、後に雑司ヶ谷霊園に改葬された。貧しい人たちの治療に一生を捧げた生涯と云えるだろう。

笙船を思うとき、当時の医者という存在に触れざるを得ない。江戸期の医者は玉石混交だった。医者になるのに資格試験があったわけでもないから、その気になれば誰でもなれる。腕の良し悪しだけでなく、暮し向きも千差万別、贅を極めた四枚肩《しまいがた》の駕籠で突っ走る医者もあれば、畑仕事で暮れる医者もいた。だが高名な医者が必ずしも名医とは限らないことを、笙船の生涯が物語っている。

山本周五郎の『赤ひげ診療譚』は、あまりにも有名だ。ここに描かれる医長の新出去定《にいできょじょう》のイメージが、どうしても小川笙船と重なってしまう。四〇代の精悍さと六〇代の落ち着きが自然に一体化している人物。しかも最新の医術を身につけ、何者にも屈することを知らない豪快な外科医の像が、笙船と重複するのである。

周五郎の小説に出てくる養生所は、活気に溢れる初期の頃が舞台であろう。長崎帰りの若い医者は貧しい施設の医員見習いに失望するが、やがて「赤ひげ」に惹かれていく過程を描いている。幕府の奥医師に出世することを夢見るエリート医師が、貧困や病苦の面に表れる人間の赤裸々な姿を見て、医療とは何かを考えさせられるのだ。養生所を興した笙船は、きっと去定のような医者であったに違いない。

「赤ひげ」は映画にもなった。黒澤明のメガホンで三船敏郎が新出去定役を演じ、前半はほぼ原作どおりに進むが、後半はドストエフスキーの「虐げられた人々」を採り入れて構築している。この映画を観た周五郎は「原作よりもいい」と感嘆したという。海外でもヒューマニズム映画の傑作と評価され、サン・ジョルジュ賞などを受賞した。そして「赤ひげ」は、万民を救う名医の代名詞となったのである。

21 穂《ほ》積《づみ》甫《ほ》庵《あん》

一七世紀後半

家庭医学を啓蒙

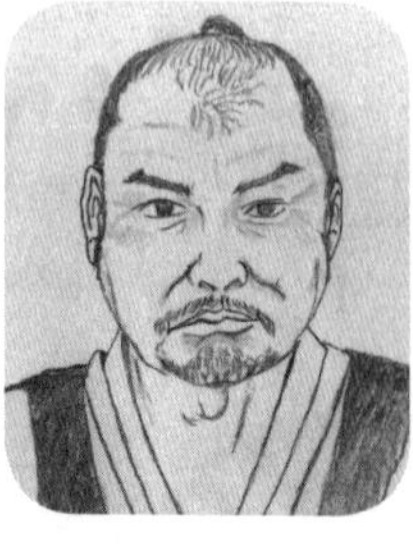

江戸時代の庶民は、家族に病人が出ると医者にかかることもままならず、多くは途方に暮れた。医者にかかれば家計はたちまち崩壊してしまう。そのため体調が悪くても我慢を強いられ、助かる命も助からぬことが稀ではなかった。そんな人々の不安を少しでも和らげようと、水戸藩主・徳川光圀《みつくに》が藩医の穂積甫庵に命じて出版したのが『救民妙薬《きゅうみんみょうやく》』である。わかりやすく病気の手当てを記した内容で、いわば江戸の家庭医学書であった。

穂積甫庵に関しての記録はほとんど見当たらない。いつどこで生まれたのかも不明だが、『救民妙薬』は元禄六年（一六九三）の刊行だから、一七世紀後半に水戸藩で活躍した医師であろう。甫庵はこの書の冒頭に、「大君、予に命ずるに山野貧賤の地には医もなく薬もなし。下民病んで臥するときは自ら治するを待ち、治さず者あるいは死し、あるいは廃人となる。これみな非命なり。求め易き単方を集めて是に与え、是を救えと予謹《つつし》みて命を承って、その病、その所に求め易き薬方三九七方編集して、救民妙薬と名付け深山野居の者に之を与う。願わくば済民の一助ならんか」と記している。

この書は文化三年（一八〇六）に『増補救民妙薬集』として改訂が加えられた。これをみると一二九の症状に対して治療法と薬が記されているが、それは素人でも手当てが可能なように、身近な薬材を使っての療法であった。内容をみると、中風から始まり疫病、食傷《しょくしょう》（食中毒）など諸病について素人が引きやすいようにまとめられている。そして「旅立ちする者、胡椒を持つこと」なども記され、最後は食い合わせで終わっていた。治療に関する薬物は主として民間薬であり、そのほとんどは山野で採集できるものや身近にあるものばかりを選んでいる。

これらは、いずれも素人が病気や怪我をしたとき、急場に使うためのもの。医薬の知識がなくても何とか治療の手立てがつくようにとの配慮だった。たとえば吃逆《しゃっくり》の項では「柿蔕《してい》、粉にして用ゆ。煎じ用ゆるもよし」とあり、今日でも利用されるだけに興味深い。しかし反面では「鼠の小便目に入りたるに猫のよだれをさして吉」などと、ナンセンスに近いものもある。それでも当時の人たちにとっては便利だったらしく、版を重ねて普及したそうだ。

『救民妙薬』のヒットは江戸の家庭医学書の起爆剤になったと云えるだろう。享保一四年（一七二九）

には「山野に得やすき薬方を選び、以て僻郷医薬に乏しき者を救済する」と林良適《はやしりょうてき》と丹羽正伯《にわしょうはく》が『普及類方《ふきゅうるいほう》』を編さん、さらに享保一八年（一七三三）には飢饉の際の伝染病や食中毒に備えて一一方の簡便療法をまとめた『救民薬方』が、丹羽正伯と望月三英《もちづきさんえい》の共著で刊行された。同書は天明の飢饉後、一七方を追加して再版されている。

民間療法が盛んになるにつれて、これを普及させる書物も相次いだ。安永八年（一七七九）の『難病妙薬抄』や文化八年（一八一一）の『懐中妙薬集』は、いわば家庭応急手当書であろう。前書の著者は不明だが、後書は宇田川隆重《うだがわたかしげ》という医者。「食物の毒にあたり苦しみ腹張り痛むには苦参《くじん》（マメ科の多年草クララの根からつくる生薬）を水にて煎じ飲めば吐してよし」「腹の痛みには生姜を臍に敷き上に灸すべし」などとある。

多紀元悳《たきもとのり》と元簡《もとやす》の『広恵済急方《こうけいさいきゅうほう》』が発行されたのは寛政元年（一七八九）であった。これは旅先や田舎などで医者がいないときに備えた救急医書。一般人向けに平仮名で記し、入手しやすい薬物で簡単な処方を選び、応急手当法や灸療治、さらに民間療法まで述べている。文化八年（一八一一）には阿部正興《あべまさおき》による『救民薬方録《きゅうみんやくほうろく》』も出た。これは急病や事故傷害に関する簡便療法を集めたもの。咬傷、食中毒、疫病、虫歯、遺尿《いにょう》（尿もれ）などにも及んでいる。

民間薬による治療書としては船越錦海《ふなこしきんかい》の『妙薬奇覧《みょうやくきらん》』も注目されよう。文政一〇年（一八二七）の刊行であった。また天保四年（一八三三）には遠藤義斎《えんどうぎさい》が『救荒便覧《きゅうこうべんらん》』を公にした。享保、天明、天保と続く大飢饉で、その必要から当時は多くの救荒書が発行されている。ほかにも『掌中妙薬集《しょうちゅうみょうやくしゅう》』『経験千方《けいけんせんぽう》』『救民単方』『妙薬手引草《みょうやくてびきぐさ》』などは、庶民向けの簡便な療法を説く書であった。

なぜ江戸のこの時期に、医学書ブームが起こったのだろう。病気を治し、健康を保つことは誰にとっても一番の関心事であった。しかしこの時代は、ある意味で素人と玄人の区別がつきにくく、とくに医薬に関しては専門職が埋没していたのである。医師や薬剤師の職能が法制的に確立していなかったのも一因であろう。だから素人でも関心があれば専門領域まで踏み込めたのである。

また江戸時代は、おいそれと医者にかかれるような庶民は少なかった。だからおのずと自分と家族の身を守るための知識を集めようとする意識が高まってくる。いま政府が啓蒙しているセルフメディケーション運動など、江戸の庶民は先刻、必要に迫られて実践していたのだ。民間療法はこうして広がりをみせる。いまから見れば幼稚で滑稽にさえ映ることも、彼らにとっては一途な思いだったに違いない。

甫庵の『救民妙薬』はその意味で大いに評価される。甫庵がこの書の仕事に着手したのは元禄五年(一六九二)であった。光圀が西山荘に隠棲した翌年のことで、『大日本史』などの編さんと同時に文化事業の一環として庶民がわかる医学書の編さんを命じたと伝えられる。そして一年後、甫庵は『救民妙薬』を脱稿し、三九七種の製薬法を記して光圀に提出したのであった。

ところで光圀だが、白ひげと頭巾姿で諸国を行脚し、お上の横暴から民百姓を救う黄門像が講談や時代劇の題材として人気を呼んでいる。だがこれは全くのフィクション。実際の光圀は日光、鎌倉、金沢八景、房総などしか訪れたことはなく、勿来《なこそ》と熱海を除けば関東の範囲から出た記録はないという。その光圀は元禄一三年（一七〇〇）一二月六日に食道ガンのため七三歳で死去したが、甫庵の没年は全く不明だ。

22 香川修庵《かがわしゅうあん》

自我作古を主張

一六八三—一七五五

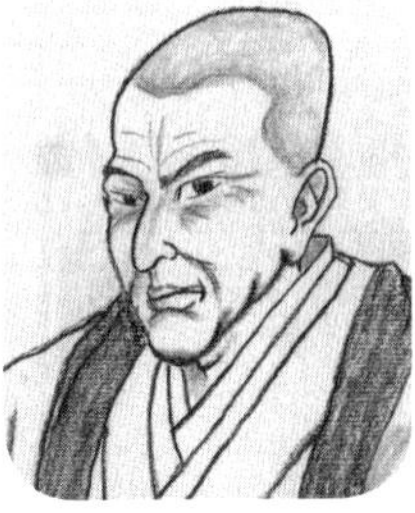

医の根本は儒にあると説いて譲らず、生涯を貫いた医師がいる。江戸期の古方派《こほうは》（陰陽五行説などを重んずる後世派に対して、『傷寒論』への回帰を叫ぶ学派）を代表する一人でもある香川修庵だ。一本堂という堂号はその信念を表したものである。彼は古方のバイブルともいうべき『傷寒論』にさえ疑問を持ち、「古典も自分で活用の方法をつくる」意気に燃えて医業を営んだ。師の後藤艮山《ごとうこんざん》に似て温泉や民間療法にも興味を示し、実際の診療に活かしている。修庵ほど個性の強い医者は珍しい。

修庵は天和三年（一六八三）に播磨国の姫路に生まれた。名は太冲《たいちゅう》、号を修庵と称し、通称を修徳《のぶのり》という。一八歳のとき京都へ出て艮山の門下に入り医学を修めるかたわら、伊藤仁斎にも師事して経書を学んだ。彼は初め医学よりも儒学に興味を覚え、儒者になることを夢見たが、父の遺志に従い医業を志すようになる。艮山のもとで五年の修業を積み、本格的に医学と取り組んだ。

彼は『素問《そもん》』『霊枢《れいすう》』『難経《なんぎょう》』などの医書を読み尽した結果、これでは実際の医療に役立つとは思えぬと考える。そして邪説と決めつけ、「異端邪説でおのれを修め人を治め、たとえ岐伯《ぎはく》、扁鵲《へんじゃく》ほどの名医になろうとも、それはわが望みにあらず」とまで云う。また張仲景《ちょうちゅうけい》の『傷寒論』もなかば認めながら、素問から出ている陰陽者流が混在した妄説も少しはあると唱えた。

つまり『傷寒論』が太陽、陽明、少明、太陰、少陰、厥陰《けついん》に病を分けて論じているのを観念の産物と批判し、信奉するに足る古典や先人は遂に見出し得なかったというのである。この考えは多分に古方派の旗頭ともいうべき艮山の影響を受けたとみられるが、それにしても「自我作古《じがさくこ》」(「我より古《いにしえ》を作《な》す」の意)の文言まで述べたのは艮山門下でも修庵だけであろう。

もともと修庵が医学を志したのは、「聖賢の教えは詰まるところ身を修めることが基本であり、それには無病でいることが肝要である」という考えに基づいていた。彼が医の基盤を儒に求め、王道たる日常の養も、覇道たる万の治も、孔子や孟子の数言の中にあると云い、「聖道と医術はその本一本にして二ならず」と主張、一本堂と号したのである。

修庵の医説・医術の集大成は『一本堂行余医言《いっぽんどうこうよいげん》』であろう。天明八年(一七八八)刊の巻首の目録には全三〇巻とあるが、巻二三以降は未完に終わったらしく、稿本や写本の存在も知られてはいない。

巻一は総論で診候・診断・調剤・治療の原則を述べている。巻二以下は各論となっており、とくに注目されるのは巻五だ。ここでは「癇《かん》」として精神神経疾患を記しているのだが、当時の書としては世界水準にあったと評価されている。

さらに修庵の名を高めた著書は『一本堂薬選《いっぽんどうやくせん》』だ。全四巻から成る薬物学書（本草書）で、実際の臨床価値を尊重し、『傷寒論』や『金匱要略《きんきようりゃく》』に用いられる薬物など計一八〇種類について薬能・鑑定・自説を詳細に述べている。臨床上の有用性は今日でも通用する内容だ。上編と中編は享保一六年（一七三一）、下編は同一九年、続編は元文三年（一七三八）にそれぞれ刊行されている。

延享元年（一七四四）刊の『一本堂医事説約』（全一巻）も修庵の日常処方を集めた書として見落せない。この本には宮成鳳韶《みやなりほうしょう》と菅斐希《すがひき》の序があるが、写本として伝えられた。文化七年（一八一〇）には鈴木良知《すずきりょうち》の序を付した小型本も刊行、家方四剤（順気剤《じゅんきざい》〈気の滞りで起こる痛みや症状を除く薬〉・解毒剤・排毒剤・潤涼剤《じゅんりょうざい》）をはじめ多くの疾患に対する修庵の常用方剤が収録され、末尾には丸散方《がんさんほう》、経験方《けいけんほう》も付してある。

修庵をめぐるエピソードに温泉と熊胆《ゆうたん》があった。但馬国にある城崎《きのさき》温泉は平安時代から知られた名湯で、温泉番付ではライバルの有馬温泉の大関に次ぐ関脇にランクされている。七湯ある外湯めぐりが主体の温泉で、その筆頭を「新湯《あらゆ》」という。ここを訪れた修庵が泉質を絶賛し、海内《かいだい》一（日本一）の意味を込めて「海内第一泉」と呼んだのにあやかり、いまは「一の湯」に改称したそうな。食塩泉で源泉は集中配湯管理施設に集められ、配管で町中に給湯されている。

熊胆はツキノワグマやヒグマなどの胆汁を胆嚢のまま乾燥させた生薬で、漢方では清熱《せいねつ》・解毒・明目《めいもく》・止痙《しけい》の効能を重んじているが、クマ類はワシントン条約の規制対象となり、いまでは入手困難となった。江戸時代は高貴薬としてもてはやされただけに偽物が氾濫し、その鑑別法がいろんな人によって試されている。修庵は『一本堂薬選』で詳しく良否の鑑定を述べており、それが現在も実際に役立っているという話だ。

修庵の師である良山は別項のように「一気留滞説《いっきりゅうたいせつ》」を提唱し、食事療法、灸、熊胆、温泉、懸瀑《けんばく》（滝に打たれる修行）、民間療法など、多岐にわたる治療法を試みている。だから門弟である修庵も影響を受けたのであろうが、とくに熊胆に関しては熱心であった。ちなみに本物の熊胆は生臭さがなく、ひどく苦くて焦げたような香ばしさがあるという。しかし混合物入りのものが多く流通し、蛇胆《じゃたん》や蝮胆《ふくたん》で代用しているのが現状とか。

日本の医学史上、江戸時代を代表する古方派の大家として、後藤良山、香川修庵、松原一閑斎《まつばらいっかんさい》、山脇《やまわき》東洋《とうよう》の名が挙げられている。また修庵、東洋、一閑斎に吉益東洞《よしますとうどう》を加えて「古方四大家」と呼ぶ人もいた。このうち一閑斎だけは、弟子は多かったものの著作を嫌い、「世の人は一知半解にして人を誤ること著し」と、終身一書も著さなかった変り者である。

古方派とはいえ、それぞれに微妙な主張の違いがあることは否めない。むしろ折衷派にふさわしい人も含まれている。実証主義の観点から蘭学の要素も採り入れた漢蘭折衷派の華岡青洲《はなおかせいしゅう》も、当初は古方派に属していた。というわけで厳密に区別することは難しいが、そんな意味で修庵は最も先鋭的な古方派と云えないだろうか。宝暦五年（一七五五）、修庵は播州へ行き、京への帰途、丹波で急逝した。享年七二。

23 白《はく》隠《いん》

一六八五―一七六八

丹田呼吸の養生

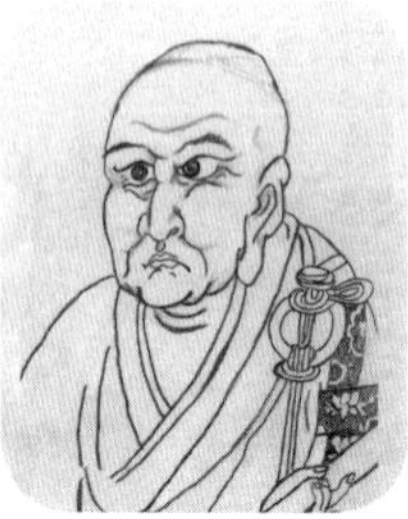

栄西が宋から持ち帰った臨済宗は、足利の末期から徳川の初期にかけて衰退の一途をたどっていた。これを再興したのが白隠である。「駿河には過ぎたるものが二つあり、富士のお山と原の白隠」とうたわれ、禅師の徳を慕って全国から求道者が集まったという。白隠は医学にも明るく、丹田を鍛える健康法『夜船閑話《やせんかんわ》』の著書もある。

白隠は貞享二年（一六八五）に駿河国の浮島原（現在の静岡県沼津市）の長沢家に第五子として生まれた。幼名を岩次郎《いわじろう》といい、四歳の頃から神童ぶりを噂されたが、一二歳で出家したいと親に願い出ている。一五歳のとき遂に親の許しを得て松蔭寺の単嶺祖伝《たんれいそでん》のもとで得度し、慧鶴《えかく》と名づけられた。

二〇歳で母を失い、ひたむきな求道を始めて多くの師を訪ね歩く。信濃国飯山で正受《しょうじゅ》老人と出会ったのが白隠の禅境に一大変化をもたらしたと伝えられている。

正受庵で道を求めること八カ月余、その蘊蓄を極めて松蔭寺に帰ったが、猛烈な禅修業のせいで、いわゆる禅病に冒されてしまう。頭はのぼせ、肺に熱を持ち、両足は冷え、耳は鳴り、肝胆は弱く、幻想が浮かび、腋には冷や汗が滲んで、両眼に涙がたまる、という状態だった。時にある人から山城国の山中に白幽という仙人がいると聞き、その岩窟を探し求めることになる。

ようやく京の山奥へ分け入り、岩を踏み越えて白幽を訪ねると、柔らかな草の上に目を軽く閉じて端然と座っていた。黒い髪が膝まで垂れ下がり、顔は朱のように赤く、大きな布に体を包んでいる。洞窟の広さは二〇平方メートルぐらいで、机の上に『中庸』『老子道徳経』『金剛般若経』が置かれているだけ。白隠は礼を尽くして症状を話し、救済を哀願して教えを乞うことになった。

白隠の著『夜船閑話』は、白幽から授かった養生法の効果とその因縁を記したものである。夜船で乗り合いの人たちが四方山話をするように、気軽に読めるようにと書かれたもの。ところが白幽の存在ははっきりせず、白隠が自らの医学思想を白幽という人物に仮託して述べたのではないか、という説もある。ともかく、白隠の説く健康法は「軟蘇《なんそ》の法」と「内観の秘法」で構成されており、こんな内容だ。

軟蘇の法とは座禅の姿勢になり、鶏卵大の軟蘇（バター様のもの）を頭上に置くことを意識して行う自己暗示法であり、これが上から足の先まで流れ込んでくると想像する。体を潤してくるにつれて内臓の疾患や疼痛が消えるというもので、現代のシュルツの自律訓練法に似ているかもしれない。内観の法とは内観と丹田《たんでん》呼吸法から成り立つ。内観とは妄念を捨てて心を空にし、臍下《せいか》丹田に意識を集中させることで、心理学でいう自分を内面的に考察することではない。

そして大事なのは呼吸法である。東洋医学では呼吸運動に特殊な思考と関心を抱いてきた。呼吸運動だけは不随意筋によって無意識のうちに行い、また随意筋をもって自ら意識的に呼吸運動を行うことができるからである。西洋では呼吸器を解剖学的に肺臓と見るが、東洋では意識的呼吸を「丹田呼吸」と捉えてきた。座禅の静座、インドのヨガなど、すべて丹田であり、それは「道」や「行」の世界でも行われる。

では、丹田とは何か。丹田という内臓器官はどこにもない。それは個人の主体によって内観されるものなのである。白隠は「丹田は臍下三寸」という。丹田とは鍛錬されて初めて認識されるものである。字句で解釈すれば「丹」とは霊薬、「田」とは田畑のことで、苦労して育てた丹田こそが仙薬になる、というのが白隠の健康観であった。

白隠は『夜船閑話』でこんな意味のことを云っている。「おおよそ生命を養い、長寿を保つのに最も肝要なことは、肉体を鍛錬し、強くするのが一番である。肉体を鍛錬するための要点とは、心気を臍下丹田に集中することだ」と。白隠は自らこれを実践して病気と決別できたのである。その体験を七三歳でまとめたのが『夜船閑話』というわけだ。

白隠の唱えた健康法は横臥禅（寝禅）ともいわれて関心を呼んでいる。まず仰向けの姿勢で静かに横たわり、両手足を腰幅に開いて全身の力を抜く。次いで目を閉じ、両下肢を強く伸ばして踏み揃え、丹田呼吸を行う。フーッと体中の息を吐き出す。次に大気を鼻の穴からゆっくりと吸う。深く五秒ほどかけてゆっくり吸い込む。すると大気が肺に満ちて下腹部が大きく広がり、臍下丹田の充実が実感できる。

十分に大気を吸い込んだら一、二秒、息を止めて呼気の動作へ。呼気も吸気と同じように、ゆっくりと数えながら五秒ぐらいかけて鼻の穴から息を吐き出す。吸うときよりも短くなりがちだが、より時間をかける必要がある。この一呼吸に初心者で一〇秒以上かけるようにしたい。鍛錬により一五秒程度を目指す。ゆっくり横臥して丹田呼吸を行うと心身の充実感が得られ、軽い催眠状態が訪れるだろう。

頭寒足熱も白隠の教えである。丹田から下肢の末端にかけて温かくすると、気力が充実し、感情の揺れも起こらない。澄み切った精神状態となり、これを真観清浄観《しんかんしょうじょうかん》という。しかし丹田法によって健康が得られたら仏の道に精進せよ、というのが白隠の眼目であった。それが仏教医学の所以でもあろう。

禅僧としての白隠を語るエピソードに、こんな話もある。村の娘が父なし子を産んだ。父親が相手の名を問い詰めるが頑として話さない。しかし重なる問いに堪え切れず、白隠禅師の子だと云ってしまう。娘の父親は松蔭寺に駆けつけて白隠を面罵した。白隠は云い訳もしないで赤子を受け取ると、村中に貰い乳をして歩いたという。尊敬されていた白隠は一転して破戒坊主とさげすまれ、弟子も信者も離れて行った。

それでも白隠は悠然として貰い乳をして歩き、赤子を親身になって育てたのである。その姿を見て当の娘はたまらなくなり、父親に白状して一緒に詫びに出かけた。繰り返し非礼を詫びる親娘に白隠は「ああ、そうか」と云ったきり、赤子を抱いて返したという。それは慈愛に満ちた仏そのものであったと、後世に伝えられている。

栄西によってもたらされた臨済宗の中興の祖ともいわれる白隠は、明和五年（一七六八）一二月一一日、八三歳で入寂した。墓は静岡県沼津市の松蔭寺にある。白隠は禅画もよくし、好んで釈迦、菩薩、達磨などを描いていた。とくに達磨の絵は有名。松蔭寺にはその多くが保管されており、観賞を希望する人が絶えない。

24 賀《か》川《がわ》玄《げん》悦《えつ》

一七〇〇―一七七七

産科医療の先人

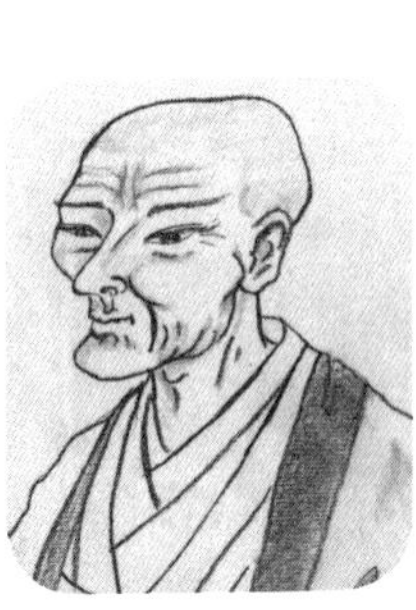

人の誕生は厳粛なものである。だが昔の日本では性に関することが不浄と見做されていた。妊婦は薄暗い小屋とか納戸に閉じ込められてお産をする。それを亭主が明るい座敷で身内と酒を交わしながら待つという風習が、なんの抵抗もなく通用していたのだ。お産に立ち会い、夫婦の命を一つにしたわが子の誕生を見守るような例は、現代でもめったに見られない。

お産は女の大役というが、それはまた大厄でもある。医療が未発達な江戸期には、お産のとき子宮弛緩出血などで死ぬことも稀ではなかった。だから出産を介助する人が必要なわけだが、その役割を担ったのは少数の取上げ婆という人で、産婦人科の領域はかなり遅れていたようである。賀川玄悦が

『産論』を公にしてから初めて産婦人科の道が開けたというのが定説だ。

玄悦は元禄一三年（一七〇〇）、近江国彦根藩の家臣・三浦長富《みうらながとみ》の妾腹に生まれた。名を光森《こうしん》、字を子玄《しげん》という。入籍して庶子となったが、藩則により襲禄の資格がないので母方の姓を名乗った。しかし七歳のとき両親が相次いで死亡して孤児となる。賀川家に引き取られて農業を手伝っていた頃、近在の盲人と往来する間に鍼術のコツを知るようになり、医術に興味を覚えた。

二〇歳のとき本格的な医術を学ぼうと京都へ出たが、彼が身に着けていたのは鍼一本だけだったという。たちまち生活に困り、未知の都大路を流し歩いてようやく飢えを凌いでいた。そんなある夜、隣家の娘が産気づいて乞われるままに駆けつけてみると、難産のため母体も危うい事態に遭遇する。玄悦は産婦の命を救うことを優先し、鍼と道具を用いて人工的に分娩させることに成功した。それはとっさに浮かんだ機転で、まぐれ当たりとも云えるだろう。

按摩、鍼灸の術を行う一方で、古医方の書物も読み漁っていた玄悦が産科医となることを決意したのは、この偶然ともいえる出来事があったからである。助産の術で名が知れると、玄悦の生活も安定し、研究にも熱がこもるようになった。ほとんど独学で臨床を積み重ねた彼は、古い医学的習慣にとらわれず、実践的な産科を切り拓いたのである。鉄製の産科鉗子《かんし》を考案したりして手術の幅を広げ、やがて『産前七十五難産後百二十五難』という長い題名の著書となって実を結ぶ。これは後に『産論』と改題された名著である。

最初の本を出したとき、産科を手がけた老医たちも題名を解しかねて嘲笑した。しかし玄悦がこの書で述べたことは、決して荒唐無稽な論ではない。最も注目したいのは正常胎位の発見であろう。それまで洋の東西を問わず、胎児は子宮内で頭を上に臀部を下に位置しており、陣痛が始まると一回転して頭が下になると考えられていた。それは誤りで、妊娠中期から頭が下になるのが正常であると唱えたのは、日本では玄悦が、外国ではイギリスの産科医ウィリアム・スメリーが初めてである。しかも二人は何の関連もなく、寛延三年（一七五〇）前後に発見したのだ。

さらに玄悦は、妊娠継続は初妊婦で三〇〇日、経産婦で二七五日とし、それまで論じられることもなかった悪阻《おそ》（つわり）が、四五日から五〇日も続いて吐気口渇《ときこうかつ》や酸っぱい果物を欲しがる症状なども詳細に記している。当時の産科はほとんど未開発だったので、玄悦の正常胎位説を杉田玄白も疑ったという。あとでスメリーの『解剖図鑑』を見てようやく納得、「自分が見ていないことで他人を疑ってはならない」と、自戒を込めて『解体新書』に書いている。

玄悦の実証精神は数々の新発見につながり、回生術をはじめ一一種の治療術を開拓した。そして注目したいのは、旧来のお産にまつわる悪習を戒めている点である。たとえば日本独特といわれる腹帯は、きつく腹を締めるから妊婦にも胎児にも有害であることや、慣用されてきた産椅子（当時は椅子に座ってお産をした）も廃すべきと説いている。玄悦はお産だけでなく、乱れた性風俗にも言及し、堕胎の母体に与える害を説いて厳しく戒めた。

当時の隠語で堕胎のことを「水に流す」と云ったが、これは胎児を流す意味である。水に流された胎児を「水子」といい、水子は「見ず子」に通じた。寛文八年（一六六八）の『中条流産科全書』によると、彼らが使う堕胎薬のことを「古血下し」とも「腐り薬」とも呼んでいる。それは水銀を含む鶏卵大の丸薬を産門に押し入れ、胎児を腐らせて引き出す方法であった。母体の損傷も著しく、悶え死ぬ妊婦もいたに違いない。

胡散《うさん》臭い薬も売っていた。「朔日丸《ついたちがん》」といって、月の初めにこれを服用すると、その月は妊娠しないと宣伝されていたもの。「日を呑んで月を流すは恋の闇」という古川柳もあるように、盛り場の売れ筋の薬だったとか。もちろん効果のあるはずもなく、泣かされた女は多いはずだ。貧しい農村などでは妊婦の腹を圧迫したり、生まれてから間引きをされる痛ましい例も記録されている。香月牛山《かつきぎゅうざん》の『小児必用養育草《しょうにひつようそだてぐさ》』を見ても未熟児や障害児を殺すのは、なかば黙認されていたようだ。

問題はそれだけでもない。産婦の医療費は高額で、貧しい庶民を当惑させた事情もある。取上げ婆を呼んで出産できる妊婦はまだ恵まれていた。だから産後の処置が悪くて長患いに苦しんだり、命を落とすことも珍しくはなかったのだろう。そのへんの事情に詳しい玄悦は、貧しい人たちの診療にも応じ、堕胎などを諌めたと、門人の片倉鶴陵《かたくらかくりょう》は述懐している。

とにかく、玄悦は「お産」というものを厳粛に論じ、日本の産科医療の土台を築いた。その功績は計り知れない。玄悦は明和三年（一七六六）、阿波藩に招かれて一〇〇石の禄を受けたが、老齢を理由に間もなく引退した。玄悦の養子・玄迪《げんゆう》が藩医を継ぎ、後に『産論翼《さんろんよく》』（全二巻）を著して明治まで日本の産科をリードしている。

玄悦は安永六年（一七七七）、七七歳の生涯を閉じた。『産論』のほかにも『子玄子産論《しげんしさんろん》』『産科図譜』などの著作を残している。母子を救出するための双全術（胎児と母体を護る術）をめざす賀川流産科を継承した者は、幕末まで二〇〇人を超したという。彼は貧しくて医学塾にも入ることができず、すべて目で確認し、手指で試みた結果しか記録しようとはしなかった。漢文が苦手であったせいかもしれない。

不朽の名著といわれる『産論』も、実は儒者の皆川淇園《みながわきえん》が補筆したものと伝えられる。しかし玄悦が著書の中で何よりも訴えたかったのは、産科医療を体験して生命の尊厳を知ったことではなかったか。玄悦の墓は京都市松尾町の玉樹寺にあり、水原秋桜子の句碑「産論の月光雲をはらひけり」が建っている。

25 吉益東洞《よしますとうどう》 一七〇二—一七七三

万病一毒を主張

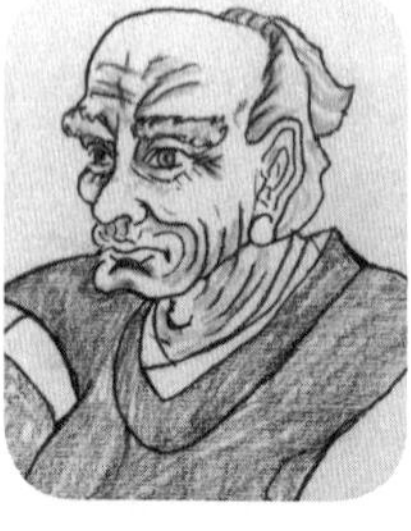

江戸中期の漢方医でありながら、西洋医学にも通じる医術を開拓したのが吉益東洞である。後藤《ごとう》艮山《こんざん》の四天王の一人という説もあるが、彼はむしろ独学に近い英才であった。今夕の飯にも困る貧困の中で、医学への情熱をたぎらせた男。山脇東洋《やまわきとうよう》との出会いがこの男を医学史に残る名医に導いたのであった。人間どこで、どんな幸運に恵まれるかわからない。だから人生は諦めてはならないのかもしれない。

東洞は元禄一五年（一七〇二）、安芸国山口村（現在の広島市）の医師・道庵の長男として出生。名は公言《こうげん》、通称を周助《しゅうすけ》といい、後に東洞と号した。幼少の頃は武士になることを夢見て兵法を学んだり馬術剣槍に興じていたが、一九歳のとき「一城を征する武士よりも天下を癒す医人となるが生き甲斐なり」と悟り、発奮して医師になることを志したという。

古今の医書を読むうちに東洞は、陰陽五行説に無理があることを知り、古方派に触発されて『傷寒論』に傾斜する。そして万病は一毒より発するの考えを自説とするようになった。三七歳のとき大志を抱いて京都へ上り、やがて後藤艮山を知ってその門人となる。しかし東洞の医業は振るわず、妻子と父母を抱えての生活は苦しかった。気位が高くて壮語を吐く彼の性格が敬遠され、医術は実力どおりに評価されなかったらしい。

なのに東洞は貧をいとわず、泰然として医書の中に自適した。見かねた友人が佐倉藩に仕官の話を持ってきたのも拒絶し、「天は道を失わない我を餓死させはしまい」と云い放ったという。そして東洞自ら土人形をつくり、それを売って糧を得るところまで追い込まれていた。五条の少彦名《すくなびこな》の廟に参詣し、その社前で倒れたのを京人形問屋の伊勢屋の主人に助けられ、医道のためと献金を受けたのは東洞が四三歳のときと伝えられる。

こんな話もあった。ある日、東洞が伊勢屋を訪ねると店先が慌ただしい。聞けば長く病床にあった隠居が危篤だという。東洞が得意とする腹部触診を中心に診察し、処方をめぐらしていると、主人が薬箱を開けてみせた。東洞は自分が思う薬が揃っているのに驚き、「見事なお診立てです。ただ石膏を除いた方がよいと思いますが」と云うと、「お診立ては御典医の山脇東洋先生です」という答えが返ってきたとか。

その翌日、東洋が伊勢屋の病室を訪れて一通りの診察を済ませると、調薬の手を止めて考え込んでしまった。このとき主人が東洞のことを思い出して話すと、「石膏を除くとはなるほど」と膝を打たんばかりに感動し、さっそく東洞の家を訪ねたというのである。表には本道の看板があるのに、部屋中に人形づくりの材料が散らばっていた。そんな中で二人の話は石膏のことから『傷寒論』にまで及び、時の経つのも忘れて語り合ったという。

東洞が医業と学問の進展の曲がり角になった山脇東洋との出会いは四四歳のときである。互いに医術を語り、処方を論じたが、東洋は東洞の識見と古医方の深奥に達しているのに敬服し、有能な人材として各方面に推薦の労を執った。東洞は新しい研究舞台に出入りし、その論は一躍注目されるようになる。医業も急に忙しくなり、慕い寄る門人も増えたので、一年後には東洞院《とうどういん》街に居宅と塾堂を移した。東洞の号はこの地名にあやかるものである。

有名な「万病一毒説」を発表したのは彼が四五歳のときであった。東洞の医論は壮観でさえある。彼は宋・元の後世医学を排斥して漢の古方に帰れと説くばかりでなく、漢の古方の医説さえ批判して、「医の術は方のみ、方に古今なし。ただ証に随って方を運用し、証が去って病が治ればそれでよし」と云い、病因や病名にはこだわらない説を展開した。つまり万病は唯一毒であると主張したのである。

そしてその毒は、腹壁に表れる具体的で触診可能なものと捉えたのだ。東洞の基本的な診療指針は

「腹は生あるの本、故に百病ここに根ざす。これを以て病と診するには必ずその腹を窺う」というのが特徴である。だから望・聞・問・切といわれる漢方の診断手順の中でも、とくに腹診を重視した。腹診に特化した東洞流は、脈診を中心に経験医方を継承してきた中国医学との決別を意味するものであろう。

東洞は『傷寒論』さえ独特な方法で読み変えている。たとえば小柴胡湯《しょうさいことう》は少陽病期に用いる処方と『傷寒論』にあるが、東洞は病期に関係なく、自身の治療経験から小柴胡湯の使用目標を胸脇苦満《きょうきょうくまん》にあるとした。つまり東洞は治療体系としての『傷寒論』の指示を無視して、あくまで個々の薬効の視点から対処したのである。理屈よりも治病が先決という東洞流医術は、古方派に支持され大きな影響を与えた。

彼が「万病一毒説」を唱えてから医業も塾も盛況を極めている。しかし東洞は理屈を云う者を嫌った。口で百病を語っても実際に治すことができなければ何もならない。「理屈には実際に即した基準がなく、病気には動かし難い証がある。だから理屈で病気を説く者には実際の病気を治すことなどできるはずはない」と述べている。「万病は唯一毒、衆薬はみな毒物なり。毒を以て毒を攻む。毒去って体佳なり」の思想は一貫していた。毒を制するためならば強い作用の峻剤も用いる攻撃的な治療を行っている。漢方というよりも西洋医学に通じるような話ではないか。

このような考え方は古今東西に例がなかった。しかも彼は、この自説を実践して奇跡的な効果を挙げている。中国の医術にはない「腹診」を開発し、「気」の流れと虚実の判断を可能にすることで随証療法の精度を高めたことは大きな功績であった。日本独自の漢方は東洞によって創始されたと云っても過言ではあるまい。東洞の説はその長男・南涯《なんがい》によって「気血水《きけっすい》」の考えが付加され、「経験を基礎にし事実に即した医学」の確立を目指したのであった。

日本の医学史に異彩を放つ東洞の晩年は、妻と四男一女に囲まれて安らかに過ごしたと伝えられる。しかし著作に励んだのも臨床を離れてからであった。『類聚方《るいじゅほう》』と『方極《ほうきょく》』は『傷寒論』や『金匱《きんき》要略《ようりゃく》』の中から主な薬方を選び、陰陽五行説などの素養がなくても使用できるように解説したもの。『薬徴《やくちょう》』は東洞が最も力を注いだ書で、彼の哲学観が凝縮されている。安永二年（一七七三）、東洞は静かに他界した。享年七一。京都の東福寺荘厳院に眠っている。

26 山脇東洋《やまわきとうよう》

一七〇五―一七六二

近代解剖学の祖

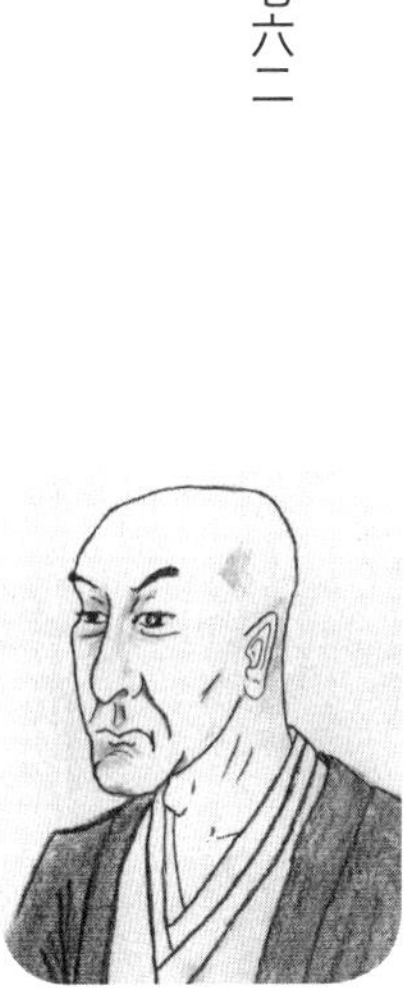

わが国初の人体解剖書『蔵志《ぞうし》』をまとめた山脇東洋の名は、医学史上に燦然と輝いている。彼は古方派医術に科学的なスポットを当てた功労者であり、また仁医平等の精神を貫き通した。幕府医官になっても革新的な姿勢を崩さず、後学の指導も熱心で、多くの人々から慕われた江戸時代の医学者である。

東洋は宝永二年（一七〇五）一二月一八日、丹波亀山の医家・清水立安《しみずりゅうあん》の子として生まれた。幼い頃から学問に長じており、十代で医学を志したという。立安の師である京都の医師・山脇玄修に乞われて東洋が養子に迎えられたのは享保一一年（一七二六）、二一歳のときであった。玄修は法眼《ほうげん》（奥医師の位。法印の次）の由緒ある家系で、東洋は立安と玄修の実父と養父の医風を受け継いだことになろう。

二二歳で山脇の家督を継いだ東洋は、翌年に早くも法眼に任じられるほどのスピード出世であった。それも古方派の後藤艮山《ごとうこんざん》に学んで一層の磨きをかけた賜物といわれる。一本立ちしてからも東洋は艮山の門に出入りし、『傷寒論』についての研究を続けた。『傷寒論』は後漢の張仲景《ちょうちゅうけい》が著した名著で、熱性疾病の治療法を説いたもの。唐方医学の金科玉条とされていたが、古方派以外の医師からは疎外されがちだった。

実証的な考えを重視する艮山は古方派の推進役を果たしており、東洋はそんな艮山を師とすることに誇りを感じていた。さらに導入され始めていたオランダ医学にも大きな関心を示していたという。そしてある日、東洋は艮山を訪ねると、こんな質問を浴びせている。「古来、人体には五臓六腑があるといわれますが、果たしてあるのか。この目で確かめる方法はないものでしょうか」と。

五臓六腑とは肺臓、心臓、脾臓、肝臓、腎臓の五臓と、大腸、小腸、胃、胆、三焦《さんしょう》、膀胱の六腑のこと。それが体内にあるということを疑うのは医学そのものの否定につながる。東洋は艮山がどう答えるかを恐れたが、彼の眼は慈愛に満ちていた。「それはよい心がけだが、大宝律令以後、人体を解くことは禁じられているのじゃ」と、いかにも残念そうな表情を浮かべる。

このとき艮山は、東洋に代案を提示した。「川獺《かわうそ》の臓腑は人間のものと似ているそうだから、その解剖から始めてみてはどうじゃな」と。東洋は新たな期待を抱いて帰り、門人を四方へ走らせて川魚を捕る漁夫たちに川獺の捕獲を頼みこませた。数日後、体長七〇センチほどの川獺が捕れたという知らせを受け、さっそく解剖にとりかかる。しかし東洋には疑問が残った。

人体には大腸と小腸があるのに、川獺ではそれがはっきりしない。東洋が何匹かの川獺について追試したが、疑問を解くことはできなかった。そして享保一八年（一七三三）の秋、東洋はかけがえのない良山を失うのである。さらに一一年間も連れ添った妻が病没し、東洋は嘆き悲しんだ。悲しみの中にも研鑽を怠らず、有名な『外台秘要方《がいだいひようほう》』を翻刻したのは彼が四二歳のときである。

この書は唐の医学書で六千余の処方を収録した貴重な文献であり、東洋が自費で刊行したものだった。延享三年（一七四六）、東洋は京都を出立して江戸に向かい、九代将軍・家重に『外台秘要方』を献上している。医師としての東洋はまさに充実の時期を迎えていたが、三年後に阿波藩の家老の姉を後妻に迎えてからは家庭的に恵まれなかったという。その妻との間に二児を得たが、再婚後七年で離婚している。

東洋にとって疎ましい妻と別れ、嗣子が成長して家督を継ぐようになったときが、医学に専念する機会の到来であった。医学の分野での実証主義を貫くため、人体解剖を行って五臓六腑説を確かめたいと、寝ても覚めても思い焦がれるようになる。宿願が達せられたのは宝暦四年（一七五四）の冬であった。

京都六角の獄舎で斬首刑の五人に立ち会えるようになったのである。といっても、当時の腑分け（解剖）は医者が直接メスをふるうのではなく、雑役の手にした刀で体を開かせ、刃先に現れる臓器を丹念にメモするだけの方式であった。胸部が開かれると肋骨が出てくる。食道の後ろに隠れるようにして気管が確認された。刀は腹部へ移る。骨格から臓器がさらけ出されると、さすがの雑役たちも青ざめて、しきりに唾を吐いた。

日本初の人体解剖は、前例がないせいで時間が制限され、その所見は四葉の解剖図を添えた『蔵志』の著書となって残っている。刑死体は斬首されたものだから脊椎骨は実際の数よりも少ないなど誤りもあるが、日本の医学に新しい目を向けさせるきっかけになったことは否めない。とくに教条的な漢方医に与えた衝撃は強かった。

なのに、東洋の功績に対して、「医は仁術なり。刑囚といえども切開しては残酷。疾医の道は毒の所在に従ってこれに施薬し、これに点灸するだけで足りる。何ぞ臓腑骨皮の類による要があろう」と、吉益東洞《よしますとうどう》らの古方派の仲間たちからさえ非難の声があったという。

だが、東洋は少しもひるまず、宝暦八年に再び獄中で男子の刑死体を解剖し、「千載の一遇、絶学一生の大業なり」と、不動の信念を唱えている。そして同年、東洋の門人・栗山孝庵《くりやまこうあん》が長州の萩で二回目の解剖を行い、さらに翌年には田英仙《でんえいせん》が刀を握り、医師自身による初の解剖も行われた。

東洋の腑分けは医学界に甚大な影響を与え、江戸では前野良沢や杉田玄白らが、より正確性の高いオランダ医学書の翻訳に着手、『解体新書』の道を拓くことになるのである。東洋は宝暦一二年（一七六二）にも刑死体を解剖したが、それから間もない同年の八月六日、卒然と世を去った。享年五七。『養寿院医則』や『蔵志』のほか多数の文集も残している。

知られざる東洋の功績として、娼妓への施療も見逃せない。それまで幕府の医官は娼妓を診ることなど忌避するのが当然とされていたが、東洋はその風習に異議を唱え、是正するよう幕府に建議している。返報を覚悟しての行為だったのに、何もなく、偏見は改められたのであった。

27 三浦梅園《みうらばいえん》 一七二三―一七八九

硬質な養生訓も

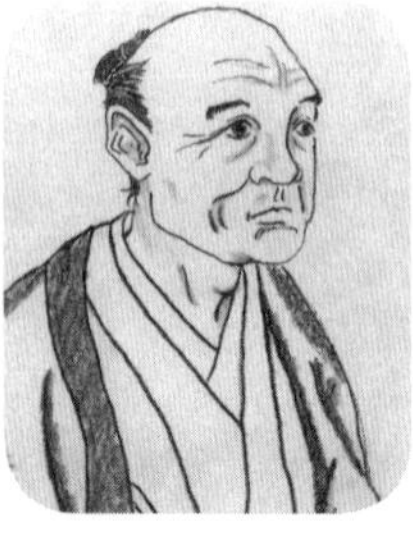

江戸期の医師には博物学者や思想家を兼ねたような人が少なくはない。中国医学の導入に際して教養書もたくさん輸入されたから、関連して学んだことがその理由であろう。三浦梅園の医術も「気の哲学」に基づくものであった。一元気陰陽論《いちげんきいんようろん》を条理の学にまとめ上げた彼の学説は、非常に難解である。わたしに彼の医論を理解することはできない。

しかし、梅園の『養生訓』は実にわかりやすい。養生訓といえば貝原益軒の著書があまりに有名だが、梅園の養生訓も質的には決して遜色はない。益軒のように下世話な分野まで論及はしていないが、この書は一読の価値ありとお勧めしたい。硬骨の医師の死生観が浮き彫りにされていて、読後に快い感銘を覚えることだろう。

梅園は享保八年（一七二三）、国東《くにさき》半島の中央部にある富永村（現在の大分県国東市）の医師・義一《ぎいち》の二男として出生。名は晋《すすむ》、字は安貞《あんてい》で梅園と号した。兄が夭折したので医を継ぐことを期待され、父から医術の指導を受けたほか、杵築《きつき》藩の儒者・綾部安正に詩と倫理学説を、中津藩の儒者・藤田《ふじた》敬所《けいしょ》からは「自足」を学んだという。自足とは自分の分に安んずることである。

二五歳のとき玖珠《くす》の藩主に招かれたが、梅園は天賦の才を活かすことのできる場に留まることを理由に謝絶し、ひたすら郷里を離れることなく思索にふけり、書に親しんだ。とくに梅園は陶弘景《とうこうけい》の人となりと学識を慕ったと伝えられる。弘景は梁代の医師で道家でもあり、『神農本草経集注《しんのうほんぞうけいしゅうちゅう》』を著し、本草史に大きな足跡を残した人。度重なる武帝の招きにも応じないで、山水を友とする世界に生きたという。

梅園は生涯に三度だけ旅行を試みている。最初の旅は二三歳のときの長崎行きだった。そこで西洋天文学を知り、精密さに驚かされながらも「気に観るあり、天地に条理あるを知る」と、生涯をかけての大著『玄語《げんご》』『贅語《ぜいご》』『敢語《かんご》』に取り組むきっかけとなったのである。

『玄語』は完成するのに二三年間も費やした。二度目の旅行は伊勢参宮で、彼が二八歳のとき。そして三度目は再び長崎を目指し、五六歳のときである。このとき梅園はオランダ通詞・吉雄耕牛《よしおこうぎゅう》を訪ね、西洋の事物についての知識を吸収した。

それは寒暖計、地球儀、望遠鏡、見微鏡（顕微鏡のこと）からワインやウイスキーにまで及び、これらを手にしたときの実感を『帰山録草稿《きざんろくそうこう》』に書いている。とくに見微鏡には驚いたらしく、「これにて見るに人の毛はひらみあり。小児の毛髪は中一条すく、けだものの毛はまるし」などと記してあった。

梅園の医論は『贅語《ぜいご》』の中に詳しい。その中の「身生帙《みしょうちつ》」は梅園の哲学でもあろう。「身生」とは身体と生命を指す。そして万物を生成させるのは気であり、人間もその原理のもとにある、というもの。さらに「気には精神活動を司る神気と、人体を精製する本気がある」と唱えるのだ。梅園は伝統医学の経脈や経絡の用語を否定して、自分の云う経脈とは『解体新書』で説かれた動脈、血脈（静脈）のことであると述べている。つまり梅園のいう経は動脈であり、それは気の通路でもあった。

有名な梅園の著書に『造物余譚《ぞうぶつよだん》』もある。ここには根来東叔《ねごろとうしゅく》の『人身連骨真形図《じんしんれんこつしんけいず》』の解説や、栗山孝庵《くりやまこうあん》が師の山脇東洋に送った解剖報告書があり、麻田剛立《あさだごうりゅう》が動物解剖の記録を梅園に送った四通の書簡も収載してあった。東叔は奈良の医師だが、享保一七年（一七三二）に火刑に処せられた二人の骨格を詳しく観察して『人身連骨真形図』を著したのである。山脇東洋の死体解剖より二二年も早かったわけだ。

ところで、わたしが梅園をこの列伝の一人に選んだ理由は、彼の『養生訓』に惹かれたからである。杵築の素封家が代々短命であることを気に病んで、養生の道を梅園に相談したのが執筆のきっかけであったとか。平易な和文で書かれており、益軒の訓話とは一味違うのが興味深い。梅園が五六歳のとき、安永七年（一七七八）の刊行であった。

「人の気は常に動くを好み、人の身は常に静なるを好めり。動くを好む者には静なるを以て養い、静なるを好むには常に労を用ゆ。これ養生の道なり」――このセンテンスだけで、梅園流養生訓の全貌に触れた思いがするのは、わたしだけであろうか。古今東西、いろんな健康法が説かれているが、煎じ詰めてみると、この一文に尽きると思うのである。

梅園流に表現するならば、天に則り人道を行い、条理に基づくことが大切ということであろう。「心を養うには安静、身体を養うには肉体的労苦」と、陰陽の静動の考え方から説いた梅園の養生訓は、実に味わい深い。梅園は双渓の水に養われ、双山の雲に包まれて、ひたすら天地の真理を究明し続けた。寛政元年（一七八九）、六六歳で永眠。後世の人々は彼を「豊後聖人」と崇め、郷里の国東市安岐町に三浦梅園遺墨館を建てて顕彰している。

28 前《まえ》野《の》良《りょう》沢《たく》

名より実の学者

一七二三―一八〇三

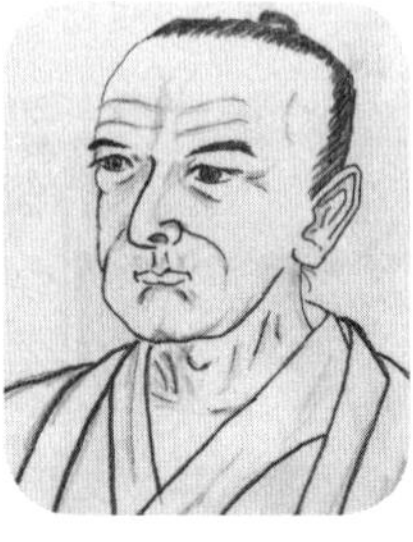

医学史上に燦然と輝く『解体新書』の訳者は、杉田玄白とされている。しかしその序文では、通詞兼医師でもある吉雄幸左衛門《よしおこうざえもん》（耕牛）が前野良沢と杉田玄白の偉業と賞賛しているではないか。賛辞がありながら本文の訳者名に良沢の名がないのはなぜだろう。その不可解さを探ってみると、良沢と玄白の対照的な生きざまが浮かび上がってくる。

良沢は享保八年（一七二三）、筑前藩の江戸詰藩士・谷口新介の子として江戸牛込に生まれた。名を熹《よみす》、字を子悦《しえつ》、号を楽山《らくざん》という。幼くして父に死別し、母も彼を捨てたため孤児となり、母方の伯父で淀藩の医師・宮田全沢《みやたぜんたく》に引き取られて育っている。全沢は『医学知津』という書を著すほど博学ではあったが、奇人で気性が激しく、良沢はその訓育の感化を受けた。やがて彼は全沢の妻の実家で中津藩の医師・前野東元《まえのとうげん》の養子となり、吉益東洞《よしますとうどう》に古医方を学んだ。

しかし良沢が憧れたのは蘭学である。そのためにはオランダ語から研鑽しなければならない。当時はまだオランダ医学も幼稚なものであったが、手術技法などは漢方主流のわが国の水準をはるかに超えていた。明和三年（一七六六）のこと、オランダ商館長の一行が江戸は本石町の長崎屋に逗留していると聞いた良沢は、オランダ語を習いたい一心で大通詞の西善三郎《にしぜんざぶろう》に会うが、良沢の願いは実現しなかった。

それでも良沢は決意を固めて青木昆陽《あおきこんよう》の門を叩き、明和七年（一七七〇）には藩主の参勤交代で中津に下向した際、長崎へ留学することに。そして翌年、良沢は杉田玄白とその友人の中川淳庵《なかがわじゅんあん》の三人で、運命的な腑分《ふわ》けを見学する機会に恵まれたのである。良沢は懐中に小さな洋書をしのばせて千住小塚原に急ぐ。その書は長崎で入手したドイツ人クルムスによるオランダ語訳の『ターヘル・アナトミア』という解剖書であった。

明和八年（一七七一）三月四日、かすかに春の緑が萌え出ているが、小塚原刑場は荒涼としていた。三人が指定された小舎の前に行くと、処刑された遺体が蓆《むしろ》に覆われて横たわっている。死体は五〇歳ほどの婦人で、腑分けをするのは雑役の老人だった。老人が刀を手にして蓆を開くと、首のない遺体は肩から腹のあたりまで血にまみれ、白髪の頭部がそばに転がっているという凄惨さ。

やがて老人が刃先を胸に突き立てると素早く胸を開き、腹部を露出させた。「これが肺、これが心臓」と、老人は得意げに話す。良沢らは吸い込まれるように目を凝らした。腑分けは刑場の雑役夫に限られ、まだ医師によることは許されない。それを残念に思いながらも良沢らは、所持した書物の内容と遺体の臓器が全く同じであることに大きな感動を覚えていた。

中国伝来の五臓六腑説に誤りがある点は、すでに一七年前の宝暦四年、山脇東洋が本邦初の腑分けを実現し、『蔵志』にまとめて明らかにしているが、まさにそのことを証明できたのである。感動は玄白にも淳庵にも伝わっていた。帰りの道すがら玄白が、オランダ語の解剖書を翻訳しようと提案すると、良沢に異論のあろうはずもなく、こうして『ターヘル・アナトミア』の歴史的な翻訳が始まったのである。

時に良沢は四九歳、玄白三九歳、淳庵三二歳であった。オランダ語に関しては玄白も淳庵もほとんど理解できず、予備知識のある良沢がリーダーの役割を果たすことになる。作業が進むにつれて幕府の奥医師・桂川甫周《かつらがわほしゅう》や藩医の石川玄常《いしかわげんじょう》、桐山正哲《きりやませいてつ》らも加わり、ほかにも続々と参加したが、多くは根気負けして脱落したという。そして刊行を急ぐ玄白と、丹念な翻訳を目指す良沢との間に、微妙なわだかまりがみられるようになった。

玄白が良沢の反対を押し切って『解体約図』を刊行したのは『ターヘル・アナトミア』の翻訳を共同で始めてから一年一〇カ月後である。それは『ターヘル・アナトミア』の解剖図に簡単な解説をつけただけのもので、完訳を主張する良沢は同調せず、著者には玄白と淳庵の名しかない。玄白のそうした行為に良沢は、学者らしからぬ俗物臭を感じとったことだろう。

安永三年（一七七四）八月、『ターヘル・アナトミア』は三年四カ月を費やして翻訳書『解体新書』としてデビューした。本文四冊、序と図を併せて五冊の木版で、返り点、送り仮名のついた漢文で綴られている。しかし各巻の冒頭に事業に参加した者として杉田玄白、中川淳庵、石川玄常、桂川甫周の四名の名があるだけで、翻訳の指導者ともいうべき前野良沢の名がない。序文には良沢と玄白への賛辞があるのにだ。

それは不可解なことであった。医学界の周辺でもその謎めいたことが話題となり、詮索する動きもあったという。真相はどうやら刊行を急ぐ玄白に、まだ不完全な訳書であると主張した良沢が、自ら身を引き、『解体新書』の訳者は杉田玄白だけとなったらしい。学者肌の良沢と実業家はだしの玄白の性格が、よく表れているではないか。

自分の名を公にすることを辞退した良沢は、華々しい反響に関わりなく書斎に閉じこもった。『解体新書』後もオランダ語の研究に没頭し、訳書の量も増えたが、名利をいやしんで刊行すらしなかったと伝えられる。『和蘭訳筌《おらんだやくせん》』『蘭語随筆』も後年になって陽の目を見たものだ。

良沢の研究は医学から天文学、暦学、地理などにも及んでいる。良沢の数少ない弟子は司馬江漢《しばこうかん》や大槻玄沢《おおつきげんたく》ぐらいであろうか。後年、良沢は「蘭化」と号しているが、これは藩主の奥平昌鹿《おくだいらまさしか》から「良沢は蘭学の化け物だ」と賞賛されたことにちなむ号だという。蘭学の普及に良沢の果たした地道な功績は、あまりにも大きい。

良沢の晩年は貧しく淋しかった。長男と妻が相次いで死去し、次女の嫁ぎ先である幕府の医官・小島春庵《こじましゅんあん》に引き取られている。その家は玄白の屋敷の近くにあった。そして良沢は享和三年(一八〇三)一〇月一七日、八〇歳で病没する。その葬儀にも玄白の姿はなかったとか。良沢の遺体は下谷の慶安寺に葬られたが、現在は杉並の高円寺に小さな墓碑が残っている。

29 吉雄耕牛《よしおこうぎゅう》 一七二四—一八〇〇

紅毛外科を開発

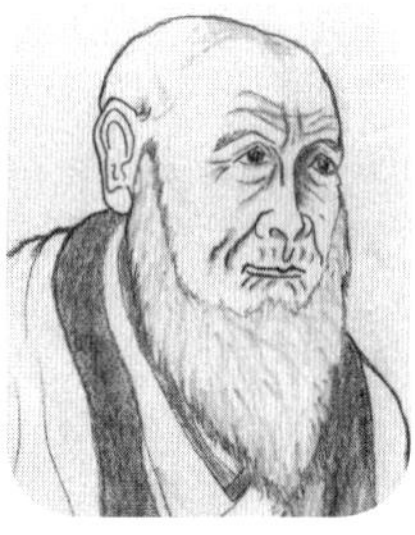

江戸時代中期のオランダ通詞で、紅毛外科《こうもうげか》の一派を成した男がいる。長崎で生まれ育っただけあって、蘭方オンリーの稀有な医者だ。吉雄耕牛である。かの有名な『解体新書』に序文を寄せたほどだから、前野良沢や杉田玄白の師でもあった。蘭学を志して長崎に留学した学徒の多くが、まずは彼の門を叩いたことでも知られている。

耕牛は享保九年（一七二四）、藤三郎の長男として長崎に生まれた。名を永章《えいしょう》といい、通称を定次郎《ていじろう》、後に幸左衛門《こうざえもん》と呼ばれ、号を耕牛または養浩斎《ようこうさい》ともいう。吉雄家は代々オランダ通詞を務めた家柄だけに、耕牛も幼い頃からオランダ商館に出入りしてオランダ語に親しみ、一四歳で稽古通詞となる。

寛延元年（一七四八）には二五歳の若さで大通詞となり、オランダ商館長が江戸参府のときは江戸番通詞として随行した。また彼は通詞のかたわら、商館付の医師やオランダ語訳の医書から外科医術を学んでいる。とくにバウエルやリンネの高弟ツンベルクとは親交を結び、当時わが国で流行していた梅毒の治療法として水銀療法を学びとり、実際に診療に応用した。梅毒が日本に上陸したのは一五世紀頃といわれ、その発疹が楊梅《ようばい》の実に似ていることから梅毒の名がついたという。当時は「瘡毒」またはは「かさ」などと呼ばれた。

江戸時代は梅毒に限らず、伝染病はほとんど治療法がないのが実態であったと云える。このためか疱瘡などと違って死亡率の低い梅毒は、むしろ病と気楽に向き合うという気持ちさえあったようだ。吉原などでは、梅毒に罹ると自然に流産や死産が多くなったり、妊娠しにくくなるため、「鳥屋につく」ことで一人前の遊女扱いされたとか。この病に罹ると毛髪が抜け落ちるが、その様子が鷹の毛替わりの時期に似ているところから「鳥屋につく」と云われたもの。

いずれにしても感染経路が性行為だけに、流行はとめどなかった。梅毒の薬として用いられたのは山帰来《さんきらい》ぐらいで、ほとんど効果はなく、享保一〇年（一七二五）には中国から水銀療法が伝わるが、匙加減が難しいとしてあまり普及はしていない。スウェーデン人医師ツンベルクが水銀療法を指導したのは安永四年（一七七五）だから、耕牛の臨床応用は画期的だったと云えるだろう。

しかし、水銀には恐ろしい中毒がつきものである。耕牛は中毒の副作用を防ぐことに苦心した。梅毒は俗に「三週三カ月三年」といわれ、感染以後の期間によって多様な症状が現れる。同じ病気でありながら個人差があるのも特徴だ。運よく第二期で症状が止まることもあるが、三期に進むと容貌も崩れるので、遊女らは追い出されることに。四期は末期症状で脊髄麻痺、痴呆、言語・視覚障害から廃人への道をたどる。

江戸時代の梅毒感染率はどの程度だったのか。これを人骨から病気の痕跡を読みとる「古病理学」の手法で解析した人がいる。それによると骨梅毒の罹患率は男女とも約三％だった。ただし骨にまで症状が出るのは重篤患者なので、実際にはこの数倍も感染していた（谷畑美帆）と推測されている。杉田玄白が自分のところに来る患者の七、八割が梅毒で治りにくいと嘆いているが、耕牛も惨憺たる思いをしたに違いない。

耕牛は整骨術にもすぐれており、整形外科術の達人でもあった。オランダ語に強い彼は先んじて医書に触れ、直に商館医とも話すことができるので、常に最新の西洋知識を持つことが可能だったのである。耕牛が創始した吉雄流紅毛外科は楢林鎮山《ならばやしちんざん》の楢林流と双璧を成す西洋医術として広まった。彼は成秀館という私塾を設けて門弟を受け入れている。長崎留学では真っ先に耕牛の門を叩く若者が増え、塾の入門登録は六〇〇人に達したという。

耕牛宅の二階にはオランダから輸入した家具や調度品でコーディネートされた「オランダ座敷」があり、日本では初の洋風の部屋として話題をまいたとか。庭園にはオランダ渡りの植物が植えられ、長崎の名所となったほどである。西洋暦の正月には、ここでオランダ正月の宴が催された。当時の名だたる蘭学者の青木昆陽、野呂元丈《のろげんじょう》、大槻玄沢、三浦梅園、平賀源内、林子平、司馬江漢らは、ことごとく耕牛と交わっていた。長崎サロンといった趣である。

とくに、耕牛に心酔していた門人は前野良沢と杉田玄白であろう。二人が携わった『ターヘル・アナトミア』の翻訳書である『解体新書』には原稿の段階で目を通し、耕牛は序文まで寄せて心から両者の労苦をねぎらっている。にもかかわらず、同書の翻訳者名に中心的な役割を果たした良沢の名はなかった。刊行を急ぐ玄白と、完訳を期す良沢との意見が合わず、せっかくの快挙に汚点を残したことは耕牛ならずとも悔やまれるだろう。

耕牛は医書だけでなく、オランダ語の宗教、科学、経済書なども自由に読みこなした。それだけ見識も広かったわけで、昆陽、元丈、良沢など、自分よりも年上の弟子が何人もいる。多くの人に慕われた耕牛ではあったが、寛政二年（一七九〇）、樟脳の輸出に関わる誤訳事件に連座して、蘭語通詞目付の役職を解かれ、五年間の蟄居処分を受けた。復帰後には蛮学指南役に就いている。

晩年の耕牛は通詞を廃業し、髪を剃って吉雄流紅毛外科の開発と子弟の養成に専心した。主な著書に『吉雄流外科』『紅毛秘事記《こうもうひじき》』『因液発備』などがある。因液は小便の検査法を述べたもので、診察に尿の検査を加えたのは日本では初めてのことだという。寛政一二年（一八〇〇）八月、耕牛は長崎・江戸町の自宅で病没。七六年の生涯を閉じた。

30 小野蘭山《おのらんざん》

一七二九—一八一〇

本草学の先駆者

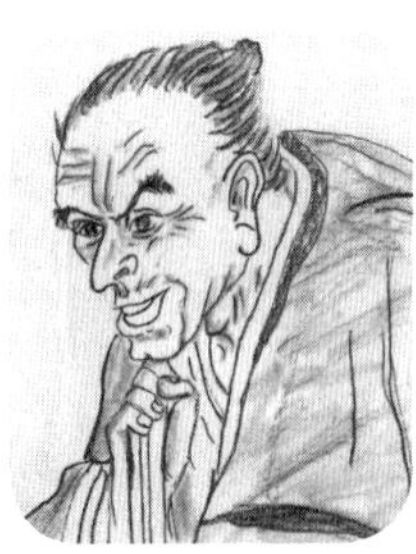

天然物を薬として利用する知恵に目覚めた人類は、その大半を植物に求めた。それは『神農本草経』や『本草綱目』などの漢書によって明らかである。本草は薬を意味した。漢方医学はその本草を自在に操作することにより薬効を引き出す医術であったと云える。つまり本草は医術の基礎を支えたのだ。

その本草を学として成立させたのが小野蘭山である。彼はほとんど独学で、だからこそ実証的な手法だけを頼りに、『本草綱目』を補足して日本的な本草学の基礎を築いた。彼のまいた種は漢方医療に貢献したばかりでなく、後世の薬学という医療のジャンルまで築く土台となったのである。その地道な足跡を見落とすことはできない。

蘭山は享保一四年（一七二九）八月二一日、小野職茂《おのもとしげ》の二男として京都に生まれた。名は職博《もとひろ》、字を以文《いぶん》、通称を喜内《きない》といい、蘭山《らんざん》と号している。幼い頃から記憶力がよく、一度聞いたら忘れない特性の持ち主だったという。一六歳のとき松岡玄達《まつおかげんたつ》（恕庵《じょあん》）に入門して本草学を学ぶ。だが二年余にして玄達が死亡したため、以後はやむなく独立して本草学と取り組むことになった。

やがて蘭山は強い疑問に突き当たる。それまでの本草学は中国から伝えられた李時珍の『本草綱目』を金科玉条としていたが、日本に固有の生薬となる動植物もあるはず。その身近なものを知らない本草学なんて、単なる文献学ではないか、と気づいたのである。蘭山は積極的に山や森に分け入り、野原を駆けめぐって日本の本草学づくりに奔走した。

努力の甲斐あって、二五歳のときには河原町に私塾・衆芳軒《しゅうほうけん》を開き、多くの門人を抱えている。しかし天明八年（一七八八）の大火で衆芳軒は焼失し、蘭山も吉田立仙《よしだりっせん》の家に避難、やがて衆芳軒を丸太町に移転して塾生に講義を続けた。

寛政一一年（一七九九）に蘭山は幕府に招かれて江戸へ出る。七一歳になっていた。彼は医学館の教授として本草学を講じたが、それだけでは植物採集もできずに不本意なので、幕府に願い出て薬草探検の旅へ出ることになる。享和元年頃から六年間ほど、彼は関東は云うに及ばず、駿河、信濃、伊勢、紀伊の諸国の山野を踏破した。一カ月から三カ月ほど採集し、ひとまず帰館しては品目を選別整理してからまた出かけたと伝えられる。

蘭山の薬草探査の足跡は深山幽谷に及んだ。それにしても老齢を顧みない彼の不屈の姿に、人々は「地仙」と呼んで敬愛の念を示したとか。蘭山が寸暇を惜しんで取り組んだ著作は『本草綱目啓蒙《ほんぞうこうもくけいもう》』である。門人の岡村春益《おかむらしゅんえき》と孫の職孝《もとたか》に口述し、克明微細に筆録させて自ら補訂を加えた。

こうして享和三年（一八〇三）に完成したのが『本草綱目啓蒙』（全四八巻）である。さらに服部《はっとり》雪斎《せっさい》、阪本純沢《さかもとじゅんたく》の画を井口望之《いぐちもちゆき》が編集した『本草綱目啓蒙図譜』も嘉永二年（一八四九）に刊行された。『本草綱目啓蒙』は日本最大の本草学書として評価され、後にこの書を手にしたシーボルトは蘭山を「日本のリンネ」と讃えている。

また名医の声が高い多紀元簡《たきもとやす》も「わが国本草の学、この書に至り大成した。まことに医家必要の偉宝である。老国手といえども本書に資を借りなければなるまい。啓蒙の意、本書においてその真実を知る」とまで語ったという。この書に収録した薬草は実に一八八二種類を数えた。

ちなみに、この書の源流をたどれば、明の学者・李時珍《りじちん》が一五六八年に著した『本草綱目』にたどり着く。全五二巻から成り、植物一一九三、動物三四〇、鉱物三五七、計一八九〇種類の生薬が収められている。わが国には慶長一二年（一六〇七）林羅山によって紹介され、世界的にも注目されて「東方医学の巨典」と評された。日本語版が完訳されたのは一九三一年のことで、その書名を『頭註国訳本草綱目』と称する。

『本草綱目』を下敷きにしていろんな本草書が刊行された。たとえば貝原益軒の『大和本草』（全一六巻）が出たのは宝永五年（一七〇八）で、蘭山よりも古い。これは『本草綱目』から七七二種類の生薬を選び、日本在来の生薬を加えて一三六二品目を収載したもの。しかし蘭山の記述はそれより詳しく、岩崎灌園《いわさきかんえん》の『本草図譜』や飯沼慾斎《いいぬまよくさい》の『草木図説』などにも蘭山の影響がみられるので、いわば『本草綱目啓蒙』は日本における本草書の原典とも云えるだろう。

蘭山はロマンチックな一面もあった。ちょっと横道にそれるが、蛍にからむエピソードがある。蛍という夏の風物詩は、すでに『日本書紀』から述べられていて「蛍」「保多留」などと書かれ、いろんな語源説があった。貝原益軒は火が垂れる、流れる、こぼれ落ちるから「火垂る」という説を唱えたのに対して、蘭山は星が垂れるから「星垂る」としている。火か星か、いずれにしても感性の問題であろう。

しかし、昔の医家の間ではこんなやりとりもあったのである。学問は書物と対峙するだけではない。生活の中のもろもろを捉えて、その中の真なるものを見出す。彼らの学んだ学問にはそんなロマンもあった。それは江戸期の研究者に共通の傾向ではないだろうか。

ともかく、蘭山には『本草綱目啓蒙』のほかにも、『飲膳摘要《いんぜんてきよう》』『薬品考』『本草訳説』『本草紀聞《ほんぞうきぶん》』『本草綱目弁談《ほんぞうこうもくべんだん》』など多くの著作がある。とくに島田充房《しまだみつふさ》との共著『花彙《かい》』は斬新な植物図鑑として海外にも紹介された。そして蘭山の門からは、岩崎灌園、山本亡羊《やまもとぼうよう》、飯沼慾斎、宇田川榕庵《うだがわようあん》、伊藤圭介《いとうけいすけ》らが輩出し、日本の本草学を大きく発展させたのである。

蘭山は日本の自然科学の創始者でもあった。文化七年（一八一〇）一月二七日、蘭山は江戸で八一歳の生涯を閉じている。それは天寿を全うした安らかな最期であった。彼は一生を独身で過ごしている。蘭山が孕ませた侍婢が暇を出されたことが原因という説もある。山野の薬草が彼の憩いであり、癒しでもあったのだろう。京都の府立植物園内に蘭山の記念碑があり、田島山十一ヶ寺の墓石には「京師《けいし》之《の》野《や》爰《ここに》毓偉人《いじんをそだつ》」（京都の庶民が偉人を育てた）とある。

31

杉《すぎ》田《た》玄《げん》白《ぱく》

一七三三—一八一七

実業家肌の蘭医

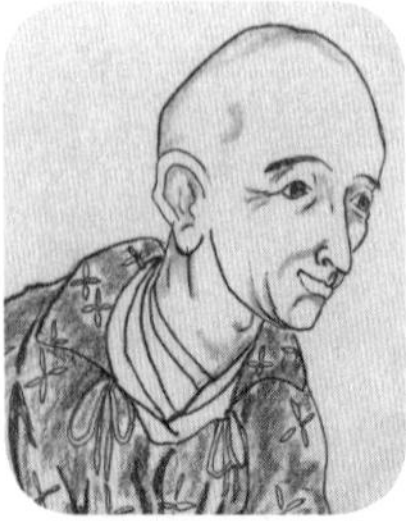

江戸の医学を語るとき、杉田玄白を除くわけにはいかない。オランダ語の解剖書『ターヘル・アナトミア』の翻訳をめぐるいきさつは、前野良沢の項でも述べた。そこに表れた玄白の実像は、きわめて野心的であり、狡猾にさえ映る。しかし彼は、すぐれた臨床医であることに変わりはなく、蘭学者としても後世に残る功績があったことは否めない。

玄白は享保一八年（一七三三）、若狭国小浜《おばま》藩の藩医・杉田甫仙《すぎたほせん》の子として江戸に生まれた。名を翼《よく》、字を子鳳《しほう》といい、号を九幸《きゅうこう》と称し、玄白は通称である。彼を出産のとき、母は難産のため息絶えてしまった。産声のない赤ん坊を死産したものと覚悟したが、しばらくしてかぶせた布の下から泣き声が起こったという。抱き上げてみれば男児。喜びの声はひとしおだった。

幼少の頃から利発な子であったらしい。一七歳の頃から宮瀬龍門《みせやりゅうもん》に漢学を、幕府の医師・西玄哲《にしげんてつ》からオランダ流外科を学んでいる。そして宝暦三年（一七五三）には小浜藩医となり、かたわら江戸の真ん中、日本橋通りに開業した。時に三七歳。さらに明和二年（一七六五）には父の死亡によって小浜藩の侍医に昇進、大いに玄白の向学心を刺激したのである。

玄白がライバルとして意識したのは山脇東洋であった。宝暦四年に東洋が腑分けの観察をしたと知らされて、遅れてはならじと身構え、オランダ商館長の江戸参府に随行してくる江戸番通詞に蘭書の入手を依頼し続けたのも、東洋への対抗心があったからと云えるだろう。そして明和八年（一七七一）、前野良沢らと初めて刑死体の解剖を検分することになる。

三月四日、玄白は中川淳庵《なかがわじゅんあん》と共に浅草三谷町の茶屋で良沢と待ち合わせた。このとき良沢が懐中から取り出したオランダ語の翻訳書を見て、玄白から驚きの声が漏れる。同じ書を、実は玄白も携帯していたからだ。さらに良沢が「ハルトは心臓、マーグは胃、ミルトは脾臓」などと図を示しながら説明すると、その語学力に舌を巻いたという。

三人は小塚原刑場に急いだ。彼らが指定された小屋の前に行くと、すでに莚《むしろ》で覆われた死体が横たわっている。その頃はまだ医師による腑分けは許されず、刑場の雑役夫が刀で開いたのを観察させるだけであった。雑役夫の老人が無造作に莚を剥ぐと首のない老婦の死体が現れ、やがて老人の手にした刀が胸に突き立てられる。

玄白らは瞬きも忘れて死体を凝視した。初めて目撃した人体の内部構造は、これまで学んできた漢方の五臓六腑とはかなり違う。持参した書物と見比べながら、そこに描かれている人体図の精確さに驚いた。骨の形も調べてみようと骨を拾い集めて解剖図とくらべても、頭蓋骨、腰骨、手足の骨など、ことごとく一致しているではないか。玄白らは感動の声を隠せなかった。

良沢と玄白が、期せずして持参した書こそ『ターヘル・アナトミア』であった。ドイツ人クルムスによる解剖書のオランダ語訳で、二人の書物は刊行版も同じであることがわかる。帰途、「これをご縁に、ぜひ翻訳したいものですが、ご指導願えませんか」と良沢に懇願したのは玄白であった。淳庵も「及ばずながら小生も手伝わせていただくので、ぜひ」と同調。良沢に異論のあろうはずもなく、たちまち三人は盟約を結んだのだった。

歴史的な『ターヘル・アナトミア』の翻訳作業は、その翌日から良沢の家で始められた。といって、玄白も淳庵もほとんどオランダ語はわからない。良沢も単語を理解する程度だから作業は難航した。良沢が仏蘭辞典を手にしながら文章を組み立て、三人で意見を交換しながら進めるので、数行を訳すのに一日がかりということも。それは覚悟の作業だったが、辛抱強く続いた。

だが、翻訳が進むにつれて玄白と良沢の間に微妙な対立が表れたのも否めない。刊行を急ぐ玄白に対して良沢は慎重な態度を崩さず、完全な訳本を主張したからである。良沢なしで翻訳の作業は進まないから玄白は我慢していたが、一年一〇カ月目には遂にダイジェスト版ともいうべき『解体約図』を刊行してしまった。それは『ターヘル・アナトミア』の解剖図三枚に簡単な解説を施したもので、著者は玄白と淳庵。良沢の名はない。

『タートル・アナトミア』の翻訳書『解体新書』が仕上がったのは、安永三年（一七七四）八月であった。作業に取り組んで三年四カ月を費やした労作である。図版の原画は平賀源内の紹介で秋田藩の画家・小田野直武《おだのなおたけ》が引き受けたという。序文で吉雄幸左衛門《よしおこうざえもん》（耕牛）は前野良沢と杉田玄白を名指し、その偉業をたたえた。しかし奇妙なことに『解体新書』の翻訳に携わった者として名があるのは、玄白、淳庵、玄常、甫周だけ。最も功労のあった良沢の名はない。きわめて不可解なことであった。

そして『解体新書』の訳者には杉田玄白ただ一人の名だけが記されている。玄白が華々しく脚光を浴びる中で、医学界ではいろんな憶測がささやかれた。だが結局は、学究肌の良沢がまだ翻訳の不完全な点にこだわり、訳者に名を連ねるのを辞退した、ということに落ち着いたらしい。玄白はそのように演出し、良沢は黙して語らなかったと伝えられる。

経緯はともかく、『解体新書』五巻の刊行は蘭方医書翻訳の先駆となり、蘭学受容に果たした功績は大きい。『ターヘル・アナトミア』の会読、翻訳、公刊の様子は、晩年の回顧録『蘭学事始』に活写されている。翻訳で造語された神経、動脈、軟骨などは、いまでも使われているほどだ。医学の発展だけでなく、西洋の文物を理解する下地をつくった意義は計り知れない。

玄白は晩年も精力的だった。『養生七不可《ようじょうしちふか》』『形影夜話《けいえいやわ》』などで医学知識の啓蒙に努め、一方では『狂医之言《きょういのげん》』や『後見草《のちみぐさ》』などの随想集も刊行している。さらに藩医のかたわら、日本橋通りに構えた開業医としても豊かな後半生を送ったと云えるだろう。ある年末の日記には、「当年収納計四七六両二分二朱、拝領六七両三分」（時代による変動もあるが、現在の価値では一両が二三万円程度）などと記している。つまり、億万長者だったわけで、金銭にもかなり執着を示したらしい。

また玄白は、その頃幕府に発言力のあった漢方医の一派が蘭医を排斥しないよう、幕閣とのルートも緊密に保ち続けた。柴野栗山《しばのりつざん》らとの交遊を深めたのもその証とみられる。さらに「天真楼《てんしんろう》」という学塾も経営、大槻玄沢や長崎浩斎《ながさきこうさい》らを育て、蘭書を収集して子弟の利用に供した。ちなみに玄沢は文政九年（一八二六）に『解体新書』の誤訳を改めて『重訂解体新書』を刊行している。

玄白が好んで揮毫したのは「医事不如自然」であった。医術に精励したという理由で将軍・家斉《いえなり》に拝謁したのも、蘭医としては玄白が初めてである。前野良沢が地道な学究肌であったのに対し、玄白は目先の利く実業家タイプの蘭医であったとは云えないだろうか。文化一四年（一八一七）四月一七日、玄白は八四歳で華やかな生涯を閉じた。

32 山田図南《やまだとなん》 一七四九―一七八七

朝鮮医学を導入

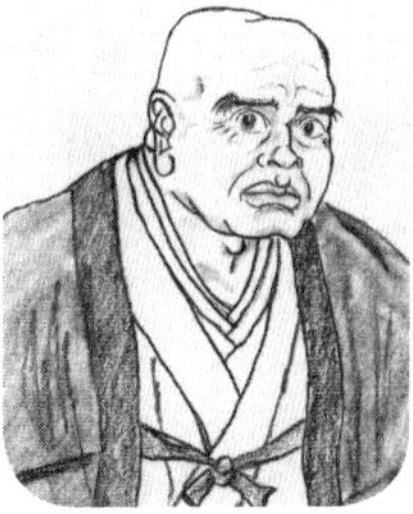

韓国ドラマ『ホジュン――宮廷医官への道』が放映されて、当時の朝鮮医学がかなり進んでいたことを知った人は多いと思う。その頃、日本の医学の主流は漢方であり、蘭学への芽生えが始まった時期である。だが、朝鮮からの通信使の一行として訪れた良医と接した山田図南は、医事問答を重ねるうちに吸収すべき手応えを摑んだ。彼の短い人生の中に、朝鮮医学を導入しようと努めた足跡が刻まれている。

図南は寛延二年（一七四九）、江戸に生まれた。祖父の代から幕府の医官を務めてきた家柄で、図南も幼少の頃から医師を志す。名を正珍《せいちん》、通称を宗俊《むねとし》といい、図南と号した。彼は父・正煕《まさひろ》から医術指導を受ける一方、山本北山《やまもとほくざん》に儒学を、加藤筑水《かとうちくすい》に医学を、田村藍水《たむららんすい》に本草学を学んでいる。さらに後藤艮山《ごとうこんざん》に私淑しながら『傷寒論《しょうかんろん》』の考証的研究に励み、後に中西深斎《なかにししんさい》と並び称された。

明和三年（一七六六）、図南が一六歳のとき、朝鮮国使節に随行した医員から貴重な医書を入手したのが動機となり、朝鮮医学と関わるようになる。田代三喜《たしろさんき》以来の隋・唐諸家の医学註訳を集めて研究を積み、医業の上ばかりでなく医方学問の大家としても名を挙げた。図南は一章も粗末にせず、一字の解釈もゆるがせにしないで判読したと伝えられる。

江戸の医学に朝鮮の医学が及ぼした影響は大きい。宇喜多秀家らが朝鮮から持ち帰った医書は五四種一三八冊を数えたが、名著『東医宝鑑《とういほうかん》』（全二五巻）や『医方類聚《いほうるいじゅう》』（全三六五巻）が出版されたのはその後である。徳川幕府は使節団（通信使）一行に朝鮮の良医を加えてほしいと要請していたが、第七次から良医が加わるようになった。良医とは国家試験（科挙）に合格した医師の指導的地位にある者をいう。

江戸の医師たちは朝鮮の良医に大きな期待を寄せて、熱心に医事問答を行った。吉宗は本草学者にも問答に参加させ、朝鮮人参などに関する質問をさせている。北尾春圃《きたおしゅんぽ》と奇斗文《きとうぶん》の医事問答が『桑韓医談《そうかんいだん》』として出版されたが、図南も李佐国《りさこく》と問答、その内容を『桑韓筆語』にまとめて発表した。良医たちとの問答は当時の先進医学を吸収することを意味している。ちなみに「桑韓」の桑は、日本を「扶桑の国」と呼んだことから、韓は朝鮮の古い時代の三韓からとった呼び名であった。

朝鮮の医学は中国の影響を受けながらも、朝鮮半島独自の疾病、薬物などを採り入れて発展したものである。その医方を伝えているのは永観二年（九八四）に丹波康頼《たんばやすより》が著した『医心方』があるだけだ。これは日本最古の医学書とされているが、朝鮮半島の文献を引用したのではないかと思われる個所が希少例みられる。太宗の時代に医女制度が始まり、世宗のとき『郷薬集成方《きょうやくしゅうせいほう》』と『医方類聚』が編集された。

医女とは、男の医師に代わって女性を診療したり鍼灸を行ったりした朝鮮独自の制度である。朝鮮王朝社会では男女の接触が禁じられていたため、女性を診る医員の育成を始めたわけ。成宗の時代に入ると内女医（女医）、看護医女（看護婦）なども身分化されて充実したが、燕山君時代に移ると宴席に呼ばれたりするようになって衰退し、中宗時代には明医学と交代される形となってしまう。

朝鮮医学が復興したのは明からの薬が輸入不安定となってからで、宣祖《せんそ》の時代に入ると評価の高い『東医宝鑑』が編さんされ、許任《きょじん》の鍼灸法や舎巌道人《しゃがんどうじん》の新しい鍼灸補瀉法《しんきゅうほしゃほう》が開発された。とくに『東医宝鑑』は李氏朝鮮時代の代表的な医学者・許浚《きょしゅん》が一六一三年に刊行したもので、二三編二五巻。朝鮮第一の医書としての評価が高く、中国や日本にも広く流布した。日本版は享保九年（一七二四）に刊行されており、当然ながら図南もこの書に没頭したことが窺われる。

図南の著『傷寒考』（全一巻）や『傷寒論集成』（全一〇巻）は『傷寒論』の論考書だが、その論述は朝鮮の良医との問答や『東医宝鑑』の影響がかなり濃厚だ。『傷寒論』の研究は江戸時代のほとんどの医師によって試みられたことであり、それに朝鮮医学の反映がみられるのは図南ならではの特徴である。さらに図南には『金匱要略集成《きんきようりやくしゆうせい》』(全一巻)など一〇点ほどの著作があるが、いずれも視点が鮮明だ。

図南が座右の書とした『東医宝鑑』は二〇〇九年、ユネスコが主宰する世界記録遺産にも登録されている。ちなみにその構成は、序と目録(上下二巻)、内景編(全四巻・内科の記述)、外形編(全四巻・外科の記述)、雑病編(全一一巻・疫病、婦人科、小児科などの記述)、湯液編《とうえき》(全三巻・薬物の記述)、鍼灸編(全一巻)となっており、各疾患について基本学理から臨床に至るまで実証主義に基づいて記述されている。朝鮮医学を集大成した書といえるだろう。

漢方か蘭方か、いずれかの医学に源流を求める医師がほとんどであった江戸時代、第三極としての朝鮮医学に注目した人は少ない。当時の日本は「蛮夷の国」と通信使一行に記録されたほど学問の水準は低かったが、彼らも林羅山、新井白石、山田図南などには敬意を表していたと伝えられる。

それにしても最近の韓流ブームのせいか、ドラマ『ホジュン――宮廷医官への道』や『宮廷女官チャングムの誓い』で朝鮮の医学が紹介されるようになった。日本の時代劇では朝鮮人参しか出てこないが、それは不自然といえるのではないか。朝鮮医学を導入するのに功績のあった図南は、天明七年(一七八七)二月八日、三八歳の短い生涯を閉じた。彼がもっと生きていたら、いろんな展開が見られたかもしれない。

33

桂川《かつらがわ》甫周《ほしゅう》

一七五一―一八〇九

多技多芸の蘭医

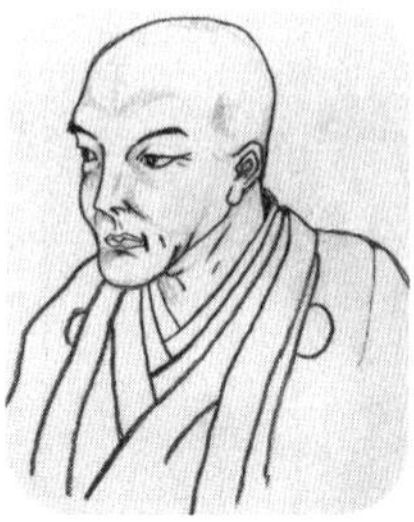

聴診器とメスの外科医が、幕府を代表してロシアやイギリスとの政治交渉の矢面に立ち、見事に使命を果たしたという例がある。語学力と見識をもった侍医で医学館教授の桂川甫周がその人だ。彼は多技多芸の士で、医学以外にも大きな足跡を残している。英才の多いといわれる医学界にあっても、一段と異彩を放つ人物であった。

甫周は宝暦元年（一七五一）、江戸の築地で生まれた。名を国瑞《くにあきら》、字を公鑑《こうかん》といい、月池《げっち》と号している。甫周は通称。桂川家は代々、侍医として徳川家に仕えた名門で、蘭学が圧迫された時期も蘭書を読むことを許されていたという。甫周も幼い頃から父・国訓《くにのり》に師事して蘭学と医術を学び、明和八年（一七七二）に前野良沢や杉田玄白らが蘭書『ターヘル・アナトミア』の翻訳事業を始めると、弱冠二〇歳にしてこれに参加するほどの俊才だった。

ちなみに『解体新書』スタッフの年齢をみると、良沢四九歳、玄白三九歳、中川淳庵三三歳で、甫周が最も若い。『蘭学事始』で玄白は甫周のことを「逸群の才ありて弱齢とは申せ頼もしく」と記している。やがて甫周はスウェーデンの医学者カール・ツンベルクとめぐりあう幸運に恵まれた。ツンベルクは植物学者リンネの高弟であり、オランダ商館付医師として来日したもの。安永五年（一七七六）、オランダ商館長の江戸参府に同行して長崎屋に旅装を解くと、彼を訪れる学者の中に甫周と淳庵の顔もあった。

そして甫周と淳庵は、ツンベルクから梅毒の水銀療法を学んだり、外科用具を贈与されたりしている。ツンベルクが帰国後に著した『日本紀行』で甫周と淳庵のことを「二人の侍医はほとんど一日も欠かさず私に会いにきた。二人は熱心に学んだので、日本の医者が知らない多くの病の徴候を判断することができるし、私たちと同じ方法で取り扱うことができるようになった」と書いている。こうして甫周の学力はさらに進歩し、地位もうなぎ登りとなった。二四歳で法眼《ほうげん》（僧侶に準じて仏師、絵師、医師などにも与えられた称号。法印《ほういん》、法眼、法橋《ほっきょう》の順）に叙せられている。

甫周は翻訳による海外の紹介にも努力したが、注目されるのは『魯西亜志《ろしあし》』と『魯西亜略記《ろしありゃっき》』であろう。カムチャツカに漂流した日本の漁夫二人が一〇年ぶりに帰国したのが、この著作のきっかけである。鎖国が敷かれていただけに幕府の慌てぶりはひどく、人々の間でもロシアの国をめぐるいろんな憶測が乱れ飛んだので、幕府が甫周に命じて蘭書から抄訳させたのが前書であった。

後書は江戸に在住したオランダ人から得た情報をまとめたもの。このオランダ人はロシア政府と交渉を持ったこともあるロシア通であったことから、風俗や風物だけでなく、政情の機微にまで触れていて、幕府にとっては北辺防備の重要な資料にもなった。それだけに国際的機密をおそれた幕府は一冊だけ残して焼却してしまったと伝えられる。

この話には後日譚があって、漂流民である大黒屋光太夫が将軍・家斉《いえなり》に召し出され、「ロシアでは日本のことを知っているか」との問いに、「いろいろ知っています。日本人としては桂川甫周と中川《なかがわ》淳庵《じゅんあん》という名前を聞きました。日本のことを書いた書物に載っているとのことです」と答えた。このときの書記役は甫周が務めており、後に『漂民御覧之記《ひょうみんごらんのき》』を著している。思うに光太夫がいう書物とはツンベルクの『日本紀行』を指すのであろう。

寛政四年（一七九二）、幕府の手によって医学館が建てられ、甫周はその教授に迎えられた。主に医官の子弟を教育するのが目的であったが、翌年には外科専門部が特設されて、西洋外科の甫周はさらに活躍の場を広げている。オランダから顕微鏡が輸入されたのは享和二年（一八〇二）のこと。説明書はオランダ語だから幕府の医官や侍医を集めて甫周が使用法の説明会を開き、大いに面目を施した。また、オランダ商館長から贈られた蠟製の人頭模型を基に、日本初の木造人頭模型の作成を指示したのも甫周である。その一方で彼は、オランダ外科の影響が強まるにつれて外科医術に偏向することを不本意とし、宇田川玄随《うだがわげんずい》に勧めてオランダ内科の翻訳書『西説内科撰要《せいせつないかせんよう》』を刊行するきっかけをつくったのは高い見識というべきだろう。

しかし甫周は、ある意味で外交官としても幕府から期待されていたのである。文化元年（一八〇四）にロシアの使者が来日して相互の貿易と外交を促してきた。このときも甫周は幕命によって蝦夷に渡り、いろんな調査を引き受けている。同五年にはイギリス船が長崎に現れて掠奪を行ったときも、甫周は語学力を駆使して外交交渉に当たった。

甫周はまた趣味の人としても知られる。書画をたしなみ、書斎に香を焚いて静かに読み、琴を弾く風雅も心得ていた。幕府は甫周が専門の医術以外にも世に貢献したことに対し、破格の恩賞を進めていたというが、それを固辞するかのように文化六年（一八〇九）六月二一日、逝去。まだまだ惜しまれる五八歳での永眠であった。

医学史に残る甫周の著書は多いが、『和蘭薬撰《おらんだやくせん》』（全一〇巻）、『外科大成』（全八巻）、『瑞竹堂《ずいちくどう》経験方《けいけんほう》』（全三巻）が代表的なものである。余技を知る書も甫周が訳し、大槻玄沢が校した『万国図説』（全二巻）などがあり、訳述書は数え切れないほど多い。その生涯を学問に捧げた甫周は東京三田の上行寺に葬られたが、同寺の移転にともない神奈川県伊勢原市に眠っている。

34 多《た》紀《き》元《もと》簡《やす》
一七五五―一八一〇

考証派を不動に

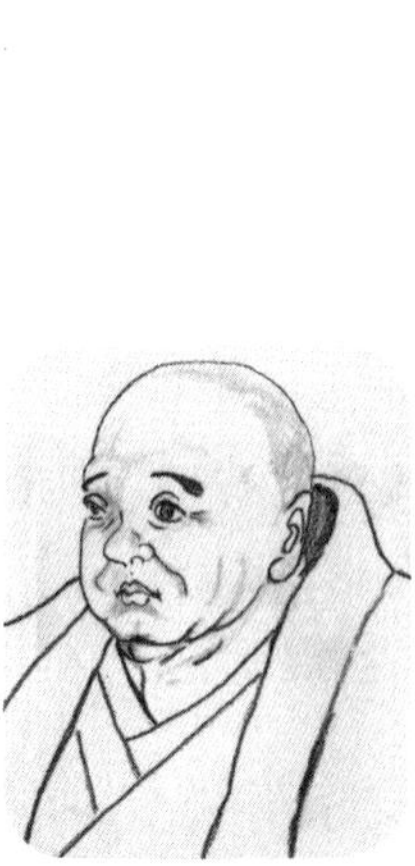

後世派《ごせいは》から古方派へと主流が移った江戸の医学は、幕末近くになって考証派への流れもみせた。ともすると極端に走りがちな古方派へのアンチテーゼとして興ったといえるだろう。処方の有用性を第一義とし、臨床に役立つものなら学派を問わず採り入れようとするのが考証派の基本姿勢であった。口火を切ったのは医学館講師の目黒道琢《めぐろどうたく》だが、その主張に考察を加えて不動のものにしたのは多紀元簡である。

元簡は宝暦五年（一七五五）、医学館頭取を務める多紀元悳《もとのり》の長男として江戸に生まれた。儒学を井上金峨《きんが》に、医学を父に学び、安永六年には将軍・家斉《いえなり》にお目通りを許される。老中の松平定信にその才を認められて奥医師に抜擢されたのは寛政二年（一七九〇）であった。法眼に叙せられ家斉の侍医となる。その翌年には父の主宰する躋寿館《せいじゅかん》が官立の医学館になるのと同時に助教として医官子弟の教育に当たった。

寛政一一年（一七九九）、四四歳で家督を相続。同族の吉田沢庵と共に御匙役となる。しかし医官の選抜に関して不満を直言したため奥医師を免じられて寄合医師に左遷されてしまう。元簡が執筆に精を出すようになったのはこの時期からであろう。考証学者と交わっていただけに、その頃の医学界をリードしていた古方派の方向を正すような著作を著している。

代表的な元簡の著は『傷寒論輯義《しゅうぎ》』（全七巻）だ。文政五年（一八二二）刊のこの書は、江戸考証学の『傷寒論』研究の先駆となる名著である。中国の傷寒研究家四十余の注を広く採り、長短を選び、古典文献を駆使して考証したもの。総論から太陽病篇、陰陽易差後労復病篇《いんようえきさこうろうふくびょう》までを逐条論じている。この書の版木は中国に買い取られて出版され、大きな影響を与えたという。

この姉妹編ともいうべきものに『金匱要略輯義《きんきようりゃくしゅうぎ》』（全六巻）がある。文化八年（一八一一）刊のこの書は考証派の『金匱要略』研究の土台となった。文献学的な見地から著されたもので、これも中国で出版され、古医籍研究に貢献したと伝えられる。元簡が没後に刊行された『素問識《そもんしき》』（全八巻）も考証学研究のスタンダードといえるだろう。これとは別に元簡の口述を筆記した『素問記聞』という写本もある。

『霊枢識《れいすうしき》』（全六巻）は中国でも評価された。文久三年（一八六三）に江戸医学館から刊行されたが、少部数のためほとんど流布しなかったという貴重な書である。これが『中国医学大成』（一九三六）の初巻に収められているとか。『黄帝内経霊枢《こうていだいけいれいすう》』の注解・研究書である。日本でも貴重な書だ。

元簡には『脈学輯要《みゃくがくしゅうよう》』（全三巻）という脈診学の書もあった。出版年は明らかでないが、息子の元胤《もとつぐ》と元堅《もとかた》の校訂を経て刊行されたもの。上巻は総説で各家の要論を述べ、中巻では二七種の脈状について歴代の説と自説を付している。下巻は婦人、小児、怪脈（死に瀕したときに現れる脈）について論究したもの。このように元簡の著作は幅広く、多紀一族の事蹟の中でも注目すべきであろう。

多紀一族といえば、漢方医学の名門である。平安朝時代の名医・丹波康頼の子孫であり、代々宮廷や幕府に仕えてきたが、多紀家は元孝から発し、元悳、元簡、元胤と続く。いずれも幕府の侍医を務めた。元簡の嫡子・元胤は『医籍考』『難経疏証《なんぎょうそしょう》』を著し、庶子・元堅は医学館を督しながら『傷寒論述義』『金匱要略述義』『素問紹識《そもんしょうしき》』『雑病広要』などを著したほか、宋版『千金方』や半井《なからい》本『医心方』の校刻に尽力している。

元簡の五子として生まれた元堅は分家して矢の倉多紀氏の初代となり、徳川三代に仕えた。医籍の探索・収集とその校刻事業は江戸医学の人々が遺した最大の業績であろう。多紀一族は共に考証派を代表する漢方医で、幕府医学館の中心的な存在であった。

考証派の学風は古典医学書の収集・復元に努めるもので、その成果は中国を凌駕するといわれる。

なかでも元簡の著作は旺盛であったが、父・元悳にも『広恵済急方《こうけいさいきゅうほう》』や『医家初訓』などの著があり、元堅も『傷寒論述義』をはじめとする著作を刊行した。幕末から明治にかけての医師には「多紀の門人」と称する者が多い。それだけ多紀一族は門弟の教育にも力を注いだ証であろう。

ところで、元簡が奥医師を罷免されたのは、宮家の縁故で医官に任じられた某の非を論じたためで、逆に不穏のそしりを受ける羽目になったわけだが、閑居を幸いとばかり著作に専念したのであった。文化三年（一八〇六）には医学館が類焼し、下谷新橋通りに転居する騒ぎも起こっている。元簡が再び奥医師に迎えられたのは文化七年（一八一〇）のことだが、その年の一二月二日に脳出血で急逝した。享年五五。

元簡の時代は古方派の勢いが盛んであったものの、諸家の説は区々として定まらぬ傾向も否めない。それだけに元簡の著した素問、霊枢、傷寒、金匱の説は、『傷寒論』を中枢とする古医方の推進力になったとも云えるだろう。そして元簡の影響は、後の伊沢蘭軒《いざわらんけん》、多紀元堅、小島宝素《こじまほうそ》、渋江抽斎《しぶえちゅうさい》、森立之《もりたつゆき》らにみる考証医学の確立につながるのであった。元簡の墓地は元孝、元悳らの一族と共に、東京都北区上中里の城官寺にある。

㉟ 各務《かがみ》文《ぶん》献《けん》　一七五五―一八一九

整骨医術を開拓

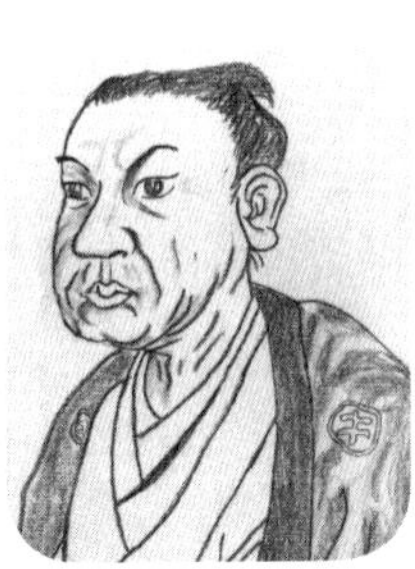

WHO（世界保健機関）の「伝統医療と相補・代替医療に関する報告」に、日本の伝統医療として柔道セラピーが紹介されている。独特の手技によって人間の持つ自然治癒力を導き出す治療術とされ、今後も注目されるに違いない。各務文献は江戸後期の整骨医で、骨関節構造の機能解剖に基づく整骨術を開拓した男である。整形外科の前駆的な業績といえるだろう。

文献は宝暦五年（一七五五）、大坂の横堀で生まれた。通称を相二《そうじ》、字を子徴《しちょう》といい、号を帰一堂《きいちどう》と称していた。医師を目指して漢方を学んでいたが、寛政一二年（一八〇〇）に淀川河口近くの霞島で女性の刑死体を伏屋素狄《ふせやそてき》らと解剖し、『婦人内景之略図《ふじんないけいのりゃくず》』を著す。さらに夫人と共に人骨を拾い集め、文政二年（一八一九）には実物大の木製全身骨格模型「模骨」を工人につくらせ、『模骨呈案《もこつていあん》』を付して幕府の医学館に献じている。文献の整骨医術の研究はこのときから始まった。

文献の熱意は常軌を逸していたと伝えられる。刑場での解剖では関節部分の観察が十分でなかったとし、彼は刑場から死体を盗むことまでやったという。それを自宅に持ち帰り、床の下に隠しながら綿密に解剖し、骨の形、大きさ、重さ、関節の動きなどを精査したのである。彼の仲間たちはこの様子を「真骨収集」と呼んで呆れた。

しかし文献はひるむことなく続け、文化七年（一八一〇）に『整骨新書』（三巻）を刊行する。巻首に一四種類の骨と二四の形状を描いた図が示されていた。上巻は骨の数や名称、中巻では腫瘍、器官、軟骨、性別、復法《ふくほう》、筋肉、靭帯損傷などの各論、そして下巻には副木《そえぎ》、包帯、薬剤などを述べている。その時代の整骨術書としては最高の入門書と評されたことだろう。事実この書は大坂、京都、江戸で同時発売という当時の珍事となった。

日本における最古の整骨専門書は延享三年（一七四六）に高志鳳翼《こうしほうよく》が著した『骨継療治重宝記《ほねつぎりょうじちょうほうき》』とされている。この書には『瘍科証治準縄《ようかしょうじじゅんじょう》』をはじめとする一〇種以上の中国医学書が引用されており、彼の整骨術が中国渡りであることを示す。だが江戸後期にはオランダ医学の影響が表れてくる。『華岡青洲整骨秘伝図』などがその例だ。

整骨術の源流をたどると、一〇世紀の末にまでさかのぼる。平安時代に鍼博士の官職にあった丹波《たんば》康頼《やすより》が『医心方』を著し、わが国最古の医学全書といわれているが、その巻一八には脱臼、骨折、打撲、創傷に対する治療法が掲載されていたのだ。さらに戦国時代の武術で盛んになり、整骨術は武士階級の間に広まっていく。

武術の書には、「殺法」と「活法」の記述がみられるが、「活法」とは外傷を治す技術である。それは時代と共に発展してきた。武芸者が道場を構えるようになって以降、怪我を治す技術を持つことが道場主の必要な条件になっていたと云えるだろう。そして江戸時代に整骨術の体系化に寄与した人として、三浦楊心《みうらようしん》、秋山四郎兵衛義時《あきやましろべえよしとき》、各務文献、華岡青洲、高志鳳翼らの名があげられる。

明治に入って漢方医学が抑圧されると、西洋万能の風潮に流されて整骨術も廃れていく。しかし漢方医が復権に起ち上がったように、柔術家や柔道家を中心に整骨術を職業として認める運動がおこり、大正九年（一九二〇）の内務省令でようやく柔道整復術が公認される。その技術を持つ者は柔道整復師に認定されることになったのだ。

流れをたどればこうなるが、各務文献が活躍していた江戸後期は手術も未発達だったので、骨折、脱臼、捻挫、打撲などの損傷には画期的な治療法であったろう。というよりも、実際にはこれ以外に損傷の治療法はなかったのだ。その柔道整復術には次のような特徴がある。

受け身を重視する柔道は、他の格闘技とくらべて打撃などによる体の損傷は少ない。だが体を組み、投げを打ち、関節を決めるという特性から脱臼や骨折、捻挫などの怪我をする比率は高く、柔道整復術は柔道の技と表裏一体の関係にある。具体的な治療法は整形外科と同じであり、基本的に違うのは手技によって自然治癒率を高めることであろう。

ちなみに現在、柔道整復師になるには、三年以上の養成施設で解剖学、生理学、病理学、衛生学などを修得し、国家試験をパスしなければならない。この段階を経て「整骨院」や「接骨院」を開設できるのである。施療所では外傷を施療するが、手術やレントゲン撮影、投薬などは医療行為になるのでできない。患部の湿布ぐらいは認められており、医療保険も適用されるようになった。

とにかく、整骨術は日本特有の伝統医療として認められているわけで、各務文献らの先人の果たした功績は大きい。骨、関節、筋、腱、靭帯などで発生する骨折、脱臼、捻挫、打撲などの損傷に対し、手術をしない「非観血的療法《ひかんけつてきりょうほう》」という手法で整復し、自然治癒力に期待する治療術は、柔道の国際化にともなって外国でも高く評価されているという。

各務文献は文政二年(一八一九)一〇月一四日、六四歳の生涯を閉じた。彼が門人を教育するとき、「人間の根幹は骨と関節だ」というのが口癖であったとか。文献が後進のために製作した「模骨」は、いまも東京大学総合研究博物館に保管されており、国立科学博物館でも整骨医が学んだ「木骨」を見ることができる。文献は大阪市天王寺区の浄春寺に葬られた。

36 大《おお》槻《つき》玄《げん》沢《たく》
蘭学の推進役に

一七五七―一八二七

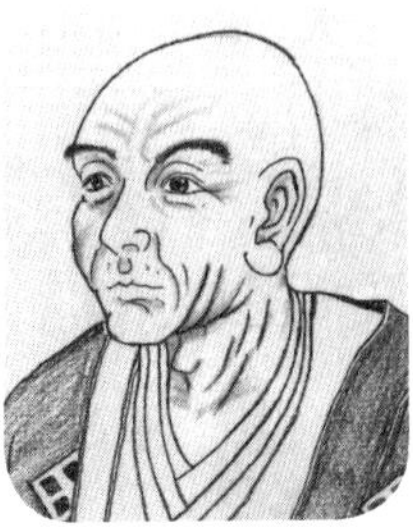

蘭学の入門書といえば、いまも『蘭学階梯《かいてい》』を軽視することはできない。幕末から明治へのあわただしい時世が始まる前から、漢方に飽き足らない医師たちはこのテキストを求めた。そう、彼らにとってこの書は、文字どおり蘭学への案内書だったのである。前野良沢や杉田玄白にも師事した大槻玄沢は、実践的な蘭学者でもあった。

玄沢の卓抜な語学力は、日本の医書に大きな光明となっている。有名な『解体新書』の誤りを正し、より信憑性のある解剖書に仕上げた『重訂解体新書』などは、前書が華々しい脚光を浴びたせいで地味な存在ではあるが、見落としてはならない医学的文化財と云えるだろう。縁の下の力持ち的な玄沢の功績はすこぶる大きい。

玄沢は宝暦七年（一七五七）九月二八日、仙台藩の支藩一関藩の医師・玄梁《げんりょう》の長男として陸奥国中里（現在の岩手県一関市）に生まれた。名は茂質《しげかた》、字を子煥《しかん》といい、磐井の地名にちなんで磐水《ばんすい》と号している。同じ郷里の建部清庵《たけべせいあん》に医学を学び、安永七年（一七七八）に江戸へ遊学を許された。玄沢は名の知れた杉田玄白の天真楼《てんしんろう》に入門し、医学を学ぶかたわら前野良沢のもとに通ってオランダ語の特訓を受けている。

江戸の大家に蘭学の基礎を学んだ玄沢は、天明五年（一七八五）の秋、長崎留学を許されてさらにオランダ語の実習と医術の臨床に携わることになった。その地で彼は、本木良永《もときよしなが》や吉雄耕牛《よしおこうぎゅう》らと交わりながら一段と語学力を磨く。留学二年にして原書を読みこなし、玄沢は直接オランダ医学の現実を知得するようになっていた。

玄沢の語学力の実力は、蘭学研究の宝典といわれた『蘭学階梯』（全二巻）を生む原動力となっている。その学力は玄白はおろか良沢まで凌ぐと噂されたほどで、その刊行は広く蘭学の扉を開くものであった。そして天明六年（一七八六）には仙台藩に迎えられて江戸詰となる。出仕しながら自由に学問もできる便宜に恵まれていた。

享和三年（一八〇三）からは、長崎留学から帰った長男・玄幹《げんかん》と共に幕府の天文台出仕となる。その仕事の実質は蘭書の翻訳であったが、士分でない身には破格の待遇であったという。江戸詰になったのを機に玄沢は、三十間堀に芝蘭堂《しらんどう》という私塾を開いた。医術と蘭学の高名を慕う門人たちが押し寄せたが、その中でも宇田川玄真《うだがわげんしん》、稲村三伯《いなむらさんぱく》、橋本宗吉《はしもとそうきち》、山村才助《やまむらさいすけ》の四人は「芝蘭堂の四天王」と評されている。

なかんずく稲村三伯は抜群の語学力を玄沢から認められ、『日蘭辞典』の編集をライフワークとした。その対訳の原本となったのが、オランダ商館長ドゥーフの著『ドゥーフ・ハルマ』であったのにちなんで、三伯の辞書は「江戸ハルマ」と呼ばれて愛用されたとか。寛政八年（一七九六）に刊行された三伯の『日蘭辞典』は、まさしく暗夜の海に灯火を得たように、オランダ語を学ぶ人たちの行方を照らしたのである。

それはともかく、玄沢は天明八年（一七八八）蘭学の入門書『蘭学階梯』を刊行したことで、訳者のトップレベルに駆け上がった。やがて玄沢は師の杉田玄白から『解体新書』の改訂を命じられ、寛政一〇年（一七九八）に刊行の『重訂解体新書』が世に出ることになる。一年がかりで仕上げた労作であった。玄沢の訳書や著書は多い。有名なものだけ数えても『瘍医《ようい》新書』（全三〇巻）『環海異聞《かんかいいぶん》』（全一五巻）『蘭畹摘芳《らんえんてきほう》』（全四〇巻）などがある。

これに先立ち、寛政六年のオランダ商館長ヘイスベルト・ヘンミーの江戸出府の際には、定宿の長崎屋にヘンミーを訪ねて玄沢は対談した。それを機に多くの蘭学者を芝蘭堂に招き、「オランダ正月」と呼ばれる西洋暦に合わせた新年会を開いている。オランダ商館長参府一行との会談はその後も行われ、その内容は『西賓対晤』となって刊行された。そのほか江戸幕府の天文台に出仕したときの訳本『厚生新編』などは、あまり知られていない。

玄沢の親友である工藤平助《くどうへいすけ》が没したのは寛政一二年の暮れであった。平助は長崎で修業した蘭医ではあったが、交友のあった高山彦九郎《たかやまひこくろう》、林子平、青木昆陽などの影響もあって警世の志士に近い男である。玄沢は彼の死後、困窮した工藤家を救うため負債の後始末まで行ったという。文化一三年刊の平助の医書『救瘟袖暦《きゅうおんそでごよみ》』には序を寄せている。

文政一〇年（一八二七）三月三〇日、玄沢は七〇歳の生涯を閉じた。玄沢の遺志を継いだ長男の玄幹が『蘭学階梯』を改訂補修し、日本最初のオランダ語文法書を著している。また大槻家からは多くのすぐれた学者が輩出した。玄沢の息子には漢学者の大槻磐渓《ばんけい》もおり、孫には国語学者の大槻文彦もいる。郷土の一関市ではこの三人を「大槻三賢人」と呼んでいるそうな。仙台藩の藩校・養賢堂《ようけんどう》学頭の大槻平泉《へいせん》も同じ一族だ。玄沢の墓は東京高輪の東禅寺にある。

37 華岡《はなおか》青洲《せいしゅう》

一七六〇—一八三五

手術に光明注ぐ

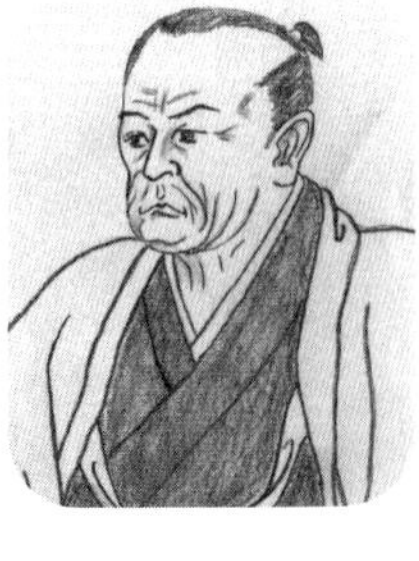

医学的な業績が大きい割には地味な生涯であったが、華岡青洲の名はいまも輝いている。彼は、内科も外科も共に生体の理を究めるべきであるという趣旨の「内外合一活物究理《ないがいごういつかつぶつきゅうり》」を主張し、民間療法まで採用して和漢蘭折衷の医方を実践した。そして全身麻酔による乳ガン手術の成功は、世界最初の快挙として記録されている。

青洲は号であり、名は震《しん》、字を伯行《はくこう》、通称を雲平《うんぺい》という。宝暦一〇年（一七六〇）に華岡直道《なおみち》の長男として紀伊国の西野山村（現在の和歌山県紀の川市西野山）に生まれた。祖父の代から医業を営み、父も地元では信頼の厚い医者だったと伝えられる。青洲は一八歳のとき京都に出て、吉益南涯《よしますなんがい》に古医方の教えを受けた後、大和見立《けんりゅう》にカスパル流外科を学んだ。

カスパル流外科とは、オランダ商館のドイツ人医師カスパル・シャムベルゲルが慶安三年（一六五〇）から翌年にかけて、長崎の留学生に伝授した洋式の外科技術である。それを見立から継承し、さらに見立の養父である伊良子道牛《いらこどうぎゅう》が確立した古来の東洋医学とオランダ式外科学の折衷医術ともいうべき「伊良子流外科」を学んでいる。

京都に滞在の間、青洲は努めて医学書や医療器具を収集した。その中には永富独嘯庵《ながとみどくしょうあん》の『漫游雑記』もあり、乳ガンの治療法にも触れていたのが後年の伏線になったとみられる。青洲が帰郷して家業を継いだのは天明五年（一七八五）のこと。二五歳の若さであった。息子の後継を見届けた直道は同年に六四歳で死去している。

青洲は村人を診療しながら、その臨床体験に基づく和漢蘭折衷の医方を試した。民間療法で用いる薬草類にも関心を示し、自ら採集してきては試験を繰り返している。青洲には夢があった。中国の華佗《かだ》という医者が麻酔薬を使って手術をし、多くの人命を救ったという話にちなんで、「日本の華佗になろう」と堅く誓ったのである。

帰郷して一〇年後に再び上洛した青洲は、接骨医の用いていた麻酔薬を改良して内服による麻酔はできないものかと考えた。その結果、毒草の曼陀羅華《まんだらげ》（チョウセンアサガオ）の実、草烏頭《そううず》（トリカブト）など六種類の薬草に麻酔効果があることを発見。しかし動物実験では成功したが、人体で確かめる段階で行き詰まる。このとき自らの体を呈して臨床試験を申し出たのは青洲の母・於継《おつぎ》と妻の加恵《かえ》であった。

青洲は感激して受託し、慎重に配合や薬用量の加減を試したことだろう。その過程で母が死に、妻が失明するという悲劇にも見舞われている。だが断念はできない。艱難辛苦の末に、内服による全身麻酔薬「通仙散《つうせんさん》」(別名を麻沸湯《まふつとう》)の開発に漕ぎ着いたのは文化元年(一八〇四)であった。

この通仙散を使って全身麻酔を施し、乳ガンの摘出手術に成功したのは同年一〇月一三日である。アメリカでモートンがジエチルエーテルを用いて麻酔手術をしたより四〇年も早い。それ以前にも中国の三国時代に華佗が、あるいはインカ帝国でコカを用いた麻酔手術の例があると伝えられてはいるが、いずれも詳細は不明であり、実例が証明されたのは青洲が世界初である。

後年に本間棗軒《ほんまそうけん》が記録したところによると、通仙散の処方は、曼陀羅華八分、草烏頭二分、白芷《びゃくし》二分、当帰《とうき》二分、川芎《せんきゅう》二分の配合であったという。これらを細かく砕き、煎じて滓《かす》を除いたものを温かいうちに飲むと、二時間から四時間のうちに効果が表れた。だが毒性もかなり強いので薬用量には神経を尖らしたらしい。ちなみに通仙散の別名「麻沸湯」とは、華佗が用いたという伝説の麻酔薬の名である。

全身麻酔手術の成功を機に、青洲の名は全国に知れ渡り、手術を希望する患者や入門志望の若者が殺到した。それまでの外科手術といえば外傷や腫瘍の切開にとどまり、それも患者の苦痛は命を救うため余儀ないものと諦めさせていたのだから、青洲を頼るのは当然であろう。麻酔をすることによって痛みを断ち切り、関節離断や尿路結石の摘出までやってのけたのだから。

青洲は全国から集まってきた門下生の育成にも力を注ぎ、医塾「春林軒《しゅんりんけん》」を設けて生涯に五〇〇人を超す医師を育てた。本間棗軒、熱田玄庵《あつたげんあん》、三村玄澄《みむらげんちょう》らの優れた外科医を輩出している。とくに棗軒は膝静脈瘤の摘出手術なども行い、医術についての著作も残した俊英だった。しかし青洲の秘術を無断で公開したという理由で破門になっているのは理解に苦しむ。

たしかに青洲は、ずば抜けて優秀な外科医だった。だが惜しむらくは、限られた門弟にしか自ら開発した医術を教えなかったらしい。秘密主義的な面もあったのだろうか。門外不出の血判まで提出させたと伝えられる。あるいは通仙散のように毒性の強い薬物をみだりに公開する危険性を防ぐための配慮だったのか。通仙散の現物も処方箋も現存はしていない。

通仙散のほかにも青洲が残した薬方に紫雲膏《しうんこう》という有名な軟膏もある。その処方は漢方の原典に収載されているわけでもなく、青洲が創案したものだ。当帰、紫根《しこん》、黄蠟《おうろう》、豚脂《とんし》、胡麻油を煉り合わせたもので、解毒、殺菌、抗炎作用があり、肉芽形成を促す低刺激性の外用薬と、いまでも評価は高い。

青洲が紀伊藩からの招きを断り切れず、在野を条件に藩の侍医を引き受けたのは晩年であった。彼は僻村に住んで庶民の治療に当たることを無上の喜びとしていたのであろう。世俗的な栄華を拒んだ青洲は、天保六年(一八三五)に七五歳で静かに息絶えたと伝えられる。没後、彼の門人が筆記した『瘍《よう》科鎖言《かさげん》』や『燈下医談《とうかいだん》』など、多くの写本が残された。なぜか彼自身の手による記録は皆無だという。

38 土《は》生《ぶ》玄《げん》碩《せき》　一七六二－一八四八

ほら吹き眼科医

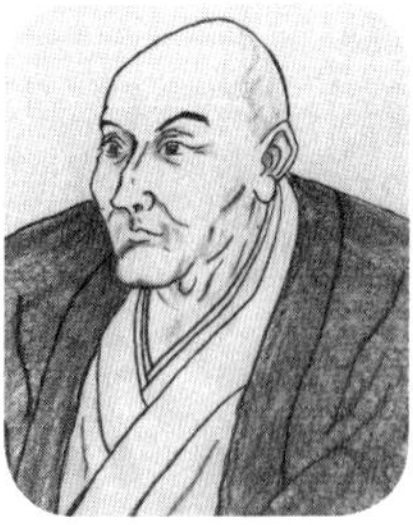

江戸時代に来日した外国人は、日本に眼病みの人が多いのに驚いた。ツンベルクの『日本紀行』には、屋内にたちこめる煙が眼に滲みるだけでなく、便所から出る腐敗ガスが眼に悪いと記している。ポンペも日本ほど盲人の多い国はないと云い、長崎の住人の八％がひどい眼病に罹っていると『日本滞在見聞記』に述べていた。

栄養状態が悪いと眼が疲れやすい。江戸患いの一つに数えられた鳥目（夜盲症）などは、まさに庶民病とも長屋病とも云えるだろう。その頃、白内障ともなれば、もう手の打ちようがなかった。蘭学が普及して眼科を志す医師はいろんな術を試みたが、幕末にスポットライトを浴びた眼科医に土生玄碩という男がいる。ちょっと変わった医者であったらしい。

玄碩は宝暦一二年（一七六二）、安芸国の吉田村（現在の広島県安芸高田市）の医家・土生義辰《よしたつ》の長男として生まれた。彼の祖先・渡辺義隆は足利義教の家臣であったが、戦乱を避けて朝鮮に渡り、そこで七年間、眼科学を修めて帰朝したと伝えられる。

以来、安芸の土生に住み、土生姓を名乗って眼科医を営んでいた。七代を経た宝暦の初期に玄碩の父・義辰は吉田村に分家して眼科の家業を継いだという。玄碩の誕生の月日は不明。名を義寿《よしとし》、後に玄碩と改める。字は九如《きゅうじょ》といい、桑翁《そうおう》と号した。

安永七年（一七七八）、玄碩が一七歳のとき、諸国を廻って眼科医術の知識を仕入れたいと旅に出る。人づてに耳にした名医を訪ねては教えを乞うたが、その頃の眼科医は家業を継ぐ実子にしか家伝の治療法を伝えようとはしなかった。瀬戸内海に沿って備後、備中、備前と廻ったものの、いずれの医家からも門外不出と断られ、とうとう京都にまでたどり着いてしまう。

玄碩はここで、漢方医学の塾を開く朝廷の医官・和田東郭《わだとうかく》に入門、漢方と眼科を学ぶことになった。東郭は吉益東洞《よしますとうどう》の門下であるが古方にとらわれず、古今の名方を融合する折衷派の先駆者でもあろう。玄碩は広い学識に接して大いに励みとなった。しかも幸運なことに、刑場で行われた罪人の腑分けに立ち会い、自ら眼球を解剖することを許されたのである。それは日本での眼科解剖の嚆矢であった。

寛政二年（一七九〇）、玄碩は大坂に出て開業する。門柱に「めいしゃ土生玄碩」と大書した看板を出すが、ちっとも患者の来ない日が続く。どんな眼病も治してみせると安請け合いするので、いつしか「ほら吹き医者」の陰口を叩かれるようになっていた。

やむなく玄碩は鍼灸をして糊口を凌ぐ有様である。これではならじと玄碩は、三井元孺《みついげんじゅ》などにすがりつき、白内障の手術を会得、さらに未知の穿瞳術《さくどうじゅつ》も開発し、自分の医術にようやく自信を持つようになった。

玄碩が二八歳のときである。按摩の修業をしていた一六歳の全盲の男の子が来て、「一度でいいからお天道様を見たい」と嘆いた。玄碩が「白内障は治したことがあるけど、万一に期待して手術してみるか」と云うと、少年は大きく頷く。穿瞳術は見事に成功、少年は光を取り戻したのだ。この噂が広まると玄碩はたちまち「はやり医者」となり、門前に列をなしたと伝えられる。

三五歳を過ぎると玄碩は、大坂での眼科を閉じて故郷の安芸吉田に戻った。眼科医としての名声は高く、享和三年（一八〇三）には広島藩医にも迎えられている。そして五年後には、藩主の六女で南部藩に嫁いだ教姫《のりひめ》が江戸で重い眼病に罹り、はるばる玄碩が招かれるということもあった。教姫は運よく全快したので、玄碩は江戸芝田町に居を構えることになり、さらに文化六年（一八〇九）には将軍・家斉の奥医師となって、故郷に錦を飾るとすぐ江戸に移り、町屋敷を浅草平右衛門町に賜っている。

外様藩の医師がこんなにスピード出世するのは異例のことであった。文化一〇年には法眼に叙せられ、息子の玄昌《げんしょう》まで西の丸の奥医師になっている。玄碩は膨大な財を成し、大名から町人にまで金子を貸し与えたという。後に投獄された折に明らかにされたことだが、市村座には二六三〇両、尾上菊五郎と岩井半四郎にはそれぞれ二〇〇両と一五〇両の給金前貸があったと伝えられている。

文政九年（一八二六）、オランダ商館の医師シーボルトが江戸に来たとき、玄碩親子は白内障などの手術には瞳孔散大薬が必要であると聞き、その薬ベラドンナを贈与されたが、再度の依頼は断られた。困り果てた玄碩は着ていた紋付を差し出して頼み込む。仕方なくシーボルトは日本にもベラドンナがあると教えた。それはベラドンナではなくハシリドコロの勘違いであったが、たしかに瞳孔散大の効果があり、玄碩はこれを用いて虹彩切開手術（白内障治療）を成功させたのである。

ところで、シーボルトの任期が切れて帰国する際の船積み荷物から、日本地図などと一緒に紋付が発見されて、玄碩は国禁を犯した罪で投獄され、官禄も奪われてしまった。文政一一年（一八二八）の世にいうシーボルト事件である。シーボルトに贈呈した紋付は将軍から拝領の品で、三つ葉葵の紋がついていた。これを海外に持ち出すのは厳禁とされていただけに、その罪は息子の玄昌にまで及び、奥医師を免じられている。

玄碩の入獄は五十余日にも及んだ。釈放後は深川に居を移して開業したが、眼科にかけては神業との噂が広まっていたので、門前は列をなす繁盛ぶりだったという。若い頃の玄碩は傲岸な性格が災いして患者から敬遠されたが、晩年の彼はかなり温和になっていたようだ。

いや、玄碩は仁に背いたという声もある。玄碩の眼科医としての術は認めながら、その性格は鼻持ちならなかったと云うのだ。「この世で一番大切なのはお金である」と公言して憚らず、万一に備えて油樽二本に財貨を詰め、深川の水辺に秘かに埋めていたとか。入獄中は家族がそれを生活費や釈放のための賄賂の原資として使っていたともいう。青柳精一は巨額の富を築いた医家の横綱として、東の土生玄碩と西の新宮涼庭《しんぐうりょうてい》を名指ししている。

ともかく、玄碩の眼科の腕前は確かだったのであろう。しかし彼が用いた点眼薬は、箱根山中から採集した草葉のエキスが原料であることが明らかになった。シーボルトとの伝説をつくり上げ、それを利用した男とは云えないだろうか。玄碩が死亡したのは嘉永元年（一八四八）八月一七日、享年八六であった。

39 石坂宗哲《いしざかそうてつ》 一七七〇—一八四一

鍼灸術に新生面

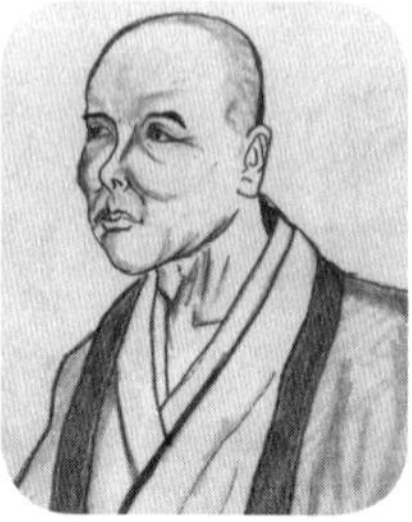

東洋医学の誇る技術の一分野に鍼灸がある。流れをたどれば『素問《そもん》』『霊枢《れいすう》』の太古にまでさかのぼるが、各時代の背景や哲学のもと、さまざまな理論が生まれ、多様な治療体系に発展してきた。石坂宗哲は江戸中期から後期にかけての幕府医官で、鍼灸に西洋医学の考えを導入、かのシーボルトを感服させた男である。いまや代替医療と化した観のある鍼灸だが、決してその価値を失ったわけではない。

宗哲は明和七年（一七七〇）、甲斐国甲府（現在の山梨県甲府市）に生まれた。実名を永教《ながのり》といい宗哲は通称である。若年時の記録はほとんどないが、頭角を現したのは寛政七年（一七九五）、幕府の助成で彼の故郷甲府に鍼灸医学研究所の建設を果たしたことであった。宗哲が二六歳のときである。彼はここで独自の研究をはじめ、四年間の任務を済ませて江戸に帰ると、いきなり寄合医師に進み、禄一〇〇俵を給せられたという。

独自の研究とは、漢方を基本とする鍼灸理論を「点」ではなく「線」で捉えようとしたことであった。つまり経穴や経絡のツボ療法にこだわることなく、施術部位を「面」や「立体」で捉えて自在に鍼を打ち、生命体そのものを賦活させせようとする刺激療法を考えたのである。これに似た考えは室町時代に御薗《みその》夢分斎《むぶんさい》という禅僧が「夢分流打鍼術《むぶんりゅうだしんじゅつ》」を唱えているが、宗哲は彼の方法に一工夫を加えたのだ。

その頃ようやく盛んになってきた西洋医学の外科手法を鍼術に導入したのである。そしてその対象に主張したのが「硬結《こうけつ》」であった。背骨や仙骨に曲がりや捻れが生ずると、硬結をつくることで周りに支柱が生じ、何とかバランスをとろうとする。だから支柱のいらない体、つまり背骨が真っすぐな体をつくることを主眼に置いたのだ。とくに仙骨を重視し、その周辺に発生した硬結を取り除くことに診療のポイントを絞っている。

この手法は鍼を用いて「整体」を行うようなものだった。背骨や関節を構成する骨を正常位に保ち、正常な動きをさせるのは筋肉であり、筋肉のバランスが崩れると背骨や関節が歪んで、それを補おうとするために硬結ができる。この硬結が原因で痛みや運動の不具合をもたらすのだから、まず硬結を緩めて取り除き、次に硬結が生じないようなバランスのよい体をつくる必要がある、と宗哲は考えた。

宗哲は体表面だけでなく、深い部位の硬結にも注目し、長く太い鍼を用いて外科的に対処しようとしている。関節を動かす筋肉が表層筋で、背骨を支えて正しい位置に保持するのは深部筋だから、深部筋に生じた硬結を除くには長く太い鍼が必要になるわけだ。それは中国鍼に近いような鍼で、強い刺激を患部に響かせようとする狙いが、「石坂流鍼術」と云えるだろう。

寛政一二年（一八〇〇）、宗哲はオランダ医学と鍼灸療法に基づいた人体構造を論じ、その説を『鍼灸知要一言《しんきゅうちょういちげん》』にまとめた。これに注目したのが長崎出島のオランダ商館医シーボルトと、蘭医のトゥリングである。彼らはわざわざ出府して幕府に斡旋を求め、宗哲の説に耳を傾けた。さらに彼ら自身の肌に鍼術を施し、洋医には得られない独特の東洋医学に感嘆したと伝えられる。

その後トゥリングは宗哲に師事し、シーボルトも書信の往復で鍼術の伝授を受けたという。天保一一年（一八四〇）に宗哲が『内景備覧《ないけいびらん》』を発表した際も、オランダ医学に先立って漢方医学が内景（人体の内部構造）を説いている点にオランダ医師から感嘆の声が上がった。

ちなみに、一七世紀初期にはすでにヨーロッパへも東洋の鍼灸術が伝わっていたと推測される。東西の文化交流史では中国の役割を過剰に評価する向きもあるが、当時は中国への上陸が困難を極めたため、意外にも日本から伝えられた事柄が多い。オランダ商館の医師・ケンペルも日本で入手した一枚の版画「灸所鑑《きゅうしょかがみ》」を彼の著『廻国奇観《かいこくきかん》』に収載し、鍼灸の理論と実際を紹介している。鎖国政策をとっていた時代だから発信の窓口は長崎などに限られたが、それでも大きな影響を与えたと云えるだろう。
宗哲が蘭訳してシーボルトに贈った『鍼灸知要一言』と『灸法略説《きゅうほうりゃくせつ》』は、バタビアの医学雑誌に「日本の鍼術」として紹介されている。またシーボルトが持ち帰った鍼や「栄衛中経図《えいえちゅうけいず》」は、現在もオランダのライデン大学とフランスのパリ国立図書館が所蔵しているという。ヨーロッパにはいまでも漢方ファンが多いといわれるが、古典医術的な面が東洋の神秘的な連想につながるのであろうか。

蘭学と漢方の折衷を模索し続けた宗哲は幕府の奥医師となり、法眼に叙せられた。著書も多い。『骨経《こつきょう》』『証治要穴《しょうじようけつ》』『鍼灸約説《しんきゅうやくせつ》』『鍼治《しんち》十二条提要』など、鍼灸に関する文献だけでも十指に余る。宗哲は筆まめで、寸暇を惜しんでは著作に励んだと伝えられる。晩年は私塾「陽州園《ようしゅうえん》」で後進を育成することを楽しみにしていた。学を離れては花鳥風月を愛でる風雅の人でもあったとか。

宗哲は終生「定理医学」の必要性を説いた。定理とは真理、今風に云えば「科学的根拠のある医学」とでも解釈できようか。漢蘭医学を折衷し、そこに和方も加える宗哲流の研究こそ「定理」なのかもしれない。

しかし繊細な現代人には、太い鍼を深刺しするなんて耐えられないなどの理由で、宗哲流鍼術は衰退した。その精神や考え方はわずかに整体師などに受け継がれているのであろうか。天保一二年（一八四一）二月二五日、鍼灸ひとすじに生きた宗哲は、七一年の生涯を閉じた。彼の墓は東京都江東区深川の増林寺にある。

40 原《はら》 老《ろう》柳《りゅう》

一七八三―一八五四

清貧を貫く町医

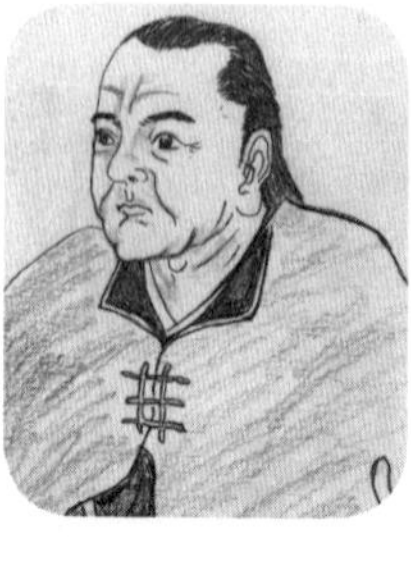

古今東西を通じて、医師という職業は立身出世の手段でもあった。だが一方では、生命に直接向き合う立場上、強烈な個性や思想を持つヒューマニストを数多く生み出している。江戸の初期「生命における平等」を説いて封建社会の身分制度を厳しく批判した安藤昌益《あんどうしょうえき》、貧しい人に無償で薬を施したため患者より借金取りが多かったという北山寿安《きたやまじゅあん》、いつも牛の背にまたがり薬一服一八文を貫いた放浪の医師・永田徳本《ながたとくほん》、小石川養生所で貧者の治療に徹した小川笙船《おがわしょうせん》など、歴史上に名を残した医師は少なくない。「学の洪庵か術の老柳か」と評された原老柳も、その一人であろう。さしずめ幕末の「赤ひげ」といったところである。

老柳は天明三年（一七八三）二月一三日、摂津国西宮（現在の兵庫県西宮市）に出生。名を健《けん》、字は天行《てんぎょう》、通称を左一郎《さいちろう》といい、号を老柳と称した。老柳の本姓は戸田で代々医を業としており、父の良信《りょうしん》も宗哲《そうてつ》を襲名している。彼が三歳のとき父が没し、厳格な母親に育てられた。寛政七年（一七九五）、江戸へ遊学し、翌年には播磨の村上玄齢《むらかみげんれい》に入門、同一二年に戸田宗哲を継承して西宮で開業する。

文化四年（一八〇七）にテルと結婚、一男二女に恵まれたが、老柳は多趣味で交友が広く、それが母親に放蕩と映って勘当される一幕もあった。母親に診療具を持ち去られてしまった老柳はほとほと困り、「蘭学の盛んな長崎へ行って医術を鍛え直そう」と決意、長崎で学び、さらに江戸へ出て数年たった同一四年（一八一七）、ようやく伊丹で開業する。しかし戸田を名乗ることも拒否され、原と改める。勘当を解かれたのは文政元年（一八一八）で、まもなく母が死去した。老柳はわが身を深く反省、四歳年下の新宮凉庭《しんぐうりょうてい》を師と仰いで医業に励むようになる。凉庭との出会いが老柳を変えたと云えるだろう。

酒蔵の並んだ大通りから西へ三〇間ばかり入ったところに民家が軒を並べていた。その棟割長屋に老柳は診療所を構え、縦八寸の檜の板に「医処 老柳」という看板を掲げている。話題になったのは入口に行水ができるほどの盥《たらい》が置いてあることだった。診療代に野菜や魚介類を納める患者が多かったが、たまに現金で納める人は名前を書いた紙に包んで水を張った盥に入れたという。時間が経つと紙は溶けて誰が幾ら払ったのかわからなくなる。つまり老柳は、病気や怪我の治療に貧富の差がないように考えてのことだった。一分金や一朱金にまじって一文銭も多い。でも老柳はこのアイデアが気に入っていた。

老柳の医業は繁盛したが、収入は乏しく、彼の妻は家計のやりくりに悩み通しだったらしい。ある夜、尼崎藩主から急患往診の依頼があった。妻は絶好の機会とばかり、その薬礼が多額であることを期待し、くれぐれも無礼のないよう頼みこむ。しかし老柳の態度は無愛想ながら最善を尽くした。病は日を経て本復、不機嫌であった藩主も感服して多額の報償を奮発したとか。だが仕官の話はきっぱりと断った。

この話を聞いた緒方洪庵が後日、「世には権門俗流におぼれる小医多し。老柳こそ真医である」と云って賞賛したと伝えられる。それは涼庭も同じだった。「あなたは大坂に出てたくさんの門弟を育ててほしい」と資金まで提供したのである。文政八年（一八二五）、老柳は涼庭の厚意を受けて大坂の道修町《どしょうまち》に開業した。そこにはすでに緒方洪庵、高良斎《こうりょうさい》、斎藤方策らの高名な医師が根を張っていたが、老柳の門は開業早々から賑わいをみせる。七年後には「大坂医師番付」に老柳の名が西の大関にランクされるまで伸びていた。

大関にまで評価された理由は、①診療の腕は確か、②夜中でも往診してくれる、③盥の水面のように清く患者を平等に扱ってくれる、という三点だった。そして天保一一年（一八四〇）には高麗橋筋に転居、医師番付も西の大関を維持している。そのときの緒方洪庵は東前頭四枚目であったから、いかに庶民の人気を得ていたかわかろうというものであろう。

老柳は囲碁が好きで、本因坊から初段の免状を受けたほどの腕だった。でも病人が来るとすぐ碁石を投げて立ち上がったとか。めったに碁石も握れぬほど多忙であったのに、自分の生活はちっとも豊かにならなかった。貧しい人が診療を受けづらくならないようにとの配慮から、依然として「盥方式」をとっていたからである。

弘化元年（一八四四）、二男三女を残して妻テルが死去した。翌年に安倉キノを後妻に迎え、三年後には三男に恵まれる。老柳の医業はますます多忙をきわめ、医師番付の総後見にまで担がれていた。そして嘉永二年（一八四九）には天然痘の流行があり、洪庵らと種痘館の創設に加わることになる。

天然痘を防ぐには免疫を得る種痘に依存するしかない。牛の痘瘡を人に移植して免疫を高める方法を「牛痘法」といい、イギリス人の外科医エドワード・ジェンナーがすでに一七九六年に開発、四〇年後に日本にもシーボルトの門下生・伊藤圭介らによって紹介されていた。

しかし、これを普及するのは並大抵の苦労ではなかった。牛の膿を健康な人体にすり込むなど、正気の沙汰ではないと抵抗する声が強かったのである。洪庵に協力して「堺種痘所」を設けるまでに漕ぎ着けたのは安政六年（一八五九）のこと。遂に老柳はその快挙を見ることなく没している。当時、天然痘は死因のトップを占めるほど恐れられたが、種痘を普及するのに医師たちは筆舌につくせぬ苦労を味わった。

安政元年（一八五四）六月一日、老柳は清貧のうちに死去。七一年の人生だった。老柳の死後にはかなりの借金が残ったが、誰も返済を迫る者はいなかったという。そして老柳の葬儀には千人もの人々が集まり、彼との別れを惜しんだと伝えられる。老柳はあくまで仕官を断り、門弟もあまりとらず、著作も残さず、ただ庶民の診療ひとすじに生きた町医だった。

41 新宮涼庭《しんぐうりょうてい》 一七八七―一八五四

順正書院を設立

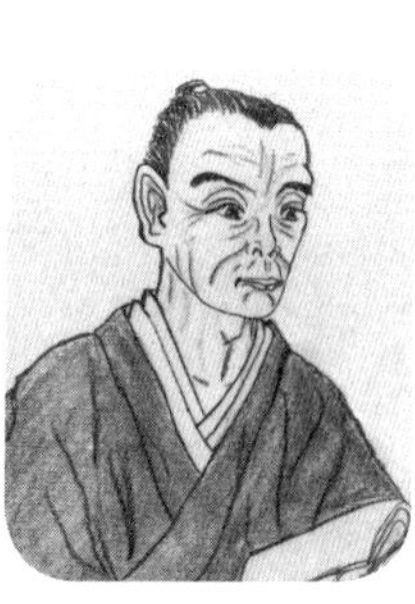

漢方から蘭方へと医学の底流が動いていたとき、その原動力となったのは上方の二つの塾である。一つは大坂で緒方洪庵《おがたこうあん》が開いた適塾《てきじゅく》であり、もう一つは京に新宮涼庭が開いた順正書院《じゅんせいしょいん》だ。その門人たちが医を業としたとき、日本の医術は大きく変わり、やがて明治維新後の漢方排斥にまで及ぶうねりとなっていく。洪庵はよく知られているが、涼庭についてはあまり知られていない。しかし彼は理財家としても名を上げ、京都府立医科大学の礎ともなった人である。

涼庭は天明七年（一七八七）三月一三日、丹後国由良（現在の京都府宮津市由良）に生まれた。名は碩《ひろし》、号を駆竪斎《くじゅさい》といい、通称を涼庭という。出生のとき二枚の門歯を持っていたと伝えられる。村の松原寺《しょうげんじ》の住職に読み書きを教わり、家が貧しかったので一一歳のときから叔父の有馬涼築《ありまりょうちく》に育てられて医学を志すようになった。その頃のエピソードに、深夜灯火が漏れないように線香の火の光で読書をしたとか。一五歳で『傷寒論』を読み極めたほどの俊才ぶりを発揮、一八歳で郷里に医業を開き、その腕前も評判になっている。涼庭の医術を支えたのは『傷寒論』『金匱要略《きんきようりゃく》』『温疫《おんえき》』の三書だった。汗吐下法《かんとげほう》（発汗・吐瀉・下剤を重視する医術）をもって万病の治療に当たっていたわけである。しかし患者が増えるにつれて涼庭は、それだけの治療法では不十分であると思うようになった。

そんな心境のとき、涼庭は『西説内科撰要《せいせつないかせんよう》』を読む機会があって強烈な啓示を受ける。この本は蘭方医・宇田川玄随《うだがわげんずい》が訳したもので、その中の黄疸編《おうだんへん》を読んだとき、西洋医学の進歩に驚き、すぐにも長崎へ留学したいと胸を躍らせたのであった。幸い田辺藩が涼庭の志を聞き及んで支援、文化七年（一八一〇）、彼は喜び勇んで長崎へ出立する。一介の町医者がこのような待遇を得るのは極めて異例であったという。

涼庭らしいのは、まっすぐ長崎へ向かったのではないことである。大坂で蘭学者の野呂天然《のろてんぜん》と橋本宗吉《はしもとそうきち》に会い、宗吉のもとに半年入門して蘭方医学の手ほどきを受けた。さらに涼庭は山陽路を選んで著名な医家を訪ねては逗留しながら学んでいる。宿駅で病人を診療することもあった。広島では恵美三白《えみさんぱく》と中井厚沢《なかいこうたく》に会い、三白のところには一〇カ月も逗留している。その間、三白の医術を習い、厚沢の蔵書を読む機会に恵まれた。

福岡では儒学者の亀井南冥《かめいなんめい》を訪れ、大宰府に詣でたあと近くの筑前山家から長崎入りしたと伝えられる。丹後を後にして長崎にたどり着くまで実に丸三年もかかる旅であった。その間、著名な医師と交流し、旅費と滞在費を診療によって得た報酬で賄っている。さらに長崎での学費を蓄財し、故郷の母親にも送金していた。のちに巨万の富を築いた彼ならではの才覚であろう。

長崎に着くとオランダ語の通詞である吉雄権之助《よしおごんのすけ》の塾の食客となって滞在した。吉雄塾には多くの門人がいたが、凉庭の才能は群を抜いていたという。凉庭はここでオランダ商館長のズーフとも知り合い、出島への出入りを許されて当時の商館医フェーゲルとも交流、じかに新しい知識を吸収することができた。フェーゲルが病死したときは後任のパティが到着するまで、凉庭がオランダ商館員の健康管理を依頼されたほどである。

文化四年（一八〇七）、長崎に大火があり、その災害が尾を引いて悪疫が流行した。凉庭はパティと協力して防疫に当たったが、この体験を経て凉庭の医術は名医の真価を発揮することになる。彼はこの流行病の解明に関連するオランダ原書から『神経疫論』と『腐敗疫論』の翻訳を行い、療法に戸惑う日本の医家に治療の方向を与えた。文政元年（一八一八）、一五年間も滞在した長崎を去り、故郷へ帰る。各藩の諸侯は競って招聘の手を差し伸べたが固辞し、翌年に京都へ出て南禅寺の近くに開業した。

凉庭の名声は高く、入門を望む若い医者たちで賑わっている。彼はその弟子たちを分に応じて診療させる病院組織をつくったために、年に何万両という収入に恵まれた。しかし凉庭は独り占めすることなく、これを若い医師の育成に注ごうと決意、南禅寺の横に「順正書院」を設立する。天保一〇年（一八三九）のことであった。彼が苦学した頃の夢をこの書院で実現したと云えるだろう。ちなみに前年には、大坂の緒方洪庵が適塾を開いている。二年の間に大坂と京に西洋医学の拠点が二つも生まれたわけだ。順正書院には、凉庭が長崎で学んだパティの祖国の師ブレンキの解剖学、外科学、婦人科学、小児科学、梅毒書、薬剤則書、局方書、化学書など一連の書物のほかに、ゴルドンの外科書、ハイステルの外科書、ブールハーフェの『万病治準《まんびょうちじゅん》』など、当時の著名なオランダ医書が三三種も揃えてあったという。すべて凉庭が読破したものであった。

凉庭は開放合理主義者でもあったらしい。順正書院の学律には「書生は他門に通い候事に禁なし。各門長ずる所を得んことを要す」とあり、門外に医術を教えない当時の風潮からみると画期的なことであった。また「医はもと人を活かすにあるも、その術拙ければ人を殺す。これでは仁と称し得ないだろう。かりにも余の門に学ぶ者はその術を精究して真医となれ」とも諭している。

凉庭は安政元年（一八五四）一月九日、その充実した六六年の生涯を閉じた。順正書院は明治まで続き、三人の息子によって『順正書院記』と『順正書院詩』が残されている。また凉庭自らも『窮理《きゅうり》外科則《げかそく》』『解体則』『外薬則』『療治瑣言《りょうじさげん》』など多くの著作を手がけた。凉庭の墓は京都左京区の南禅寺天授庵にある。

42 坪《つぼ》井《い》信《しん》道《どう》

一七九五―一八四八

蘭方診断を確立

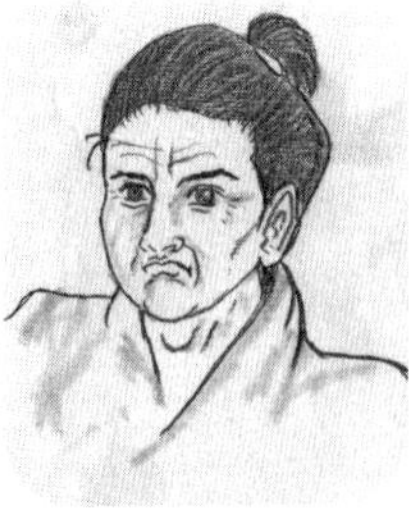

江戸後期の蘭医で、伊東玄朴《いとうげんぼく》と江戸の人気を二分したのが坪井信道である。だが二人の生きざまは際立って対照的だった。今太閤に登りつめた玄朴に対して、信道はあくまで地道に、質素に生きた男である。そして貧しい学徒にも塾を開放し、蘭方診断法を確立した先駆者として多くの後進から慕われた。適塾ほどに知られてはいないが、彼の安懐堂《あんかいどう》や日習堂《にっしゅうどう》からは二〇〇〇人を超える門弟が育ち、各地の医療を支えたのである。

信道は寛政七年（一七九五）一月二日、美濃国脛永《すねなが》村（現在の岐阜県揖斐川町）に、坪井信之の四男として生まれた。名は道《どう》、号を誠軒という。幼くして両親を亡くし、僧侶の長兄の浄界《じょうかい》に育てられるが、頭の回転の速い物覚えのよい子どもだった。

一八歳の頃には医師を目指して各地をめぐるようになり、漢方医の門を叩いては住み込んで教えを乞うている。尾張で漢学を学び、さらに江戸で著名な中津藩儒者・倉成龍渚《くらなりりゅうちょ》に師事するが、龍渚が豊前中津に帰るときこれに随い、中津に移り住んだ。

その後、信道は九州の各地に評判の医師を訪ねては医学を学んでいる。豊後日田の開業医・三松《みまつ》斎寿《さいじゅ》のところに寄宿した折には広瀬淡窓《ひろせたんそう》の謦咳にも接したとか。しかし文化一二年（一八一五）、中津藩医の辛島正庵《からしましょうあん》宅で宇田川玄真《うだがわげんしん》の『医範提綱』を読んだのがきっかけとなり、このときから西洋医学を志すようになったと伝えられる。

広島で蘭方医の中井厚沢《なかいこうたく》に学び、ここで生涯の友となる岡研介《おかけんかい》と知り合った。信道は二四歳で周防《すおう》赤間関《あかまがせき》（現在の山口県下関市）に医業を営む。多少の蓄えを得ると、かねての計画どおり江戸へ向かい、文政三年（一八二〇）、信道は憧れの宇田川玄真に入門する。時に二六歳であった。

だが彼は、江戸への途上に立ち寄った京都で兄・浄界の病気を知り、蓄えの一切を渡してきたので、自らは貧しさに苦しむことになる。ある日、塾の門前で卒倒していたところを玄真に見られ、塾の玄関番に雇ってもらうことでようやく安定を得たのであった。

信道は玄真の数ある門弟の中でも、たちまち頭角を現した。その能力を見抜いた玄真から、ライデン大学のブールハーフェの著書を翻訳するように命じられた信道は、艱難辛苦して三年がかりで和訳を完成、『万病治準《まんびょうちじゅん》』と名づけて公にしている。

文政九年（一八二六）には『診候大概《しんこうたいがい》』も刊行。これは『万病治準』を要約したもので、この本により西洋流の診断が日本に確立されたと云えるだろう。文政一二年（一八二九）には深川三好町で診療を始め、かたわら「安懐堂」という名の蘭学塾を開いた。

その頃、江戸では伊東玄朴が長崎帰りの蘭医として絶大な人気を博し、彼の利殖の巧みさも加わって、四枚肩の駕籠を乗り回すほどに出世、今様太閤の陰口まで叩かれるほどであった。信道はすぐ玄朴に追いつくほど有名にはなったが、決して驕らなかったという。

安懐堂の謝礼も入門時に大豆一升を受け、授業料も年に大豆二升だけである。ちなみに玄朴の塾は入門料として玄朴に金二〇〇疋《ひき》、扇子一箱、夫人に金一〇〇疋、若先生と塾頭に各金五〇疋、塾中に金二〇〇疋、家僕に金五〇疋を要求していたとか。同じ苦学の経験を積んだ二人ではあるが、その生きざまはまさに対照的であった。

信道は天保二年（一八三一）に水戸藩医で蘭学者の青地林宗《あおちりんそう》の長女・久米を娶る。信道三七歳、久米二二歳で結ばれたが夫婦仲は睦まじく、医業の評判もますます高まっていた。この年、緒方洪庵が安懐堂に入門し、かれは信道の若い頃と同じように玄関番をしながら勉学に励んだと伝えられる。

後年、信道は養子の信良《しんりょう》を適塾に学ばせ、嫡子の信友《しんゆう》も信道亡きあと適塾に入門したという。それだけ信道は洪庵の人となりを信じていたのではないか。天保三年（一八三二）には深川冬木町にも塾舎を新設して日習堂と命名、信道に学んだ者は二〇〇〇人を超えると記録されている。信道は日習堂で初めて『和蘭文典《おらんだぶんてん》』を講じ、さらに自らの『診候大概』をテキストにして脈拍を数え、体温を測定し、患者の病状、診断、予後などについて討論するなど、近代的な医学教育を行った。信道を慕う学徒はますます増えたが、信道は質素を旨として生き、それがまた信道の人気となって広まっていく。

硬骨の医師・松本良順《りょうじゅん》は、そんな信道を玄朴と対比して、「坪井派にあるものはみな信義の人なり。これに反し伊東派は専ら利を得ることを旨とせり。故に時の諸有志みな坪井信道先生を以て生菩薩と称し――」とまで書いている。信道は天保八年（一八三七）、長州藩の侍医に登用されたが、彼の本意は栄誉よりも地道な診療にあったと云えるだろう。

「医は仁」を実践した信道は、後世まで医聖と仰がれたのであった。そして嘉永元年（一八四八）一一月八日、胃ガンが肺に転移して五三歳の生涯を閉じている。短くも充実の一生であった。信道の塾は養子の信良が引き継いだが、七年後の安政大地震（一八五五）で崩壊し、翌年の大津波で壊滅的な被害を受け、惜しまれながら幕を閉じた。

しかし信道の訳著書『万病治準』（訳稿本二一冊）、『診候大概』（一冊）、『製煉発蒙《せいれんはつもう》』（一冊）、『遠西《えんせい》二十四方《にじゅうしほう》』（一冊）などが残されている。彼の墓は東京都豊島区駒込の染井霊園にあり、生誕地には顕彰碑が建立されていた。

43 宇《う》田《だ》川《がわ》榕《よう》庵《あん》

植物と化学の祖

一七九八—一八四六

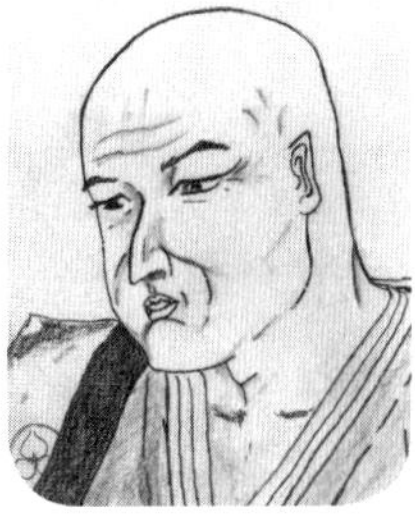

江戸後期の蘭学者である宇田川榕庵は、その臨床実績よりも日本の科学に貢献した男として特筆される。彼は卓越したオランダ語を駆使して西洋の植物学と化学を紹介し、その著述を通じて黎明日本に限りない繁栄と進歩をもたらした。人は榕庵を「植物学の先駆者」とも「化学の始祖」ともいう。この列伝の中では異色の英才である。しかし榕庵を見逃すわけにはいかぬほど、彼の業績は医療の世界にも大きく貢献していることを忘れてはなるまい。

榕庵は寛政一〇年（一七九八）三月九日、大垣藩医・江沢養樹《ようじゅ》の長男として江戸に生まれた。名は榕、号を緑舫《りょくほう》という。幼い頃から利発さが目立ち、一四歳で父の師・宇田川玄真《げんしん》の養子となる。宇田川家は代々医業を継ぎ、三世玄随《げんずい》の代から美作《みまさか》国津山藩の藩医として江戸住まいとなった。とくに四世玄真は蘭学を学び、未開拓のオランダ内科を手がけて『遠西医範《えんせいいはん》』（三〇巻）はじめ『和蘭薬鏡』などを著した逸材である。

この優れた学者を養父とした榕庵は、一五歳のときから古医方を学び、翌年からは本草学にも手を広げて山野に薬草を求め歩くようになった。一七歳で長崎のオランダ通詞・馬場作十郎に師事し、「訳文の法」を学ぶことになる。榕庵がショメールの百科事典を手にしたのは二〇歳のとき。そして処女論文ともいうべき『諳厄利斯瀉利塩考《えんげりすしゃりえんこう》』を著したのは文政二年（一八一九）のことであった。彼はその著でエプソム塩は漢名の凝水石のことであり、主成分は硫酸マグネシウムで、下剤になることを明らかにしている。

榕庵は化学と同時に本草学にも関心を深め、文政五年には動物と植物は形態的・機能的に一理であるという論文集『西説菩多尼訶経《せいせつぼたにかきょう》』も刊行した。ボタニカはラテン語で植物という意味。本草を探りオランダ渡りの顕微鏡下で採集物を整理したわが国初の植物学指針といわれている。

続いて榕庵は『植学啓原《しょくがくけいげん》』の執筆にとりかかった。シーボルトが来日してオランダ商館長らと江戸入りしたとき、榕庵はシーボルトを迎えて親交を結び、スプレンゲルの『植物学入門』を贈られるが、その翻訳を基礎に西洋本草の概要を示したのがこの書である。注目したいのは、「花は二四経（綱）あり、細かく分割すれば一一〇余の緯（目）あり」と記して、リンネの雌雄分類体系を紹介していることで、これは特筆すべきことであろう。

しかし、榕庵の名を不朽にしたのは『舎密開宗《せいみかいそう》』を著したことである。舎密はセイミと読み、原語のchemieの音訳。開宗とは本源を知らせるという意味で、この書こそわが国初の「体系的化学書」と云うにふさわしい。内編一八巻、外編三巻より成り、天保八年（一八三七）に初編（一巻から三巻まで）を発行、最終巻の発行は榕庵の死後、弘化四年（一八四七）と推定されている。明治期に入るまで最高の化学の教科書でもあった。

『舎密開宗』の主体をなす原本はイギリス人のウィリアム・ヘンリーの著書である『Element of experimental chemistry』（化学実験の原理）で、このドイツ語訳をさらにアダルフ・イベィがオランダ語に訳したもの。これを和訳するのに榕庵は、本書ばかりでなくラボアジェの訳書や二〇を超すオランダの化学書を参考にしたという。榕庵は徹底的にラボアジェの理論と化学命名法を学んだ。そんな意味で日本の近代化学はラボアジェの受容から始まったと云えるのかもしれない。

榕庵がつけた名は現在でもたくさん残っている。元素名では酸素、水素、炭素、窒素、マグネシウム、燐《りん》、亜鉛など。物質名では苛性ソーダ、苛性カリ、炭酸ガス、硫酸、塩酸などがあり、物質、細胞、試薬、成分、燃焼、還元、溶解、蒸留、濾過、飽和、昇華、分析など、多数の用語が榕庵によって考案されたのだ。新しい学問を受け入れるためには先進国の術語を受け入れ側の造語にして用語体系をつくらなければならない。それなくしては思想も概念も理解されないからだ。まさしく榕庵は天才的な能力を発揮したのである。

榕庵は『舎密開宗』の巻一、第一章の「舎密親和《せいみしんわ》」でこんな意味を述べている。「天地にある異種類の万物は、それぞれに親和力を備えているが、相手を選ばずすべて親和するわけではない。たとえば水と油、水銀と水などは親和しない。油は浮き、水銀は沈降する」と。親和力から解き明かして主題へと進むのだ。

また水の成分では、「水は純体にあらず。水素と酸素をもって成る」といい、水の合成と分解を説いている。当時としては画期的な内容であろう。このように『舎密開宗』はどこを開いても新知識に満たされ、読む者を驚かさずにはおかない。榕庵が「化学の始祖」と称される所以である。彼は当時の蘭方医が西洋の薬物に関心を寄せたように、オランダの薬物学に心ひかれ、翻訳や研究を続けた。その間に西洋の本草学と植物を知り、化学を独学で追究し、ラボアジェの論もよく消化して畢生の大書『舎密開宗』の刊行に到着したのである。

榕庵には『西洋紀年譜』や『和蘭志略《おらんだしりやく》』などの著作もあり、『海上砲術全書』という共著まで手がけた。『舎密開宗』も完成したわけではない。続編に意欲を燃やしていたが、弘化三年（一八四六）六月二二日、結核のため死去。享年四八。あまりに短い生涯であった。だが榕庵の灯した火は、川本《かわもと》幸民《こうみん》や養子の宇田川興斎らに引き継がれ、赤々と燃えている。

44 尾《お》台《だい》榕《よう》堂《どう》

一七九九—一八七〇

町医を通した男

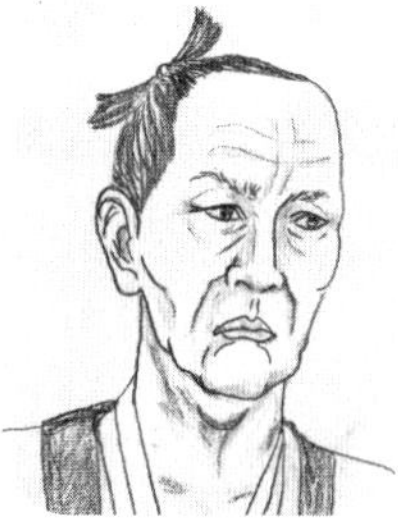

幕末の江戸にあって、浅田宗伯《そうはく》と名声を二分したのが尾台榕堂である。吉益東洞《よしますとうどう》を信奉し、古方派の医術をひたすら究め続けた。東洞の『類聚方《るいじゅほう》』を解説した『類聚方広義』は、漢方医学を志した近現代の医学徒が必ず手にしたほどの名著である。榕堂は権威におもねらず、町医であることを誇りとして頭を剃らなかった。その名は医史上に燦然と輝いている。

榕堂は寛政一一年（一七九九）、越後国魚沼郡中条村（現在の新潟県十日町市中条）で町医を営む小杉《こすぎ》三貞《さんてい》の四男として出生した。名を元逸《もととし》、字を士超《しちょう》と称し、通称を良作という。一三歳で父を失い、一六歳のとき江戸へ出て尾台浅岳《おだいせんがく》に入門、古医方を学ぶ。また亀田綾瀬《かめだりょうらい》に儒学を師事する。

文政六年（一八二三）、医業を継いだ兄・三省が急病で倒れたとの報を受け、急いで帰郷、兄に代わって診療を始めた。翌年には二七歳で隣村の町医の娘と結婚し、榕堂と号することに。素朴な人たちに囲まれて、中条での診療生活は順調だった。

父の遺志を継いだ榕堂は、貧しい人から薬礼を受けることはなかったので、生計は決して豊かではなかったが、夫婦仲もよく、村人からも慕われて多忙な日々を送る。だが天保五年（一八三四）、江戸に大火が起こって浅岳の家も類焼し、その心労もあって浅岳が急逝する事態が発生した。師を見舞った榕堂は未亡人から尾台家を継いでほしいと懇願され、どうすべきかに思い悩む。

しかし師への恩義に報いようと決意、回復した兄の了解も得て再び江戸へ発つことになった。さっそく焼け跡に仮小屋を建てた榕堂は、姓を尾台と改め、寝食を忘れるほど診療に励む。その甲斐あって一年後には患者が入りきれなくなり、建て替えるまでに復興した。

やがて榕堂の名も高まり、弟子入りを乞う者が増えてくる。榕堂は「尚古堂《しょうこどう》」という名の塾を開き、若者たちの向学心に応えた。榕堂自身も古医方を究めようと、一緒になって学ぶ姿勢が好感を呼び、尚古堂の評判は上がるばかり。いつしか江戸でも指折りの名医に数えられるようになっていた。

そして文久元年（一八六一）、幕府から侍医の沙汰が届く。榕堂はこれに対し、「わたしは町医者で、将軍さまも大事だが一〇〇人の庶民には一〇〇の病気があり、わたしはその人たちに必要とされている」と丁寧に断る。それでも断りきれないとわかって榕堂は条件を出した。①庶民の診療を認めること、②御用時だけの勤務とすること、③頭を剃らぬこと、の三点であったといわれる。

いずれも侍医に課せられたことを免れようとするわけだから、これで沙汰やみになるだろうと榕堂は思っていた。ところが意に反して、幕府から三点を認めると返事が来たのである。仕方なく榕堂は応ずるしかなかった。一四代将軍・家茂はまだ一六歳の弱々しい少年だったという。

榕堂が頭を剃らなかったのには理由がある。江戸時代も古来のしきたりどおり、医師は僧侶よりも位は低かった。そこで剃髪し、法衣をまとって僧侶の姿となり、法眼や法印の官位にありつこうとする侍医が多くなり、それが風習となっていたのである。これに抵抗する後藤艮山などは、わざと長髪にして束ね、それが町医のスタイルになったともいわれる。

とにかく榕堂は、頑として頭を剃らないばかりか、診療態度も区別はしなかった。貴人を診るとなると、必要以上に恐縮するのも当時のしきたりで、糸を伝わる脈診をしたなどというのも落語の話ばかりではなかったらしい。榕堂はそんな卑屈さを排除して庶民の診療と変わらぬ態度で臨んだ。臨床効果は歴然とし彼の評判は高まったが、一部には無礼と陰口を叩く者もあったという。

それから数年後、榕堂は隠居して家督を師・浅岳の嫡男・良郷《りょうきょう》に譲った。そして医書の著作ひとすじに取り組むのである。榕堂には四八巻に及ぶ医学全書があるが、その中でも漢方医学のテキストにも選ばれるのは『類聚方広義《るいじゅほうこうぎ》』であろう。これは吉益東洞の『類聚方』に『方極《ほうきょく》』を加え、詳細な頭注を付したもの。安政三年（一八五六）に刊行された。

この書は古方派の臨床実用書としては最良の書として評価されており、漢方界では広く愛読されたものである。榕堂の著書はこのほかに元治元年（一八六四）刊の『霍乱治略《かくらんちりゃく》』、文久三年（一八六三）刊の『医余《いよ》』、明治四年（一八七一）刊の『方伎雑誌《ほうぎざっし》』などが目立つ。『霍乱治略』は当時盛んに流行していたコレラの治療指針。『医余』は東洞の『古書医言《こしょいげん》』にならい、経史や古典から医学に関する記載を抜き出して率直な意見を付したもの。彼の儒学的素養の深さがうかがわれる。

『方伎雑誌』は医論、臨床治験、薬物論、随想などを織り交ぜ和文で平易に記述した内容で、榕堂の医学観を示す好著であろう。ほかにも、若い頃の榕堂の医学備忘録ともいうべき『橘黄医談《きっこういだん》』や、東洞の『薬徴《やくちょう》』を補訂した『重校薬徴《じゅうこうやくちょう》』、それに治療法の大略を述べた『井観医言《せいかんいげん》』などの写本が残っている。多忙な臨床生活の中で、これだけの著作をまとめた力は驚くべきものがあろう。

榕堂は明治三年（一八七〇）一一月二九日、巣鴨で七一歳の生涯を閉じた。豪雪の田舎町で育った彼は純朴で、権威におもねらず、医師としての良心に忠実に生き抜いたと思う。私欲を超えて三〇〇人の門人を育成した医学への情熱と人間愛は、多くの人々に感銘を与えたことだろう。彼を偲んで漢方界の有志が後年、東京八重洲柳通りに「榕堂の碑」を建立した。墓は台東区谷中の観音寺にある。

45 伊東玄朴《いとうげんぼく》

今様太閤の蘭医

一七九九―一八七一

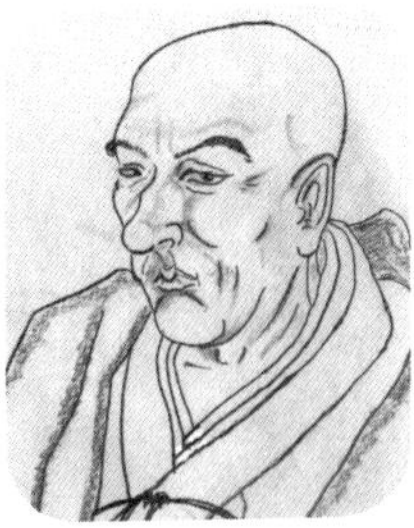

ソロバン勘定のうまい医者は、玄関構えが立派でないと人が信用しないと考え、伸るか反るかの山を張って外観を飾ったものらしい。江戸期の話である。だから古川柳にも、「医者の山二つに一つの玄関なり」とうたわれた。「医者出世藪から棒の四枚肩」ともいう。四人担ぎの駕籠に乗る気分を詠んだものだが、要領のよさも皮肉っている。これらの句を彷彿とさせるのが伊東玄朴だ。

玄朴は寛政一一年（一七九九）、肥前国仁比山《にいやま》村（現在の佐賀県神埼市）の農民・執行重助《しぎょうじゅうすけ》の子として誕生。名を淵《えん》といい、後に玄朴と改めた。幼少の頃から利発ではあったが、貧しい小作農だったので隣村の漢方医・古川左庵《ふるかわさあん》のもとに下男として住み込み、四年間ここで門前の経を体験する。父親が亡くなると郷里に帰って医業を始めた。医者となるのに厳格な資格など必要としない時代だから、たちまち借財を整理して、かなりの蓄財までできたとか。

しかし淵は、野心も名誉欲も人一倍に強かった。辺境の医者ではとうてい満足できず、あわよくば幕府の奥医師にまで出世することを夢見て、まず最新の医術を学ぼうと長崎へ出たのは、文政五年（一八二二）、二三歳のときである。寺男として住み込みながら、オランダ通詞・猪股伝次右衛門《いのまたでんじえもん》の講義を受けることから学び始めた。

その頃の長崎は、シーボルトを中心に洋学の研究熱が盛んな時期で、やがて淵も鳴滝《なるたき》の医学塾に通い、蘭医を志すようになる。彼はシーボルトの医術を貪欲に学んだ。文久九年（一八二六）にはオランダ商館長の一行に随って江戸の生活も体験している。そして長崎に帰るとき、幕府の天文台長・高橋作右衛門からシーボルトへの贈り物として日本地図を託されることに。

やがて地図を国外に持ち出すことは国禁であるとわかり、世にいうシーボルト事件が起こる。淵も捕吏に追われる身となるが、運よく熊本に出かけていて捕えられずに済んだ。その後、佐賀藩の配慮により鍋島直正の家臣・伊東玄朴ということにして自首し、荷物を預かっただけで中身は知らなかったと主張、辛うじて罪を免れたという。

玄朴と名乗ったのはこの事件以降である。シーボルト事件では多くの門人が連座して謹慎を強いられたのに、玄朴は拘束を受けなかった。その頃ジフテリアが流行して玄朴は多忙を極めている。富を得ると彼は佐賀藩に働きかけて一代限りの士分に取り立ててもらう。玄朴にとってはそれも出世へのステップにすぎず、野望は大きく膨らむばかり。

天保四年（一八三三）、玄朴は江戸へ出て下谷和泉橋通りに豪壮な屋敷を構え、蘭学塾「象先堂《しょうせんどう》」の大看板を掲げた。それは物見高い江戸っ子の話題となるほどで、大見栄を切ったのである。有名な蘭方医が長崎から乗り込んできたという宣伝が効いて、金持ちの患者が押し寄せた。その年に得た玄朴の収入は一〇〇〇両を超えると噂されたという。玄朴はまだ三四歳であった。

玄朴の名をさらに高めたのは天然痘の流行である。オランダ医書で種痘術という予防法を知っていた玄朴は、鍋島藩の侍医の立場から牛痘苗の輸入を進言、江戸に送られてきた痘苗を藩邸に住む子どもたちに接種した。嘉永二年（一八四九）のことで、牛痘種はバタビアからもたらされたとか。これが江戸における最初の種痘である。

その頃まで幕府に重用されていたのは漢方医であった。医学館を主宰する多紀元胤《たきもとつぐ》はオランダ医学が盛んになるのを抑えるため、幕府に工作して外科、眼科、産科以外の治療を封じる禁令を出させている。ところが同じ年に種痘術が注目されたのは皮肉な結果と云えるだろう。幕府も五年後には禁令を解き、安政五年（一八五八）には江戸に種痘所を設けるまでに変わるのだ。

玄朴は神田お玉が池の種痘所を主導、ここを漢方医に対する西洋医の本拠のように振る舞った。さらに玄朴に幸運をもたらしたのは将軍・徳川家定が病気になり、漢方医の手に負えなくなって玄朴にも治療の機会が与えられたことであろう。この時点で玄朴は幕府の奥医師になった。家定は助からなかったが、玄朴は法眼にまで出世している。

文久元年（一八六一）、種痘所は西洋医学所と改称され、玄朴は大槻俊斎《おおつきしゅんさい》頭取のもとで取締に就任、奥医師最高位の法印にまで登りつめた。ちなみに西洋医学所は、明治四年に大学東校、同七年に東京医学校と改称、同一〇年には東京開成学校も合併して東京大学に膨らみ、現在の東京大学医学部にまで発展したのである。

とんとん拍子に出世した玄朴は、蘭方医たちからさえ「今様太閤」とか「太鼓医者」などと陰口を叩かれるほど権勢をほしいままにした。玄朴の乗った四枚駕籠の脇には侍が二人従い、その後に薬箱、傘、鋏箱、杖袋、草履などを持つ一一人の供が連なったという。それは往診というよりもきらびやかな道中と呼ぶほどで、往来の目を奪っている。

貧農の家に生まれた玄朴の晩年は、富と栄誉に満ちていた。それを可能にしたのは、明晰な頭脳だけではなく、物欲や名誉欲にも桁外れの人物であったからに違いない。シーボルト事件のときでもわかるように、運にも恵まれていた。そんな玄朴も加齢には逆らえず、明治元年、養子の方成《ほうせい》に家督を譲って隠居している。同四年（一八七一）一月二日没。享年七二。玄朴の著作にはビショップの訳本『医療正始《いりょうせいし》』などがある。

46 楢林《ならばやし》宗建《そうけん》

一八〇二—一八五二

最初の痘苗輸入

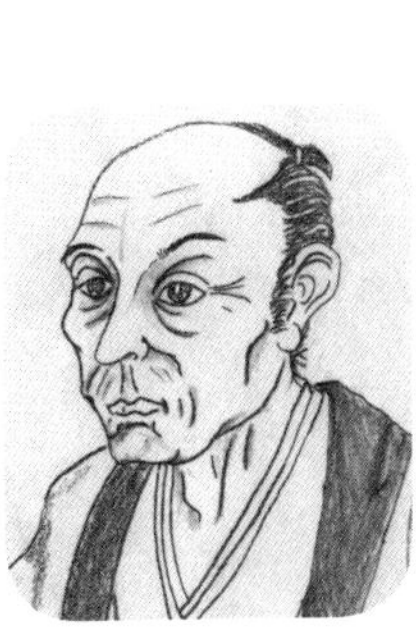

急激な発熱と頭痛、筋肉痛、嘔吐をともない、発疹が現れる疫病、それが疱瘡《ほうそう》である。これに感染すると死を免れても醜い痘痕《とうこん》を残し、過酷な運命を強いられる恐ろしい伝染病だ。痘瘡または天然痘ともいう。奈良時代の天平七年（七三五）に大陸から侵入して以来、何回か大流行を繰り返してきた。そして江戸時代に入ると絶えず流行するようになり、おそらく死因のトップを占めたであろうと推測されている。

疱瘡は一度この厄を切り抜けると免疫が得られ、もう二度と罹患することはない。なのに、疱瘡が伝染病であると医者の間で認識されたのは、文化七年（一八一〇）に橋本伯寿《はしもとはくじゅ》が『断毒論《だんどくろん》』を公にして以降のことらしい。それ以前は胎毒や邪気が病因と思われていたのだった。わが国で初めて痘苗を輸入し、種痘の実用化に成功したのが長崎の楢林宗建であり、痘苗は多くの人によって広められたのである。

宗建は享和二年（一八〇二）、佐賀藩医・楢林栄哲《ならばやしえいてつ》（峡山）の次男として長崎に生まれた。名を高房《たかふさ》、号を和山《わざん》といい、宗建は通称である。少年の頃から蘭書に親しみ、成年前すでに人に教えるほどの実力を備えていたという。文政六年（一八二三）来日したフランツ・フォン・シーボルトのために、診療施設として楢林医塾を提供し、シーボルトに師事して兄の栄建《えいけん》らと共に臨床教育に参加した。初めて見聞する西洋医学に宗建らは驚異の目を見張ったと伝えられる。

シーボルトは一七九六年、ドイツ南部のビュルツブルクに生まれた。代々が医学者で彼も医学の学位を得ている。さらに博物学や民俗学を学び、しばらく開業したが、東洋の研究に魅せられてオランダ東インド会社に入社、長崎オランダ商館の医官となって来日したのであった。長崎に着くとさっそく医学や博物に関する日本研究を始める一方、要請に応えて鳴滝塾《なるたきじゅく》を開設、西洋医術などを講義することになる。開塾第一号は江戸から馳せ参じた本間棗軒《ほんまそうけん》であった。

文政九年（一八二六）、シーボルトは商館長スチューレルの江戸参府に同行したが、九州から四国、京坂、東海道の宿駅には日本の医師、本草学者らが待ち受けていて、歓迎を兼ねた講演会が開かれたという。彼は修得したドイツ医学を蘭学の中に採り入れ、わかりやすく西洋医学を紹介した。宗建はむさぼるように新知識を吸収し、二五歳で家督を継ぐことに。そして父に代わり長崎在住の佐賀藩医となったのである。

佐賀藩主の鍋島直正は、思うところあって宗建に出島のオランダ商館への出入りを許した。医学以外の機密的な文献をオランダ商館から探り取ろうとの狙いがあったとみられる。宗建は兵法、航海術などの書物を入手して直正を満足させ、自らも絶好の機会とばかりに医学、薬科学に関する原書をあさりまくった。資料は得意の翻訳でまとめ上げ、藩主に上納したので、これが藩勢の伸長と開化に計り知れない利点となったのは否めない。

弘化三年（一八四六）、宋建は医学教育を組織的に行うための「大成館《たいせいかん》」を設立し、藩内の子弟ばかりでなく各地から長崎を目指して留学する者を迎えた。そして讃えるべきは、彼が日本最初の痘苗輸入者であり、種痘の創始者であることであろう。弘化四年、長崎をはじめ九州一帯が痘瘡に見舞われた。宗建は蘭医モーニッケに種痘法を教わっていたので、さっそく対策に乗り出そうとしたが、痘苗の培養ができずに立ち往生をしてしまう。宗建はオランダ商館に駆け込んで急ぎ痘苗の輸入を懇請した。

オランダ船によってバタビアから痘苗が輸入されたのは嘉永元年（一八四八）である。モーニッケが痘苗を宗建のもとに運んでくれた。宗建はすぐわが子に種痘を施したがうまくいかない。痘苗の鮮度に問題があると思った。そしてひらめいたのは、変質しやすい液状の痘苗よりも、固体で変質しにくい牛痘の痘痂《とうか》、つまりカサブタを使ってはというアイデアである。翌年カサブタの痘苗を入手して再びわが子に種痘、見事に発痘したのだ。

さっそく藩の子弟に接種して効果を確かめると、少しでも多くの庶民に恩恵を及ぼそうと奔走する。この方式は、伊東玄朴《いとうげんぼく》、日野鼎哉《ひのていさい》、笠原良策、緒方洪庵《おがたこうあん》らの協力で九州はもちろん、京坂から江戸にまで広がったのだ。牛の菌を肌に埋めることに強い抵抗もあったが、痘苗を理解させるために各地で説得し、声をからして街頭での呼びかけも行ったと伝えられる。種痘を行った地域は疫病から免れたので、ようやく納得してもらうまで宗建らの活動は続いた。

ところで、宋建と親交のあったシーボルトだが、滞日六年でいったん帰国することになり、このとき彼が研究資料として入手していた地図や将軍家の紋服など、国外禁制のものが露見し、世にいうシーボルト事件が起こる。文政一一年（一八二八）の出来事であった。シーボルトは追放となり、彼の門弟らも罪を問われたが、宗建はなぜかお咎めがなかったようである。巻き添えを免れたのは宗建と玄朴ぐらいで、高良斎《こうりょうさい》、二宮敬作、土生玄碩《はぶげんせき》、高野長英らは一時拘禁や逃亡する身となった。

宗建とシーボルトは、来日した頃こそ親密ではあったが、宗建が佐賀藩のため蘭学のさまざまな文献を長崎から持ち出すようになってからは疎遠になっていたようだ。シーボルト事件に連座しなかったのも、そのへんの事情を反映しているのだろう。宗建は種痘の普及に貢献はあったものの、蘭学の面で特筆すべき業績はなく、むしろ佐賀藩近代化の功労者という側面を持っている。佐賀という国柄の先進性の背景には西洋の窓口である長崎が近くにあり、宗建の隠れた力があったのだ。

宗建は嘉永五年（一八五二）一〇月六日、五〇歳の生涯を閉じている。著書には種痘活動を記した『牛痘小考《ぎゅうとうしょうこう》』や西洋外科を論じた『瘍医方函《よういほうかん》』などがあり、大成館からは幾多の英才も巣立った。父・峡山の名声には及ばなかったとはいえ、種痘に残した功績は大きい。宗建の郷里の佐賀県立病院好生館の構内には、彼を讃える「種痘の像」が建立されている。

47 高《たか》野《の》長《ちょう》英《えい》　一八〇四—一八五〇

幕末を生きた男

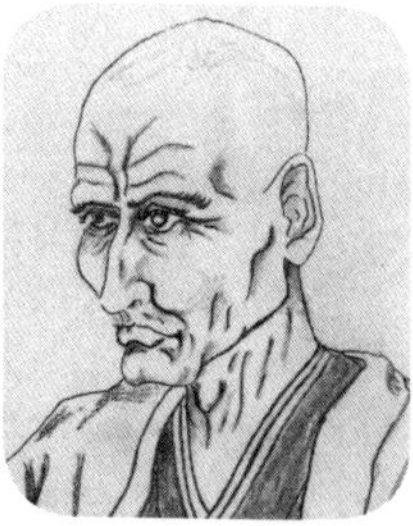

一医師としてよりも、幕末を生きたインテリの生きざまが注目された男。率直に云ってしまえば高野長英とは、そんな人物であった。四六年の生涯の大半を逃亡者として過ごさなければならなかったのはなぜ？　しかも不自由な生活の中で蘭学書を翻訳し、医術を活かし、時代を見詰めて土壇場まで信念に生きた長英を、わたしはあえて医療人の仲間に記録したい。

長英は文化元年（一八〇四）五月五日、仙台藩水沢領の藩士・後藤実慶《さねのぶ》の三男として出生、幼くして叔父・高野玄斎《げんさい》の養子となった。幼名は譲《ゆずる》、字は悦三郎《えつさぶろう》で、号を瑞皐《ずいこう》という。義父の玄斎は江戸で杉田玄白に蘭方医学を学んだことから家には医書が多く、長英も幼い頃から蘭学を志している。文政三年（一八二〇）、江戸へ出て杉田伯元《すぎたはくげん》や吉田長淑《よしだちょうしゅく》に師事、ここで長淑に認められて長英と名乗るようになった。

長淑塾《ちょうしゅくじゅく》で学ぶこと三年、長英は医術、オランダ語とも抜群の成績であった。そして文政九年にはさらに高度の技術を習得するため長崎に留学し、シーボルトの鳴滝塾《なるたきじゅく》で医学と蘭学を学ぶことになる。時に長英は二二歳。鳴滝塾にはすでに高良斎《こうりょうさい》、伊東玄朴《いとうげんぼく》、戸塚静海《とつかせいかい》、竹内玄同《たけのうちげんどう》らの面々がいて、新参の長英を品定めするかのように眺めていた。

塾での二年間を長英は勤勉に勤めあげている。その抜きん出た学力から塾頭になり、さらには寸暇を惜しんで通詞・吉雄権之助を手伝いながら学費を稼いだ。シーボルト事件が勃発したのは文政一一年（一八二八）である。その概要は楢林宗建《ならばやしそうけん》の項で述べたが、難を知った長英は早くも鹿児島に逃れ、逃亡者・長英の長く苦しい生活はこのときから始まった。

翌一二年には捕らわれたシーボルトはじめ高良斎や二宮敬作らが、六月に放免となっている。同時に長英も長崎に戻ったが、彼は逃亡者として罪人名簿に載っていて、依然追われる身であった。変装して江戸に入り、麹町に仮寓して秘かに医業と翻訳を始める。三河国田原藩重役の渡辺崋山《わたなべかざん》と知り合い、その能力を買われて鈴木春山《すずきしゅんざん》らと共に蘭学書の翻訳をすることになった。長英が二七歳になった頃である。

ピタゴラスからガリレオ・ガリレイ、近世のジョン・ロック、ウォルフなど西洋哲学史を初めて翻訳したのも田原藩のお雇い蘭学者たちで、長英もそれに一肌脱いだことになろう。また長英は天保四年から七年間も続いた大飢饉に際して、庶民の窮乏を救うため尚歯会《しょうしかい》に入り、崋山や藤田東湖《ふじたとうこ》らと中心的な役割を果たす一方、『勧農備荒二物考《かんのうびこうにぶつこう》』を著し、早生そばと馬鈴薯などの救荒作物の栽培を勧めている。

天保八年（一八三七）には異国船打払令に基づくアメリカ船籍の商船モリソン号を追放する事件が起きた。長英は幕府の態度を冷笑する『戊戌夢物語《ぼじゅつゆめものがたり》』を著し、崋山らと共に批判した。これでまた追われる身となる。崋山は捕えられ、長英は姿を消すが、蘭書などを没収されることを知って自首し投獄された。翌年一二月、長英は幕政批判のかどで終身禁固の宣告が下りる。これを世間では「蛮社の獄」という。

長英の獄中記に『わすれがたみ』がある。彼は牢内で服役者の健康を守ることに努め、劣悪な牢内環境の改善なども訴えた。だから牢内の信望は厚く、親分肌の性格もあって牢名主に祭り上げられていたという。そのせいか、服役二年後に起きた獄舎の火事も、長英が放火させたのではないかという説もある。そのとき切り放しの中には長英と崋山の姿があった。

切り放しとは、火災の際の一時放免のことで、三日以内に戻ると罪一等が減じられる。長英はこれを無視した。脱獄後の経路は定かでない。鳴滝塾の同門などを頼りながら、町医者姿になって潜むこと一年、追及の手がゆるんだ隙を見て郷里水沢に潜行したが、そのとき顔面を硝酸で焼き、母親も訝るほどの変貌ぶりであったとか。江戸に戻ったもののすぐ名古屋に移り、そこも安全ではないとわかって伊予の宇和島へと逃げのびる。

ここまでは追及の手も伸びなかったとみえて、長英は宇和島藩の訳官となり、蘭学の兵法書を翻訳したり、兵備の洋式化などに従事していた。砲術の訳本や彼が築いた久良《ひさよし》砲台などは、いまに現存している。しかし嘉永三年（一八五〇）には江戸に帰り、高柳柳之介と名を変えたりして細々と医業を営んでいた。皮肉なことに本業の医者よりも砲術書が売れて、久しぶりに青山百人町で妻子と暮らすことができたという。

時世は西洋式の兵法を求めていた。長英はその風潮に応じて兵法書を翻訳し、大いに利益をあげたと伝えられる。島津藩の依頼で三兵操練の洋書を訳したのもこの時期であろう。だが一年も経ないうちに、松下寿酔《じゅすい》に乞われて向島の別宅に往診した折、捕吏に感づかれて数日後、自宅で捕縛される際に自らの頸動脈に刃を突き立てた。一〇月三〇日、四六歳で絶命。彼は東京青山の善光寺の墓地に眠っている。

長英は医術にかけてもシーボルトからドクトルと呼ばれたほどの名手であったが、その医師としての仕事よりも洋学の研究に追われていた。文政一二年以降、ほとんど逃亡生活であった彼にとって、人と接する医者稼業は危険であり、もはや絶望的であったのだろう。隠れて翻訳し、偽名の仕官で時勢を見詰めながら、耐え抜いて生き続けたのであった。

確証はないが、長英の才能を惜しむ周辺の人たちが、秘かに幕府軍務官の勝海舟と会って庇護を懇願したという話もある。ともかく不自由な逃亡生活の中で、彼は幾多の著書を世に残した。『痘疫疹《とうえきしん》』『避疫要法《ひえきようほう》』などの医学書のほか、軍事、経済、随想と、長英の著作の範囲は広い。幕末を描いた文献にはいろんな形で長英は描かれているが、彼の故郷・水沢（現在の奥州市）では、高野長英、後藤新平、斎藤実《さいとうまこと》を三偉人と呼んでいる。

48

佐《さ》藤《とう》泰《たい》然《ぜん》

一八〇四―一八七二

難病に挑むメス

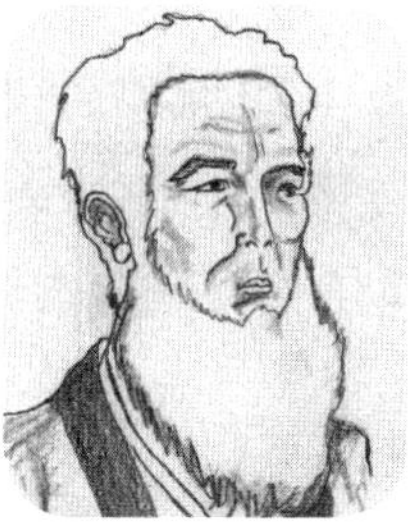

外科治療に新境地を拓いた佐藤泰然の名は、育英の人としても知られている。下総国佐倉に順天堂という学舎を建て、医業と教育を両立して幾多の逸材を明治の医療界に送った。泰然の家督を継いだ尚中《たかなか》が順天堂大学の母体をつくったのも、佐倉の土壌から芽を出したものであろう。泰然は難症不治といわれる病気にも敢然と挑戦した。それは彼の教育方針にもなっている。

泰然は文化元年（一八〇四）、武蔵国川崎（現在の神奈川県川崎市）に幕府の蘭医・佐藤藤佐《とうすけ》の長男として生まれた。幼名を昇太郎といい、泰然、紅園《こうえん》、蘭翁《らんおう》などと号している。二六歳のとき蘭方医を志して高野長英に師事し、天保六年（一八三五）には長崎に行ってオランダ商館長で医師のニーマンから直接指導を受けた。さらに蘭医・大石良逸から最新の医術を習得、同九年に江戸へ帰って両国薬研堀に「和田塾」という外科専門の施設を開く。和田は母方の姓であった。

その頃、全国的に疱瘡（天然痘）が大流行、人々を恐怖のどん底に陥れている。当時は死亡率四〇％を超す感染力の強い疫病だった。幸い命が助かっても痘痕が残ることから、いつまでも悲惨さがつきまとう。「疱瘡後鏡かくすも親心」という江戸川柳は、自慢の小町娘を疱瘡に侵された親の嘆きであろうか。とにかく疱瘡は天平七年（七三五）に大陸から侵入して以来、何回も大流行を繰り返し、江戸時代に入ると絶えず流行するようになって、おそらく死因のトップを占めていた。

泰然は疱瘡の対策として、わが子に疱瘡患者の膿汁を少しだけ接種することで免疫を得ることに成功している。これが評判となり、佐倉藩主の堀田正睦《ほったまさよし》に招かれるきっかけとなった。泰然は天保一四年（一八四三）佐倉城下に「順天堂」という塾を開き、林洞海《はやしどうかい》、三宅艮斎《みやけごんさい》、山口舜海《やまぐちしゅんかい》（佐藤尚中）、岡南洋《おかなんよう》らの英才を教育する一方、積極的に蘭方医術を試している。

まず泰然は、わが子に試した疱瘡の膿汁を少しだけ接種する方法を施し、佐倉の人々を救おうと考えた。嘉永二年（一八四九）には牛に疱瘡の膿汁を植えつけて弱毒化したワクチンを人に接種する牛痘接種が長崎に伝えられたので、直ちにこの牛痘を取り寄せるよう藩に申し入れ、多くの人々を疱瘡の恐怖から救っている。疱瘡は一度これに罹ると免疫が得られて二度と罹患することはない。牛痘に尻込みをした人たちも、その効果が知れ渡るにつれて誤解が解け、円滑に普及したのであった。

順天堂における泰然の活躍はめざましい。嘉永四年（一八五一）には日本で初の膀胱穿刺《ぼうこうさくし》の手術に成功している。これは尿が詰まって激しい痛みを起こす症状にあたり、膀胱に針を刺して尿を取る手術だ。泰然はこれを麻酔なしで行っている。また翌年には卵巣水腫の手術も成功した。卵巣に水がたまり袋ができる難病で、この手術は開腹を要したが、これも麻酔なしでやり遂げている。

当時、麻酔は紀伊国の華岡青洲の弟子たちが研究していたが、まだ危険を避けるには至らなかった。泰然は痛みよりも病人の命を思い、あえて麻酔なしで挑んだのであろう。嘉永六年（一八五三）に泰然は、それまでの功績を認められて藩医となり、佐倉藩士になった。泰然を慕う塾生も全国から集まり、西の適塾に迫る勢いであったという。

こんなエピソードがある。幕末に宣教師として来日していた医師でもあるジェームス・カーティス・ヘボンのところに、卵巣水腫の患者が訪れた。「難病で治療の方法がありません」と気の毒そうにヘボンが云うと、たまたま親交のあった泰然が来ていて、「それなら開腹手術をしましょうか」と申し出る。ヘボンはびっくりして「無茶です。命を縮めるだけですよ」と反対したが、泰然が二名の手術例を話すと「信じられない」と首を振ったとか。このヘボンとはローマ字を考案した彼のことである。

当時はまだ、欧米でさえ卵巣水腫の手術はできなかったらしい。それを成し遂げた泰然の外科医としての腕前は、いまなら「神の手」と呼ばれるほどのものであろう。その泰然を招いた佐倉藩主もまた逸材だった。幕府の老中も務めた堀田正睦は蘭学が好きなことでも知られており、藩校でも蘭学を奨励していたと云われる。この地に泰然が塾を開くに際して命名した「順天」とは「天の道に順《したが》う」という意味で、それこそ医師としての本分と泰然は信じたのであろう。

それにしても、麻酔なしで開腹手術と聞いただけで、わたしなどは残酷さに堪え切れない思いがする。まして無菌室も、止血剤も、輸血もなかった時代のこと。そんな劣悪な条件の中で膀胱穿刺や卵巣水腫の手術をやってのけたのだから、泰然ばかりでなく、患者もすごいど根性と感服しないではいられない。泰然は腐骨疽《ふこつそ》、乳ガンなどの手術にも成功した。現在の進歩した医療は、これらの命がけの累積であることを、改めて痛感させられる。

佐倉順天堂ではオランダ語を学ばせるだけでなく、実際の診療に役立つ知識と技術を習得させていた。そして明治の医学界を担う多くの人材がここから巣立っている。泰然は安政六年（一八五九）、病気を理由に家督を養子の佐藤尚中に譲り、五五歳で隠居。文久二年（一八六二）には佐倉を離れて横浜に移住した。しかし一〇年後に再び東京へ戻り、明治五年（一八七二）四月一〇日、上野池之端で肺炎のため没している。享年六八。彼の遺体は東京台東区の谷中霊園に埋葬された。

ちなみに泰然を継いだ尚中は、明治に入ってすぐ東京に出てきて順天堂医院を興す。現在の順天堂大学と大学病院の前身である。また佐倉の順天堂は、昭和二七年（一九五二）に跡取り不在で閉鎖するまで、およそ一世紀にわたって営まれていた。泰然の遺志は次男で養子に出した松本良順《まつもとりょうじゅん》などにも引き継がれている。

49 本《ほん》間《ま》棗《そう》軒《けん》 一八〇四—一八七二

薬にも強い外科

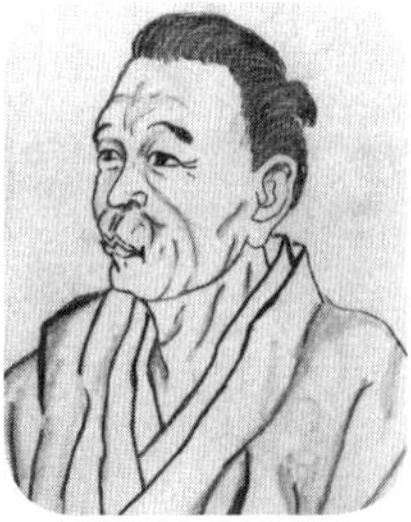

華岡流外科の後継者として名をとどめる本間棗軒は、漢方内科にも優れた業績を残している。彼の考案した猪苓湯合四物湯《ちょれいとうごうしもつとう》の方剤は腎臓結石などに威力を発揮した。メスさばきだけでない多彩な知見を持つ彼は、後世に残る著作も残している。それは「秘録」と銘打つにふさわしい内容であった。あまり目立たない幕末の漢方外科医だが功績は大きい。

棗軒は文化元年（一八〇四）、常陸国小川村（現在の茨城県小美玉市）に生まれた。名を資章《すけあき》、後に救《きゅう》と改める。字は和卿《わけい》、通称を玄調《げんちょう》という。本間家の初代は美濃の人だが、天草の乱で不治の傷を負い、医家を志した。その後、江戸を経て水郷潮来に定住、薬室を自準亭《じじゅんてい》と称したという。棗軒は六代目の玄琢《げんたく》の養子となって七代目を継いだ。一七歳のとき江戸へ出て水戸藩の侍医・原南陽《はらなんよう》に入門、さらに杉田立卿《すぎたりゅうけい》にオランダ医学を学び、大田錦城《おおたきんじょう》の経書を聴講する。

江戸で二年の修業を経た頃、棗軒は長崎に留学、来朝したばかりのシーボルトの最初の弟子となった。ここで最新の洋式外科を学び、種痘の術なども得ている。江戸に引き上げてくる途上、京都で高階枳園《たかしなきえん》と会って交流を深め、その勧めもあって紀伊に華岡青洲を訪問、ここで再び旅装を解いて医方を学ぶことになった。青洲独創の漢蘭併用の医術を会得して、棗軒が紀伊を発ったのは三年も後のことである。

江戸へ戻った棗軒は日本橋で医業を開き、その新しい診療はたちまち評判となった。水戸藩江戸詰の侍医にも招かれたが、まもなく徳川斉昭《とくがわなりあき》に随って水戸に移り、天保一四年（一八四三）には弘道館内に併設された医学館の医学教授に就任する。それまでの研究を集成した『瘍科秘録《ようかひろく》』と『内科秘録』は、当時の三大名著と評された。

『瘍科秘録』（全一〇巻）は外科と皮膚科疾患の知見書。弘化四年（一八四七）に刊行された。門人の筆録による続編（全五巻）も安政六年（一八五九）に刊行している。両書とも棗軒が得意とする瘍科関係の医論と実際の治療法を公にしたもの。たとえば前書には野兎病《やとびょう》が世界で初めて記載され、後書ではわが国初の全身麻酔による脱疽《だっそ》患者の大腿切断を行った模様を彩色図入りで解説している。

『内科秘録』（全一四巻）は師である原南陽を範とし、活物窮理《かつぶつきゅうり》の精神で書かれた臨床医書。はじめに医学、診法、内景の総論が記され、各巻には豊富な臨床経験を盛り込みながら治療法が述べられている。棗軒にはほかにも『種痘活人十全弁《しゅとうかつじんじゅうぜんべん》』『自準亭経験方匱』などの著作があり、いずれも評価は高い。

本邦初の下肢切断手術は安政四年（一八五七）、脱疽患者に行われた。また棗軒による乳ガン手術、膀胱結石摘出術、膣鏡の考案など、創意発見は多い。彼は「天下第一の英物と申候は華岡一人かと奉存候」と、口を究めて青洲を称揚し、生涯の師と仰いだ。そして外科だけでなく、漢方内科にも非凡の学識を発揮している。

棗軒が内科にも強かった一例として、猪苓湯合四物湯の薬方を指摘することができるだろう。猪苓湯と四物湯の合方で、両処方とも中国の医書が出典である。この本朝経験方を最初に使ったのが棗軒らしいのだ。『瘍科秘録』には一八三七年に自序を記しているが、そこには「血淋《けつりん》は黄連阿膠湯《おうれんあきょうとう》、竜胆瀉肝湯《りゅうたんしゃかんとう》、八正散《はっせいさん》、猪苓湯《ちょれいとう》を選び用いる。また多く血が出る者には犀角地黄湯《さいかくじおうとう》、八味丸《はちみがん》、四物猪苓湯の合方を用いる」とある。

さらに『内科秘録』をみると、その記述はもっと詳しい。「尿が白く濁る原因はいろいろあるが、これには尿血、遺精《いせい》、久淋《きゅうりん》、消渇《しょうかち》などの処方を選び用いる。長年の経験によれば、八味地黄丸で治した例が多く、しばしば血をまじえて下す者には猪苓湯・四物湯の合方を与える」とあった。棗軒に次いでこの処方に言及したのは浅田宗伯《あさだそうはく》で、『方読便覧《ほうどくべんらん》』には簡潔に「猪苓湯合四物湯、血淋を治す」

とだけある。

この処方が脚光を浴びたのは、昭和一六年（一九四一）に出版された『漢方診療の実際』（大塚敬節、矢数道明、木村長久、清水藤太郎の共著）によってであった。その腎臓結石に対する処方の筆頭に猪苓湯があり、「もし血尿著しいものには四物湯を合法する」と記してあったからである。「膀胱障害を起こして尿意頻数、排尿時疼痛を主訴とするものに用いる。腎臓摘出後になお膀胱障害の残存するものにもよく効く」と。

『漢方診療の実際』は漢方三派、つまり古方派の敬節、後世派の道明、折衷派の長久に薬学の藤太郎も加え、漢方医学をアピールするため派閥を超えて、しかも理解しやすいように西洋医学の病名に基づく治療法を開示した画期的な書で、版を重ね後に『漢方診療医典』の名で中国などでも刊行された書である。この書に採用された薬方は漢方の臨床界が認知したことであり、棗軒の漢方は生半可なものでないことの証左でもあった。

このように、棗軒は外科の領域だけでなく、内科でも卓抜な腕前を見せたのである。非凡な学識と技能を持つ棗軒は、自ら病に倒れるまで著作に励み、明治五年（一八七二）二月八日、六八歳の生涯を閉じた。彼を偲ぶ人たちによって故郷の水戸市三の丸には棗軒の銅像が建立されている。

50 大《おお》槻《つき》俊《しゅん》斎《さい》
一八〇六―一八六二

医学所の初頭取

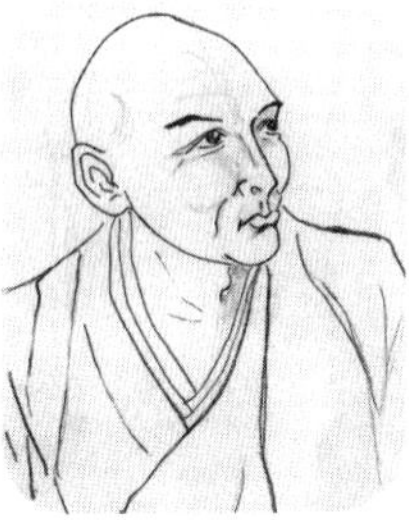

人の運命は筋書きのないドラマである。貧しい東北の少年から身を起こし、近代医学の礎となる種痘所をつくってその頭取にまで出世した男の晩年は、決して幸せではなかった。若いころの同学のよしみで助けた男のために獄につながれ、命を縮めることになろうとは。彼は優秀な頭脳を持ちながら子どものように純朴であった。俊斎と玄朴。わたしは、同じ蘭医でも対極にある二人を見出す思いがするのである。

俊斎は文化三年（一八〇六）、陸奥国桃生郡赤井村（現在の宮城県東松島市）に生まれた。名は肇《ただし》、字を仲敏《なかとし》、号を弘淵《こうえん》といい、俊斎は通称である。一六歳のとき江戸に出て医の修業先を探し、川越藩医・高橋尚斎に引き取られた。さらに江戸詰め長沼侯侍医・手塚良仙のもとに転じ、蘭学を学んでいる。同学に高野長英もいた。

苦学力行の俊斎に未来を託した良仙は、学費を与えて長崎留学を勧める。二一歳で長崎に赴いた俊斎は緒方洪庵らと学窓を共にし、医学のほか兵術も修めた。俊斎がモストの『創傷篇』の中から銃創部を抄訳した『銃創瑣言《じゅうそうさげん》』は、五四頁の小冊子ながら、わが国における軍陣外科学の最初の出版物である。彼が江戸へ帰ったのはそれから三年後。良仙の後を継いで長沼侯の侍医となり、まもなく仙台藩侍医に招請されて江戸藩邸に出仕、禄一五〇石を受けている。

俊斎が名を挙げたのは、江戸で初の種痘を試みて成功したからであった。再び長崎に赴いた俊斎がオランダ医師から種痘術を学び、江戸に持ち帰って浅草蔵前の伊勢屋久作に種痘、これが契機となって神田お玉が池に種痘館設立の運びとなる。安政二年（一八五五）のことだった。種痘館は初め、俊斎のほか伊東玄朴《いとうげんぼく》や戸塚静海《とつかせいかい》らの協力で実現した私設のものだったが、やがて幕府公認へと膨らんでいく。

安政四年（一八五七）六月のこと、江戸下谷の俊斎宅に数人の蘭医が集まっていた。彼らは洋薬商の斎藤源蔵から資金面の援助を得て江戸に種痘所をつくったが、漢方の本山である江戸で種痘を普及させるには幕府の説得が必要ということで相談していたのである。

この談合を立案したのは玄朴であった。しかし幕府を動かすとなると、温厚な人柄で尊敬されていた俊斎に一肌脱いでもらうしかない。目先の利く玄朴はそう考えたのである。俊斎が江戸に種痘所をつくる話を幕府に持ち込み、これが功を奏してお玉が池種痘所を開いたのは安政五年（一八五八）五月七日である。

老中首座の堀田正睦《ほったまさよし》も賛同したこと、折よくポンペが江戸に新しい痘苗をもたらしたこと、などが幸いしたという。お玉が池種痘所は開所半年後の火災で類焼し、俊斎宅などを仮の種痘所として再開したが、安政六年九月、浜口梧陵《はまぐちごりょう》の援助で和泉橋付近の新たな場所に設立された。幕府直轄の種痘所となり、俊斎が頭取に就任したのは万延元年（一八六〇）一〇月のことである。

これが翌年の文久元年には西洋医学所に改名され、さらに文久三年には医学所と変更、また明治二年には大学東校となり、のちの東京大学医学部へと発展していった。ちなみに西洋医学所の二代頭取は緒方洪庵、三代頭取は松本良順《まつもとりょうじゅん》が務めている。当初は種痘、医学教育、解剖の三科だけだった組織も、慶応元年には物理、化学、解剖、生理、病理、薬剤学、内科、外科と八科で構成されるようになっていた。

こうみてくると、漢方から西洋医学への流れは、この種痘所の設立で一挙に勢いづいたことになる。近代医学教育の発祥もここにあったと云えるだろう。もっとも、ポンペが長崎に開いた「医学伝習所」は安政四年（一八五七）に開講しているから、これよりも三年ほど古いが、その流れをくむ長崎医科大学はいったん廃校に追い込まれている。

それは、ドイツの制度を信奉する明治政府が東大（ドイツ派）と長崎大（オランダ派）の対立を危惧したからといわれるが、西洋文化の受容に浮き足だった当時の世相が映し出されているではないか。そして中央集権、つまり地方の権威を東京に集約しようとする政治的意図が秘められていたことも否めない。

ところで、わたしが興味深いのは漢方の牙城といわれた江戸に、蘭方の尖兵ともいうべき種痘所を開設できた経緯である。防疫上の必要は理解できるが、その仕掛け人として浮かんでくるのは目つきの鋭い頬のこけた小男だ。

和泉橋通りに象先堂《しょうせんどう》という蘭学塾を構え、高額の入塾料を要求し、四枚肩の駕籠が出入りする建物は周囲を威圧していたという伊東玄朴である。蘭医として著名ではあるが、それ以上に世渡り術にも長けた玄朴が黒幕とわかると、何やら虚しい思いがしないでもない。

いずれにしても、俊斎は医学の近代化に大役を果たしたことになる。晩年の彼は、高野長英に逃亡の非を諭したとも伝えられるが、逆に長英から衣服や刀剣の供与を懇願されて応じていたとか。同学の士が逃亡に身をやつす姿を見かねて手を差し伸べずにはいられなかったのであろう。

その過失を問われて俊斎は不覚にも五〇日間獄中につながれる身となった。そして出獄後まもない文久二年（一八六二）四月九日、五六歳で不帰の人となる。東京巣鴨の摠禅寺で永久の眠りに就いたのだった。なお仙台藩の出身で蘭学者の大槻玄沢《おおつきげんたく》の一族とは、血縁的なつながりはない。

51 笠原良策《かさはらりょうさく》 一八〇九―一八八〇

種痘に命賭ける

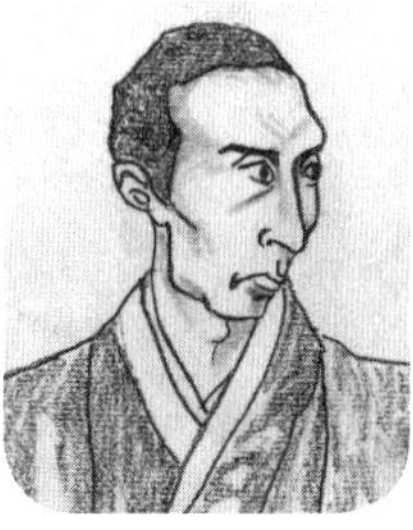

恐るべき伝染力で大流行を繰り返し、おびただしい人命を奪った天然痘が日本に侵入したのは天平七年（七三五）頃と伝えられる。その流行が始まると多くの寺社では疱瘡除けのお札を出した。そんな祈禱をあざ笑うように死者が増え、感染を恐れた人々は一刻も早く家から逃げ出そうと大八車を走らせる。九死に一生を得ても醜い痘痕が残った。

この悲惨な疫病が江戸時代には絶えず流行するようになり、おそらく当時の死因のトップを占めていたであろうと推測される。一七九六年にはすでにイギリスのジェンナーが、牛も天然痘に罹るのに症状が軽くて人間に感染しても発症しないことに注目し、種痘による予防法を発見しているが、その技法がわが国に伝えられるまでの道のりは遠かった。

種痘が唯一の予防法とわかってからも、実際にそれを人に施す医師の苦労は並大抵なものではなかったのである。牛の病菌を薄めて人体に接種すること自体、多くの人々にとっては納得できないことであった。しかし医師を業とする限り天然痘を治す道を究めなければ生きる意味はないと決意した男がいる。「たとえわれ命死ぬとも死なましき人は死なさぬ道開きせん」と詠んだ笠原良策という男だ。

良策は文化六年（一八〇九）、福井藩医・笠原龍斎《かさわらりゅうさい》の子に生まれ、名を良《りょう》、字を子馬《しま》、後に白翁《はくおう》と号している。江戸で漢方を学んだあと郷里で父と共に医業に励むが、その医術が天然痘に対してあまりにも無力であることに失望し、西洋医学に関心を持つようになった。二七歳のとき旅先で蘭方医の大武了玄《おおたけりょうげん》と出会い、西洋医学のすぐれた話を聞いて一層強く惹かれたという。

良策は藩医の半井元沖《なからいもとおき》から西洋医学書を借りて読みふける。生真面目な彼は何事にも徹底するタイプだった。天保一〇年（一八三九）には京都へ出て、蘭方医・日野鼎哉《ていさい》に入門している。良策が三一歳のときであった。師事すること一年で福井に戻ったが、天然痘のことが頭を離れず、三六歳で再び鼎哉を訪れることに。

良策を待っていたのは清の邱浩川《きゅうこうせん》が著した種痘の書『引痘略《いんとうりゃく》』であった。鼎哉は当時の蘭方医学は漢方より優れていることを認めつつも、天然痘防疫の新しい情報を求め続け、この書に出会ったのである。清にはスペイン、中米、フィリピン経由でマカオに種痘が伝わっていた。それも危険な人痘接種ではなく、牛痘による種痘で、邱浩川が一〇年以上もの実績を持っていることに良策は驚き、感動した。

問題はどうやって痘苗を入手するかである。それ以前、長崎でシーボルトたちによりバタビアから運ばれてきた痘苗を接種する試みはあったが、鮮度を失った牛痘苗に発痘の力がなく失敗に終わっていた。またそれよりも前に、中川五郎治《ごろうじ》という男がロシアから種痘術を持ち帰って日本初の種痘に成功したものの、痘苗を独占して種痘を途絶えさせてしまうなど、入手するまでが大変であった。

良策はバタビアよりも清から輸入した方が鮮度も期待できると判断したが、それは国禁だから不可能に近い。思いあぐねたすえに彼は名君の誉れ高い国元の福井藩主・松平春嶽《しゅんがく》にすがることを考え、再三にわたって嘆願書を提出した。天然痘の惨禍、外国での種痘の効果、具体的な実施策などを綿々と書き連ね、一切の私財をなげうつ良策の決意に感銘を受けた春嶽は、輸入許可を幕府に求め、ようやく承認を得たのである。

喜び勇んで清からの痘苗を受け取るため、良策が長崎に向かったのは嘉永二年（一八四九）の七月であった。だが福井から京都の鼎哉を訪ねたところ、楢林宗建が成功した天然痘のカサブタがすでに届いていることを知る。鼎哉は長崎から京都までの距離を考えて、鮮度の期待できない痘苗ではなく、保存のきくカサブタに期待していたのだ。

鼎哉と良策は京都で一五〇人に種痘し、痘苗の増殖と種痘の定着を成し遂げている。その間、大坂の緒方洪庵にも痘苗を譲って種痘実施の礎を築いた。しかし良策の目的は福井にも種痘を普及させて、天然痘の恐怖から人々を救うことである。そのためには痘苗を絶やさずに、何としても福井まで持ち運んで行くことであった。

当時の医術では、種痘苗の保存は一週間が限界で、種痘を施した子どもの腕に発痘がみられると、滲み出る膿を採って新たな痘苗とし、一週間以内に他の子どもに植えつけるという作業を繰り返さなければならなかった。良策は京都から福井までの旅程を一週間とみて京都から二人、福井から二人の幼児を雇い、幼児の両親を含め総勢一四人で京都を発ったのは一一月である。

京都から大津、草津、米原と経由し、そこで京都の子どもから福井の子どもへの種痘が行われた。いよいよ山岳地帯を越えるわけだが、栃ノ木峠は六尺の積雪だったという。時間に追われる良策たちは命がけで歩いた。猛吹雪に襲われ、日没まで重なってしまい、一歩も歩けなくなったとき、事前に連絡しておいた村人たちに迎えられ、危うく救出されたのだった。

しかし、命がけで福井に運んだ痘苗も、これを役立たせる段階でまたも苦難が良策を襲ったのである。牛の疱瘡を人体に接種することに恐れをなして、種痘に応じる人は少なかった。江戸や京・大坂では種痘所さえ設けているのにと、良策は戸別に説得して回ったが、悪質なデマまで飛び交う始末である。

それでも良策はくじけなかった。医業もなげうって種痘活動に駆け回ったため収入も途絶えてしまい、友人の援助で生き抜く日々となる。皮肉なことに他藩の医師に乞われて与えた痘苗は金沢、富山、松代と広がり、種痘の効果を上げていた。そしてようやく良策の苦闘が報いられたのは藩主が帰国し、良策の嘆願書を採り上げて種痘所を公的な除疫所と改めることに決定してからである。

偏見と迫害は終わった。福井藩は正式に種痘を命じ、嘉永五年（一八五二）に良策は藩医と種痘術指南に任じられている。時に四三歳。その後、福井藩内に天然痘の流行はみられたが、種痘を施されて罹患した者はなく、初めて良策の功績が世間から認められたのであった。明治三年（一八七〇）、良策は新政府から孝頭寺病院医長介兼主務役を命じられたが、七年には病気養生のため東京越前堀に移住、明治一三年（一八八〇）八月二三日、苦難の多い生涯を閉じた。享年七一。墓地は福井市の大安寺にある。

52 緒方洪庵《おがたこうあん》 一八一〇―一八六三

評価の高い適塾

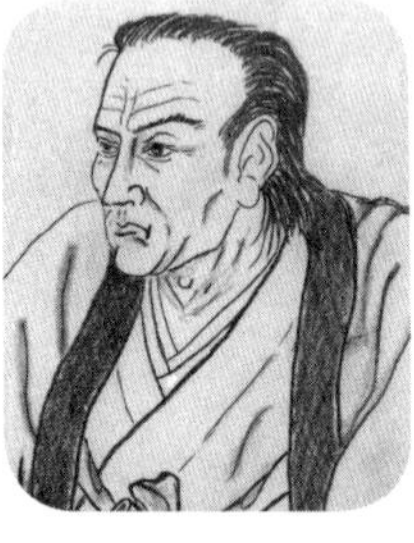

幕末から明治維新にかけて活躍した人材には、大坂の適塾に学んだ者が少なからずいた。福沢諭吉、大村益次郎、橋本左内《はしもとさない》、大鳥圭介、佐野常民《さのつねたみ》、長与専斎《ながよせんさい》など、ざっと数えても適塾で育った日本のリーダーは十指に余る。その私塾を創立したのは緒方洪庵であった。かれは一臨床医であることにあきたらず、国の未来にも強い関心を抱いていたのである。

洪庵は文化七年（一八一〇）七月一四日、備中足守藩の下級武士・佐伯瀬左衛門惟因《これより》の三男として出生した。名を章《しょう》、字を広裁《こうさい》といい、通称を三平、後に洪庵という。一六歳のとき父が大坂の藩邸に転勤したのに同行したが、生来の病弱のため武士よりも医学の道を選ぶことを決意する。しかし貧困のため塾の月謝にも窮し、独学で翻訳書をあさる日が続いた。この頃に緒方姓を名乗る。

やがて父と兄の身に異変があり、大坂を引き揚げることになったが、生活苦は一層ひどく、単身大坂に戻って放浪中を蘭医・中天游《なかてんゆう》に拾われる。洪庵は学僕をしながら四年間、骨を削るような思いで勉学に励んだ。天游の「思々斎塾《ししさいじゅく》」では西洋医学と窮理学《きゅうりがく》（物理学）を学び、そこにある翻訳書のほとんどを読破したと伝えられる。

天游の勧めによって洪庵が江戸へ発ったのは天保二年（一八三一）のこと。彼はさっそく蘭方医・坪井信道《つぼいしんどう》の「安懐堂《あんかいどう》」に入り、オランダ語と最新医学を学ぶことになった。時に洪庵は二二歳。彼はここでローセの著した人体生理書を翻訳して『人身窮理学小解』と題している。信道に入門して二年ほどで仕上げたのだが、この書は多くの人に筆写された。

安懐堂でも洪庵の生活は貧しかった。塾の玄関番をしたり、按摩をしたりして学費を稼いでいる。師の信道は苦学力行して蘭医になっただけあって、自分の着ている衣服を脱いで洪庵に与えたという。信道は小柄、洪庵は大柄であったから着物は膝が出たが、洪庵は頓着することなく勉学に励んだ。

その甲斐あって、この塾に滞在中に『卵巣水腫記事《らんそうすいしゅきじ》』など一〇冊ばかりの翻訳書を公にしている。信道の師である宇田川玄真《うだがわげんしん》の門にも出入りするようになり、洪庵の学識はさらに広がりをみせた。そして天保六年（一八三五）には足守に帰って医業を営むことも考えたが、直後に恩師の天游の死去の報を受け、再び大坂に出て恩返しに思々斎塾で教鞭をとることになる。

天游の一子・耕介を伴って念願の長崎へ発ったのは天保七年（一八三六）であった。この頃から洪庵と名乗っている。長崎遊学には思々斎塾の先輩・億川百記《おくかわひゃっき》が援助したという。洪庵が二七歳のときであった。洪庵は長崎で医師の看板を掲げ、オランダ商館長ニーマンに会うほか多くの蘭医と交わり、伊東南洋《いとうなんよう》らと『袖珍内外方叢《しゅうちんないがいほうそう》』という処方集なども翻訳している。

二年後には帰坂して瓦町に医業の看板を掲げると同時に「適々斎塾《てきてきさいじゅく》」（後に適塾と改称）という蘭学塾も開設した。天游の思々斎塾にあやかった命名であろう。さらに一〇カ月後には億川百記の娘・八重と結婚した。洪庵二九歳、八重一七歳。そして洪庵は順風満帆、開業二年目には浪速医者番付で東の前頭四枚目にランクされたのである。

適塾の評判も上々で、七年後の弘化二年（一八四五）には手狭となったため過書町《かいしょ》（現在の北浜）に移転するほどであった。ここに腰を据えた洪庵は、日本最初の病理学書ともいうべき『病学通論』、コレラの病理から予防までを解説した『虎狼痢治準《ころりちじゅん》』、ドイツの医学者フーフェランドの臨床をまとめた『扶氏経験遺訓《ふしけいけんいくん》』など、貴重な著作を公にしたのである。

洪庵の大きな業績として除痘館の設立を見落とすわけにはいかない。天然痘を予防する牛痘接種法はすでに一七九六年にイギリスのジェンナーによって開発されていたが、その痘苗がわが国に伝えられたのは嘉永二年（一八四九）だった。大坂道修町《どしょうまち》に種痘所（後の除疫館）を設け、洪庵らは種痘の普及を図ったが、その苦労は『除痘館記録』にもあるように、並大抵ではなかったらしい。

まだ免疫のメカニズムもわからない時代である。弱毒化したとはいえ病菌を生体に接種する予防法に不安を覚えるのは当然であろう。そこを説得しないと天然痘の流行は防げない。洪庵自らも八歳のとき天然痘に罹り、九死に一生を得た体験があるだけに種痘の仕事は正念場との思いがあったのだろう。

幾多の俊英を育て、日本の新しい夜明けに貢献した適塾も、洪庵の主宰であった。諭吉、常民、左内、専斎、凌雲らを輩出し、適塾の姓名録には六三六名の署名が刻まれている。この塾からは広い分野の先覚者が各界に拡散した。まさに日本のリーダーを養成したのである。

適塾を開設した頃は世にいう天保の大飢饉が続き、悲惨な病気も各地を襲っていた。幕府の疫病対策は黒豆の煎じ汁や茗荷の搾り汁を飲めとか、高熱が出たら芭蕉の根の汁を用いよ、といった程度。当時の主流であった漢方医はほとんど無力だった。洪庵はそんな現状が我慢できなかったのではないか。

洪庵が適塾から有能な人材を輩出するにつれて、幕府はまず洪庵を江戸城の奥医師として迎え、西洋医学所頭取にも担ぎ出した。こうして二〇年間住み慣れた大坂を離れ、洪庵が江戸に出府したのは文久二年（一八六二）のことである。「寄る辺ぞと思ひしものを浪速潟葦《なにわがたあし》の仮寝となりにけるかな」と詠んだ洪庵は、適塾と離れ難かったのであろう。

案の定、江戸に出てからの洪庵は急速に精気を失い、一年も経たないうちに死去してしまった。医学所頭取宅で突然に喀血し、窒息死したのは文久三年（一八六三）六月一〇日のこと。郷里の子どもに洪庵が種痘をしたのにちなんで、足守藩が除痘館をつくったという朗報が届いて間もない頃である。五二歳の短い生涯であった。洪庵の枕元には、名著『病学通論』が残っていたという。

洪庵を語るとき、悪く云う人はいない。温厚な人柄であった。西洋医学を学んでいながら洪庵は、漢方医学にも関心を示したという。ライバルであった華岡青洲の漢方塾「合水堂《ごうすいどう》」には塾生が対立感情を剥き出しにすることもあったが、洪庵は医者仲間として接し、自然に患者を紹介したり医学上の意見を交換したりしていたと伝えられる。

家庭的にも恵まれていたらしい。洪庵と八重との間には七男六女が生まれ、夫婦仲はきわめて睦まじかったとか。八重は塾生の面倒もみて「母親のような人」と慕われた。そんな内助の功もあり、洪庵の交友範囲は広がりをみせたのである。ちなみに洪庵の孫の緒方知三郎《おがたともさぶろう》は著名な病理学者であり、緒方章《おがたあきら》は薬学者として名高い。曾孫の緒方富雄は血清学の権威であり、連綿と日本のサイエンスをリードしているのである。

53 浅《あさ》田《だ》宗《そう》伯《はく》　一八一五―一八九四

漢方の灯を守る

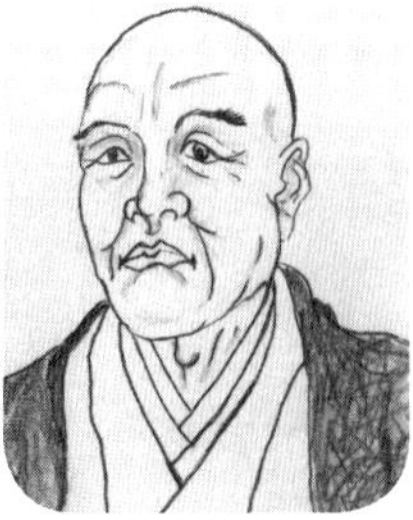

「忠言耳に逆らい、良薬口に苦し」という諺がある。これを逆手にとって一世を風靡したのが浅田飴だ。「良薬にして口に甘し」のキャッチフレーズは、薬の概念まで変えてしまったのである。実はこの薬、浅田宗伯の直伝らしい。薬草飴の草分けとなったこの薬が、あの高名な漢方医の産物とは、あながち本舗の宣伝ばかりでもなさそうだ。宗伯はまた明治の改革で消滅の危機にあった漢方の灯を守った有力な一人であり、その功績は計り知れない。

宗伯は文化一二年（一八一五）に信濃国の医師・浅田済庵《あさださいあん》の長男として生まれた。名を直民《なおたみ》、号を栗園《りつえん》と称し、宗伯は通称である。幼少時代は腕白で、四書五経はもちろん何を教えても真面目に学ぼうとはしなかった。それでも門前の小僧なのか、長ずるにつれて書物にも興味を持ち、家業の医術に関心を寄せるようになったとか。

一七歳のとき宗伯は京都へ出て諸家の門に出入りし、『傷寒論』を中心に研鑽を積んだと伝えられる。医学だけでなく、頼山陽《らいさんよう》からは儒学や史学を学び、陽明学の大塩平八郎の門を叩いたこともあったという。医学も一派に偏るのを避け、古方から後世派も経て折衷派に到達したのであった。

宗伯の名を広めたのはロッシュ事件であろう。幕末も近い慶応元年(一八六五)フランス公使のロッシュが日本に赴任した時期から腰背痛がひどくなり、あまりの痛みに公務はおろか寝ることもできない状態になった。西洋医がリウマチと診断して治療を続けたが悪化するばかり。熱海での温泉療法で一時は軽快したが、横浜へ帰って再び痛み出した。

弱り果てたロッシュは幕府に名医の推薦を依頼し、その役を漢方医の宗伯が受けることになる。診察の結果、左足背動脈に渋滞を発見し、その原因は脊柱左側に傷があるからとわかった。宗伯はロッシュに打撲症の既往症はないかと尋ねたところ、若い頃に戦場で落馬したとのこと。詳しく脊椎を診ると陥没した脊椎が二カ所ある。この診断に基づいて宗伯の治療はズバリ的中した。

ロッシュの腰背痛は一週間でぴたりと止まったのである。宗伯はその処方と薬効を記してロッシュに与えた。彼は感激のあまりそれをフランス語に訳して本国に報告したので、新聞に掲載されたりして宗伯の名は外国にも広まることに。ナポレオン三世から褒賞も贈られ大いに面目を施した。それは宗伯だけにとどまらず漢方医学の名誉でもあったと云えるだろう。

漢方医学は中国から伝来した医学に日本の経験医学を加味して定着した独自の医術である。まず中国の金元時代の医学で陰陽五行説を重んずる後世派と呼ばれる医者が増え、江戸時代に入ると張仲景《ちょうちゅうけい》が唱えた実証主義への回帰を説く古方派が台頭して激しい論争が展開された。宗伯はそのどちらにも与せず、両派の長所を融合させる折衷派と位置づけることができる。そして宗伯を高く評価したのが、当時の医学界のボス・多紀元堅《たきもとかた》であった。

慶応二年（一八六六）に宗伯は将軍・徳川家茂の侍医となり、法眼の位を授けられる。この年、政局は緊迫して家茂自らが第二次長州征伐に発ったが病に倒れ、大坂城で西洋医の治療が行われた。急遽、宗伯も江戸から呼び寄せられて脚気衝心《かっけしょうしん》と診断、死が迫っていることを予言して西洋医と対立する。そして三日後に家茂は他界した。

幕府が倒れた明治元年（一八六八）に宗伯は、徳川慶喜と共に駿府城に赴き、二年ばかりその地で過ごしている。同四年、宗伯は東京牛込に隠棲し余生を送ろうとしたが、患者が押し寄せ、その半数は施療（貧しい人などを無料で治療すること）であったという。ほかにも宗伯には大事な使命が待っていた。文明開化の流れに乗って滔々《とうとう》と押し寄せる西洋医学に対して、漢方医学の存亡を賭けた闘いで、宗伯は先頭に立たざるを得なかったのである。

世にいう「漢洋医闘争時代」の前哨戦は、すでに幕末から始まっていた。全国のあちこちで起こった内乱で戦傷者の外科的治療に西洋医は活躍したが、漢方医は外科に向いていないため遅れをとっている。国内戦で人々の目にさらされたその差は歴然としていた。そして明治維新後の太政官は、今後の医学を西洋医学に依拠すべしと決したのである。明治八年（一八七五）にはドイツ医学を手本にした医術開業試験が実施され、漢方医は締め出されることに。

宗伯らは漢方医のための医学教育を構築しようと、名医の評が高い六名を集めて協議に入った。この際、各派は大同団結して漢方による医術開業試験の道を開こうと政府にも働きかけたが拒否され、以降、日本では漢方だけを学んでも医師にはなれない制度が固定してしまったのである。

こんな事件も起こった。明治天皇が脚気になったとき、漢方医は漢方の効果を主張したが西洋医は侍医にすることを拒み、時の衛生局長・長与専斎《ながよせんさい》が一計を案じて洋医と漢医から各二名の代表を出し、脚気専門病棟をつくって治療くらべを行うことにしたという。漢方側はハトムギを用いたのに対し、洋医側はキニーネを用いたので、明らかに漢方は有利な展開を見せたが、なぜか軍配は洋医に上がった。後日明らかになったのは漢方医の一人が買収されて処方を教えてしまったことである。漢方医たちは地団駄を踏んで悔しがった。

だが、脚気の治療に漢方の優位は西洋医たちも認めざるを得なかったのであろう。それを察した宗伯は、明治一一年（一八七八）に脚気専門施設「博済病院」を設立、自ら院長になった。さらに翌年には、漢方医の形勢を挽回するために「温知社《おんちしゃ》」を結成、漢方医の子弟で満二五歳以上の者には開業許可証を与える運動などを展開している。宗伯らの運動は認められたが、それは一時的な融和策で、まもなく「医師免許規則」が布告され、明治一七年（一八八四）から漢方医の試験は法的に閉ざされてしまった。

もはや治療実績で世論を動かすしか、漢方医の活路はなかった。各地に漢方病院をつくり、名医と呼ばれる医師の名を連ねて奮闘している。しかし後継者を失った漢方医の前途は険しく、明治二一年には宗伯らの漢方医すべてが侍医を解任されるに及んで、温知社も解散した。

明治二三年に帝国議会が開かれるのを機に、漢方医は総力を結集して医師免許規則の改正案を議員立法で提出したものの、同二八年に至って法案は否決され、漢洋医闘争の幕は下ろされたのである。宗伯が七九歳の生涯をとじたのは、その前年の明治二七年（一八九四）三月一六日であった。

宗伯は新しい波が押し寄せる中にあっても、漢方医学が西洋医学によって滅ぼされるようなことがあってはならないと確信し、頑なに漢方の灯を守り抜いた医師である。宗伯が残した著作『脈法私言《みゃくほうしげん》』『傷寒弁要《しょうかんべんよう》』『橘窓書影《きっそうしょえい》』『傷寒雑病弁証《しょうかんざつびょうべんしょう》』などには、漢方医学へのあくなき探究心が溢れていた。さらに『原医警医記《げんいけいいき》』では、漢方医学を愛するあまり、当時流行の西洋医学をかなり手厳しく批判している。

漢方が復権した現在、宗伯の功績を讃える声は大きい。そして浅田飴にまつわるエピソードだが、大正天皇が東宮の頃に侍医をしていて、車夫の堀内伊三郎（浅田飴創業者・堀内伊太郎の父）に製薬のヒントを与えたものという。奇しくも甘い飴に遺徳を残すことになったわけである。

54 石川《いしかわ》桜所《おうしょ》

幕府最後の侍医

一八二五―一八八二

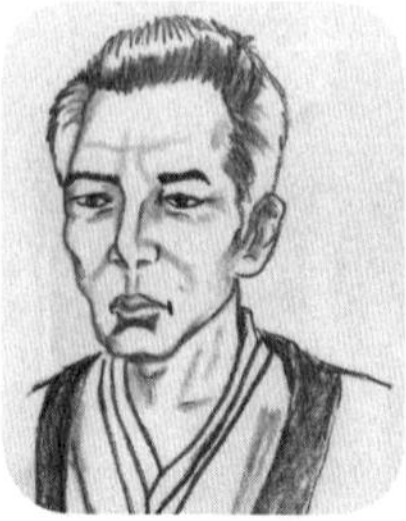

半髪《はんぱつ》頭を叩いてみれば、因循姑息の音がする。総髪《そうはつ》頭を叩いてみれば、王政復古の音がする。散切《ざんぎ》り頭を叩いてみれば、文明開化の音がする――そんな喧騒を避けるように、独り松島の海辺にたたずむ男がいた。朝敵の汚名を着て監獄から放たれたばかりの石川桜所である。幕府の侍医だった彼の事績を惜しむ新政府は、やがて彼を軍医として迎えるが、病に蝕まれてしまう。時代の波が、この医家の一生を翻弄したのだろうか。

桜所は文政八年（一八二五）四月八日、漢方医の父・義正《よしまさ》の二男として陸奥国桜場村（現在の宮城県登米《とめ》市）に生まれた。実名は良信《よしのぶ》で通称を玄貞《げんてい》といい、桜所は号である。一四歳のとき医学の道を志し、近村の医師・千葉良蔵に学ぶ。良蔵は華岡青洲に師事し、この地方では名医として知られていた。二〇歳のとき江戸に上り、蘭学者・加藤隆道《かとうりゅうどう》の門下となり、その翌年には伊東玄朴《いとうげんぼく》の門下生となって蘭方医学を学ぶことになる。

玄朴のもとでは「象先堂《しょうせんどう》」の塾監を務めたが、まもなく肺を病んで郷里に帰った。病が癒えた嘉永三年（一八五〇）、桜所は「故国ニ朽チルコトヲ慨シ周遊ノ志ヲ起ス」と日本各地へ遊学の旅に出る。まず蝦夷地を歩き、その足で日本海沿いに越中、金沢へと赴く。金沢では蘭学者・黒川良安《くろかわりょうあん》のもとで二年間も学んでいる。金沢藩から仕官の声もあったが辞して大坂に向かい、伊予を経て長崎へたどり着く。

長崎で開業したとき桜所は二七歳になっていた。ここで自らの西洋医学を深めるかたわら、多くの書生に医学を教えている。その中には若き日の福沢諭吉もいた。その後、再び江戸に戻った桜所は、神田お玉ヶ池に居を構えて開業、安政四年（一八五七）から大槻俊斎《おおつきしゅんさい》、伊東玄朴らと種痘所の開設に関わる。開所後は教授方・肝煎役《きもいりやく》などを務めた。

桜所の名が世間に知れ渡ったのは、安政五年（一八五八）のこと、ハリスの治療に当たってからである。米国領事として来日していたタウンゼント・ハリスが熱病を患い、奥医師の玄朴らが診療したが一向に回復の様子がない。幕命を受けて桜所が診療すると、運よく数日の投薬で快方に向かい、ハリスは桜所の手を握って感泣したという。彼が帰国のときお礼としてピストルを贈られ、仙台藩に献上している。

さらに翌年には、江戸でコレラが流行して人々を恐怖に陥れた。桜所は悪疫の巷を駆け回って診療に献身する。戸塚静海《とつかせいかい》、伊東玄朴、大槻俊斎らの大家も防疫活動に参加したが、桜所の活躍は群を抜いて注目された。そのような功績が評価されて文久二年（一八六二）、桜所は仙台侯に迎えられ、侍医となって故郷に錦を飾ることに。

しかし落ち着く間もなく、同年夏には幕府医官に登用されて上京、奥医師となる。折しも江戸中に麻疹が大流行し、時の将軍・家茂《いえもち》も罹患するという出来事があった。桜所はこのときも治療に奮闘、伝染の鎮静化に努めている。翌三年には家茂の上洛に随い、桜所も玄朴ら多くの奥医師たちと京へ向かった。そして京に滞在している間は、後に一五代将軍となる慶喜の逆上症《ぎゃくじょうしょう》（分別をなくして取り乱す状態）の治療を命ぜられ、松本良順《まつもとりょうじゅん》と共にその任に当たっている。

慶応二年（一八六六）、第二次長州征伐の指揮をとるため大坂に出陣していた家茂が大坂城で病に倒れた。桜所らの治療の甲斐もなく逝去、桜所は将軍の後を継いだ慶喜のそばで国務にも携わるようになる。翌三年には侍医長、法印に進み、香雲院《こううんいん》の銘号を授けられた。桜所はとんとん拍子に出世したが、世は王政復古の嵐が吹きすさび、桜所の栄職は短い。

戊辰戦争の際も、桜所は慶喜に随って大坂から江戸、さらには謹慎先の水戸にまで同行している。そして明治元年、朝敵の身で故郷に戻り、父と対面したあと松島に身を寄せるが、翌二年、官軍に捕えられ、仙台監獄に捕囚の身となった。赦免になって七カ月ぶりに出獄すると桜所は、再び松島に住み、悠々自適の生活を送っていた。

しかし明治四年、かつて共に奥医師として働いた松本良順の推挙により、兵部省に召されて明治政府の世に出ることになる。軍医寮（軍医学校の前身）に出仕後は軍医助に任命され、同七年（一八七四）には軍医監に就任した。こうして桜所は、明治の代になってからは良順に協力して日本の軍医制度の確立に尽力したが、しばらくして病気を理由に辞職、東京駿河台で療養生活を送っている。

村医師から幕府の奥医師まで登りつめたが、一転して朝敵となり投獄、しかし再び医師として再生の道を歩んだ桜所は、まさに波乱万丈の生涯であった。明治一五年（一八八二）二月二〇日、桜所は静かに五六年の人生に幕を下ろしている。

桜所には石黒忠悳、林洞海《はやしどうかい》との共著『蘭書内科簡明《らんしょないかかんめい》』(全一四巻)があり、詩文もよくする文人でもあった。『香雲閣詩鈔《こううんかくししょう》』はその遺稿である。門弟には高松凌雲、山県有朋、千葉卓三郎らの顔が並ぶ。桜所は東京都台東区の谷中霊園に眠っている。

55 楠《くす》本《もと》イネ 一八二七―一九〇三

屈辱の混血女医

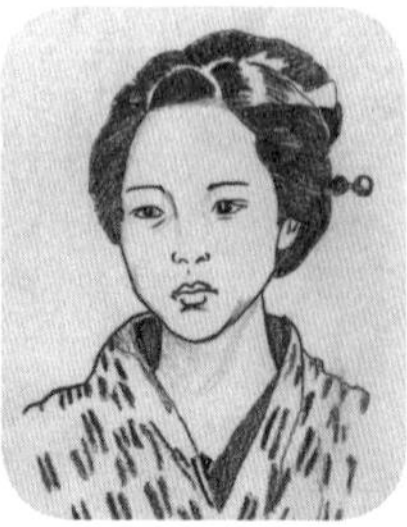

江戸時代までの産婦は、薄暗い納戸部屋や陽の射さない土蔵で出産する例が多かった。妻が生死の境をさまよっているのに、夫は母屋で一族と酒を酌み交わしながら出産を待ったという。出産は不浄なものとして扱う風習があったからである。楠本イネは、その不条理を正そうとして数奇な運命をたどった日本初の産科女医である。

イネは文政一〇年（一八二七）五月六日、長崎のオランダ商館医師フィリップ・フランツ・フォン・シーボルトと愛人の楠本瀧との間に出生した。父のシーボルトは南ドイツの由緒ある医家に生まれて自らも医師になり、オランダに移住して五年ごとに派遣される日本への使節団一行と共に来日、出島に着任したのは文政六年（一八二三）である。

その翌年には長崎郊外の鳴滝《なるたき》に医学塾を開き、外科、産科、眼科などの治療も行う。まだ日本では誰も試したことのない腹水穿刺術なども平然と行い、難病を治癒させた噂などが流れると、教えを乞う受講者が全国から馳せ参じた。その塾からは、高良斎《こうりょうさい》、高野長英、小関三英《こせきさんえい》、美馬順三《みまじゅんぞう》、伊東玄朴《いとうげんぼく》など多くの優れた蘭医が輩出している。

当時、出島に長崎の廓から繰り込んでくる遊女の中に其扇《そのおうぎ》という色白の美女がいて、シーボルトと特別な情を交わすようになった。将軍・徳川家斉《いえなり》に謁見のため江戸へ旅した間も、シーボルトの想いは募るばかりで、長崎に帰ると其扇を落籍、瀧と本名に戻った彼女を鳴滝の塾に囲う。間もなく懐妊したのがイネというわけである。

イネは授乳期が過ぎると母の実家で養育された。彫りの深い顔に茶髪なのですぐ混血とわかり、家に籠りがちになる子であったという。やがてシーボルトの任期が来て帰国のときを迎えた文政一一年（一八二八）の秋、世にいうシーボルト事件が起こる。国禁の日本地図や門下生が翻訳した多くの日本に関する資料が船積みの荷物から発見され、翌一二年、関係者が捕縛されると同時にシーボルトはスパイ容疑で国外追放と決まったのだ。

帰国を見送りに来た門人たちに、シーボルトは繰り返しイネの養育を懇願して涙ぐんだと伝えられる。しかしシーボルト事件の余波から謹慎を強いられた門人たちは、心ならずも十分に尽くすことはできなかったようだ。そして翌年には瀧が和三郎という男と同棲、イネは再婚先に引き取られたが、気まずい思いが絶えない日々であったらしい。

イネが瀧に無断で家出したのは一九歳を迎えたばかりのときだった。父シーボルトが信頼していた門下生の二宮敬作《にのみやけいさく》のもとに身を寄せる。敬作は宇和島藩の蘭学者で外科医も務めていた。ここでイネは敬作から医学の基礎を学ぶことになる。イネは学ぶにつれて、いろんな風習にひそむ不条理にも気がつくようになった。とくに出産を不浄なものと扱うことに疑問を感じ、そのためにも産婦人科医を目指そうと決意する。

目的を果たすためイネが、敬作の許しを得て同じシーボルトの門人で備前岡山の産科医・石井宗謙《いしいそうけん》を訪ねたのは弘化二年（一八四五）であった。この地でイネは村田蔵六《むらたぞうろく》（後の大村益次郎）とも知り合い、オランダ語の教えを受けている。イネは宗謙の医業を手伝いながらよく学んだ。ここで卑屈な悲劇に見舞われようとは予想だにしなかったであろう。

彫りの深い目鼻立ちに知的な気品を秘めたイネの美貌に、いつしか宗謙は魅せられていた。ある日、逆らうイネを強引にねじ伏せて犯してしまう。五〇歳の宗謙は恩師の娘であることも忘れていた。そしてあろうことか妊娠までしてしまったのである。イネは不遇な子を自らの手で産み落とすと、いたたまれぬ思いで長崎へ帰った。

二六歳になっていたイネは女医で再起することを誓い、阿部魯庵《ろあん》のもとで産科を学ぶかたわら、出島在留の知人を頼ってオランダ語の練習も続けている。シーボルトが三〇年ぶりに長崎に再来したのは安政六年（一八五九）、イネが三二歳のときだった。イネと瀧と敬作だけが出迎え、かつて彼の門前に群がった蘭学者や医師たちの姿はなかったという。

立派な産科医に成長したイネを見てシーボルトは敬作に長年のサポートを感謝し、目を潤ませた。シーボルトは幕府の外交顧問になって江戸に迎えられたが、幕末の混乱からすぐ任を解かれ、三年足らずで帰国することになる。だがイネのために出島のポンペに産科技術と病理学を学ぶ道を拓いてくれた。文久二年（一八六二）からはポンペの後任ボードウィンに引き継がれている。

シーボルトは一八六六年にドイツで七〇歳の生涯を閉じ、その三年後に瀧も世を去った。明治二年（一八六九）東京に出てきたイネは、その翌年、築地に産科医院を開き、西洋女医として名を知られる。一時は宮内庁の産科医に名を連ねたほどであったが、それは福沢諭吉の推薦があったからという。

シーボルトの残した鳴滝塾が取り壊されることを知り、長崎に帰って土地の保存に尽力したのはその頃である。いまその塾跡に長崎市営のシーボルト記念館が建っているのは、イネの功績であろう。再び上京したイネは麻布狸穴《あざぶまみあな》に居を定めたが、医学の流れは激変をたどっていた。

明治七年（一八七四）二月、医術開業試験規定が公布され、この国家試験に合格しないと開業できなくなる。しかも試験の門戸は男子に限られ、女子にも開かれたのは明治一八年になってからであった。イネは国家試験の女医第一号となった荻野吟子より一五年も前に西洋医学の技術を身につけていたのに、時代の流れにつれて医学もオランダからドイツ医学へと移り、明治一〇年（一八七七）、イネは築地の医院を閉じてしまった。

その後、明治一七年には長崎で産婆の看板を出したというが、七年後には三度目の上京をし、ひっそり暮らしていたという。明治三六年（一九〇三）八月二六日、麻布で七六歳の生涯を閉じる。イネの晩年は孤独だった。

幕末から明治にかけての波乱の中、混血児という不遇を乗り越えて女医を志し、父シーボルトの名に恥じないように生きたイネ。未婚の母という重荷を背負いながら差別と屈辱にまみれて生き抜いた一生であった。いまイネは遺言書により、長崎の晧台寺《こうたいじ》にある楠本家の墓地に、母・瀧と恩師・二宮敬作と同じ場所に眠っている。

56 松本《まつもと》良順《りょうじゅん》

一八三二―一九〇七

硬骨の軍医総監

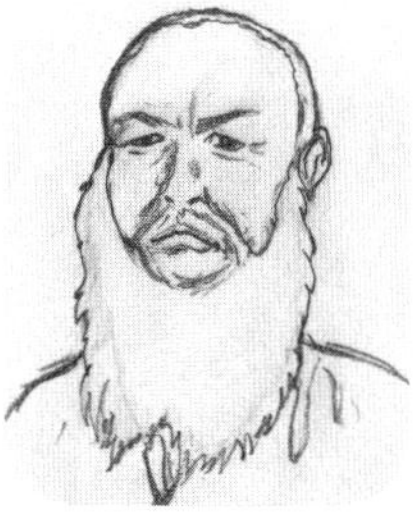

幕末から明治維新の戦乱の中に生き、初の軍医総監も務めた松本良順の名は、近代医学史上に特筆されている。恵まれた環境に育ち、オランダ医家として大成しながら、彼は時代の流れに身を任せることを潔しとはしなかった。幕府への恩義に報いるために、自ら敗残者の道を選んだのである。縛に服したあと新政府に迎えられてからも、良順は安易な生きざまを拒んだ。それが奇行の人とも伝えられる理由であろうか。

良順は天保三年（一八三二）六月一六日、下総国佐倉藩の医師・佐藤泰然《たいぜん》の二男として江戸麻布に生まれた。幼名を順之助といい、良順は通称である。父の泰然は早くから西洋医学に関心を持ち、長崎に留学して蘭医ニーマンに学び、江戸に戻ってからは薬研堀に医院を開いて多くの門弟を育てていた。

良順が七歳のとき種痘の試験台になったのは有名な話である。天保一四年（一八四三）に泰然は、藩主の招請で佐倉に移り、順天堂を建てて医学教育に当たるかたわら、西洋外科の治療も行った。ちなみにその塾は順天堂大学医学部の前身であり、泰然は学祖とされている。

良順が幕府侍医・松本良甫《りょうほ》の養子となり、その息女をめとったのは嘉永三年（一八五〇）であった。松本姓を名乗って良甫の指導を受けていた良順は、二六歳のとき幕命によって長崎に留学、オランダ軍医ポンペから西洋医学全般を学ぶことになる。二年目の安政六年（一八五九）に初めて腑分け（解剖）にも立ち会ったが、それはポンペ自身が執刀し、頭蓋骨を鋸で切断するような、すさまじい場面だったという。

彼と共にポンペの腑分けを目撃した門人の顔ぶれは吉雄圭斎《よしおけいさい》、榊原春庵《さかきばらしゅんあん》、緒方惟準《おがたこれよし》、そしてシーボルトの娘で女医の楠本イネなどである。文久元年（一八六一）には、わが国初の本格的な病院である長崎養生所が創立され、良順は抜擢されて頭取に就任した。良順が三〇歳のときであり、ポンペを教授に迎えてスタッフの充実を図ったが、間もなく任期が切れて帰国することになる。その後任に迎えたのがボードウィンであった。

文久二年（一八六二）、七年ぶりに江戸へ戻った良順は、奥医師を経てその翌年、緒方洪庵没後の西洋医学所頭取にも選ばれる。この医学所はやがて大学東校、東京大学医学部へと発展する施設で、医師教育の中枢的な存在であったと云えるだろう。良順はここで医学所改革を目指すが、世の動きは次第に勤皇派の勢力が強くなり、遂に徳川慶喜が大政奉還に踏み切って、王政復古の大号令が発せられた。

良順は慶喜の侍医として幕府への忠節やみがたく、同志と共に江戸を脱出する。幕府に加担しなければ江戸で新政府に迎えられ、要職に就いていたであろう。だが良順は、薩長の江戸攻めが始まると自ら門弟数人を率いて会津に走り、藩校日新館《にっしんかん》を病院として負傷兵の治療に尽力した。会津落城後は仙台に至り、蝦夷地への渡航は断念したものの朝敵として追われることになる。

縛吏に包囲されても良順に悔いはなかった。思えば良順の長男・鉄太郎はすでに一七歳。語学と理化学に才能があり、長崎から戻って開成学校のドイツ語助教を務めるまでに成長していたので、自分が死んでも後顧の憂いはない。そう思うと良順は深い眠りに落ちるのである。捕縛された良順は江戸へ護送されて一年の監獄生活の後、五カ月の禁固を経て解放された。「朝敵の大罪」と呼ばれた割に軽かったのは、良順の医学実績を重んじたからに違いない。

医師としての良順を語るエピソードに、こんな話がある。一橋慶喜が重い体調不良を訴えたとき、良順は迷わず阿片の一服を与えて一昼夜も昏々と眠らせたという。政務のストレスから心身を病んでいると診断したからだ。何も考えずにぐっすり眠れば回復が早いのは、きわめて明快な療法である。

貴人にも麻薬を投与するなどは、いかにも良順らしい発想ではないか。

こんな話もある。新撰組局長の近藤勇に胃痛の治療を行ったとき、「開国と攘夷の是非」を問われたことがあった。良順はわかりやすく日本と西洋の国力の差を「刀と大砲」にたとえて話し、将来のためには開国論にも耳を傾けるべきであろうと説いたとか。武骨な剣客も大いに感動し、以後二人は親交を結んだということだ。

ところで、解放された良順は名を順《じゅん》と改め、医学のためにだけ生きようと決意した。資金を募って早稲田蘭疇舎《らんちゅうしゃ》という洋風病院を創立し、ここで順は診療と後継者の教育に励むことになる。明治四年（一八七一）には乞われて兵部省に出仕し、軍医頭となって陸軍軍医部を編成した。その二年後には初代の陸軍軍医総監に就任して軍医制度を確立している。だが彼らしいのは、その職にありながら二度も謹慎処分を食らっていることであろう。

有名なホフマン事件というのがある。西洋医ホフマンが明治政府に解雇されたとき、軍医総監の順はホフマンをかばって給与と利子を支払わせたのだ。このとき順は「許多ノ金員ヲ虚費スルニ至ラシムル科」により、三五日間の謹慎を受けている。外国人教師への礼節であると唱えた順は、処分にも何食わぬ顔をしていたとか。

順の体系づけた軍医学は、公衆衛生学の考えを基盤としているもので、牛乳の普及、海水浴の奨励など、民間への指導も積極的に行われた。順が開いた大磯照ヶ崎は日本初の海水浴場であり、その記念碑も建っている。また新撰組との親交を示す証として、東京都下日野の高幡不動にある近藤・土方の「殉節両雄之碑」にも、順の見事な揮毫を偲ぶことができる。

松本順は医学の指導者として骨太に明治を生きた。その功により、明治二三年には貴族院議員に推挙され、三八年には男爵を授けられているが、驕り高ぶった様子はなかったと伝えられる。順はまさに生きたいままを生き、明治四〇年（一九〇七）三月一二日、七四歳の生涯を閉じた。彼の墓は神奈川県大磯の妙大寺にある。

57

高《たか》松《まつ》凌《りょう》雲《うん》

一八三六―一九一六

赤十字運動の父

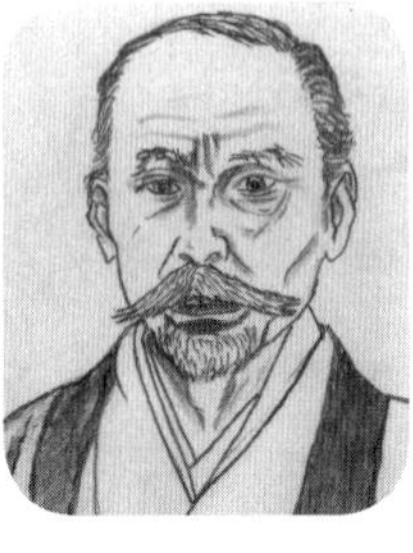

幕末の戊辰戦争に従軍していたイギリス人医師のウィリアム・ウィリスは、捕虜が存在しないことを訝《いぶか》ったという。負傷者といえども容赦なく殺戮するほど残酷であったことを物語っている。そして同じ幕末、同胞同士が争った箱館戦争では、敵味方なく負傷兵を治療する医師がいた。高松凌雲である。彼の名は日本歴史上も不滅であり、「医の原点」とも讃えられるだろう。

凌雲は天保七年（一八三六）一二月二五日、筑後国古飯《ふるえ》村（現在の福岡県小郡市）に庄屋の三男として生まれた。幼名を権平《ごんべい》または荘三郎といい、次いで凌雲と改める。一七歳で久留米藩士・川原弥兵衛の養子となったが、武士となることに抵抗を感じて離縁、医師になることを決意して江戸へ上った。

安政六年（一八五九）凌雲が二三歳のときである。

彼は当初、柴田方庵《しばたほうあん》の塾に入ったが、やがて蘭方医・石川桜所《いしかわおうしょ》の塾生となった。ここで蘭学の指導を受け、かなり力を蓄えてから桜所の許可を得て大坂に移り、緒方洪庵《おがたこうあん》の適塾《てきじゅく》に入る。凌雲はここでも頭角を現し、西洋医学だけでなくオランダ語を自由に操れるようになった。ところが洪庵が幕命により西洋医学所の頭取となって江戸へ発つことになり、凌雲も随行することになる。江戸ではブラウンやヘボンからも英語を学ぶ機会を得た。

慶応元年（一八六五）、凌雲は桜所の推薦で一橋家の表医師になる。ほどなく一橋慶喜が第一五代将軍となるに及んで凌雲も三一歳で奥詰医師となった。同三年、フランスの首都パリで万国博覧会が開かれた折に、慶喜は名代として弟の昭武《あきたけ》を派遣することになり、凌雲はお付き医者として渡仏している。その頃、倒幕運動で国内は混乱していたが、慶喜は国際社会の認知を得て幕府の主権を固める意図をもっていた。

パリ万博を終えると凌雲は留学生として残ることになる。留学先はオテル・デュウ（神の家）という病院を兼ねた医学校であった。「神の家」では麻酔を用いた開腹手術なども行っていたが、それ以上に凌雲に衝撃を与えたのは、併設された施設で貧しい人たちを無料で診療していたことである。貧民施設とはいえ「神の家」に所属する医療人は、一般患者となんら隔てなく病人に接し、しかもこの病院は寄付によって成り立つ純粋な民間病院であることに、凌雲は大きな感動を覚えた。

しかし、凌雲の留学生活は一年半で終わってしまう。慶喜による大政奉還、そして鳥羽伏見の戦いで幕府軍が大敗した知らせを受けたからである。凌雲が江戸湾に到着したときには、すでに幕府は崩壊し、江戸城は薩長軍に明け渡されて、慶喜は水戸で謹慎中という有様であった。凌雲はパリに留学させてくれた幕府への恩義に報いようと、蝦夷地に幕臣の国をつくろうとした榎本武揚《えのもとたけあき》らに合流し、軍艦・開陽丸に乗り込んで蝦夷に向かったのである。

箱館の五稜郭に立て籠ると彼は武揚に依頼されて箱館病院の院長に就く。その際、病院の運営には一切口出し無用と条件をつけていた。それは戦傷者を敵味方なく治療しようという凌雲の強い意志でもあったのだろう。当初は敵方の兵士と一緒に治療を受けることに反発も生じたが、凌雲はパリで学んだ精神を胸に毅然として制した。この行動は日本で初の赤十字活動であり、日本史上でも特筆されなければならない。

明治二年（一八六九）、箱館戦争は幕府軍の敗北で終息した。凌雲も武揚らと行動を共にしたことで謹慎閉居の身となったが、敵味方の区別なく治療に当たり、また高い医学知識を持っていることを新政府に評価されて、とくに大きな処罰は受けていない。それは「有為な人材を失うことは国家の損失」という新政府の方針でもあった。

赦免された凌雲のもとには、新政府への仕官を勧める声も多かったが、それらを固辞して浅草で医業を営む。と同時に貧しい人たちのための病院をつくろうと起ち上がった。明治一二年（一八七九）、彼は開業医の同志を募って「神の家」の精神を実践する目的の「同愛社」を組織、念願のスタートを切ったのである。

同愛社は当初、医師の費用負担だけで運営されていたが、規模が膨らむにつれて寄付をしてくれる慈善社員も加わり、苦境を乗り越えることができた。この施設で救われた患者は、凌雲の生涯で七〇万人とも一〇〇万人とも伝えられる。同愛社の動きは医療福祉事業の嚆矢《こうし》であり、医療社会化の先駆とも云えるであろう。

凌雲は語学に堪能であったため、優れた翻訳書も残した。出産や育児に関するベルギー医師・セルウェスの『保嬰《ほえい》新書』（上下巻）やフランスの医師・モアナックの『内科枢要』（全一〇巻）、そして明治一二年のコレラ流行に際して出版した『虎列刺《これら》病論《びょうろん》』などがある。箱館戦争のとき凌雲は、すでにリスターの開発した石炭酸消毒を行っていたことも知られており、医術的にも当時最も優れた医師の一人であった。

大正五年（一九一六）一〇月一二日、凌雲は静かに七九歳の生涯を閉じた。二君に仕えることを潔しとせず、一開業医として博愛を貫いた凌雲は、いま東京台東区の谷中霊園で永久の眠りに就いている。彼の墓には『大言海《だいげんかい》』の編者・大槻文彦の撰になる顕彰碑が立っており、その冒頭には「凡そ戦闘力の無き者を殺すは、是れ人道に背く」とあった。

58

長与専斎《ながよせんさい》

一八三八―一九〇二

衛生行政の元老

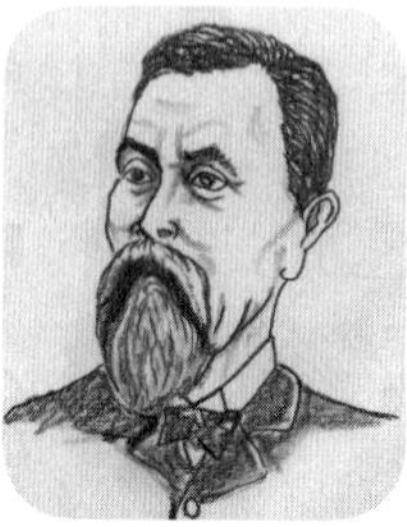

「衛生学」の訳語を造語したのは薬学や漢学に素養の深い明石博高《あかしひろあきら》という男だが、これを明治政府の行政に採用したのは長与専斎である。医学や医療だけでなく、防疫から公衆衛生の面まで広く行政を司る内務省衛生局の初代局長だ。彼に家業の臨床医として安住することを許さなかったのは、適塾育ちに課せられた時代の要請であろう。試行錯誤を重ねながら、近代医療の大きな枠組みをつくった男である。

専斎は天保九年（一八三八）八月二八日、肥前国大村藩（現在の長崎県大村市）に仕える漢方医・長与中庵《ながよちゅうあん》の子として生まれた。藩校の五教館で学んだが、父が早逝したため九歳にして祖父・俊達《しゅんたつ》の養子となり、長与家の嫡子となる。その祖父の勧めにより大坂へ出て緒方洪庵《おがたこうあん》の適塾《てきじゅく》に入門したのは安政元年（一八五四）、専斎が一六歳のときであった。医学を志す者にとって種痘とコレラが最大の課題になっていた時期で、洪庵は除痘館を設けて種痘事業を行ったり、『虎狼痢治準《ころりちじゅん》』を著して予防に一役買ったりし、専斎も精力的に手伝っている。

適塾では福沢諭吉の後任として塾頭を務めた後、文久元年（一八六一）、洪庵の勧めにより蘭医学の実地研修のため長崎に赴いて医学伝習所に入り、オランダ人医師ポンペの指導を受けた。その後ポンペの後任のボードウィンやマンスフェルトに師事し、医学教育近代化の必要性を諭される。医学伝習所の先輩に松本良順《まつもとりょうじゅん》がいた。

良順はポンペから医学の知識だけでなく科学的思考過程まで学んでいる。「医療の対象は病気そのものである。患者の身分、貧富の差、思想や政治の立場の違いを考えてはならない。医術を出世や金儲けの道具にする者があるのは唾棄すべきことである。人は公の社会のために生きなければならない」（篠田達明『白い激流』より）とポンペはいい、予防医学の概念を説いた。

現在の公衆衛生、環境衛生的な考え方も、このような背景から生まれている。そのポンペの基本姿勢が自然に専斎にも受け継がれた。まだこの時代には公衆衛生とか衛生学という訳語はない。しかしその概念は、たとえば高野長英と岡研介《おかけんかい》の『蘭説養生録《らんせつようじょうろく》』、辻恕介《つじじょかい》の『長生法《ちょうせいほう》』、松本良順の『養生法』などに表れている。いずれも長崎で学んだ結果の教訓であった。長崎での学問について専斎は、平易な言葉や図、記号で中味を理解させることに主眼が置かれ、非常に合理的（『松香私志《しょうこうしし》』より）と書いている。

専斎は長崎で佐賀藩の侍医・相良知安《さがらちあん》と会い、共にポンペの後任ボードウィンに師事した。知安は後に明治新政府のドイツ医学受容に心血を注ぎ、文部省の初代の医務局長となった男である。しかし薩長藩閥政治の犠牲となって歴史から抹殺され、悲惨な生涯を送ったことはあまり知られていない。医学の受容先をめぐるイギリス派とドイツ派の対立の犠牲であった。その後に医務局長となったのが専斎で、昭和一〇年に東京大学医学部構内に知安の名誉挽回の記念碑が建立されたとき、式辞を述べたのが専斎の二男で東大総長の長与又郎《またろう》であったという。

ともかく、専斎はボードウィンの後任のマンスフェルトにも師事し、医学教育近代化の必要を諭される。慶応四年（一八六八）専斎は精得館《せいとくかん》の学頭に選出されて就任。同年これが長崎医学校（現在の長崎大学医学部）となり、専斎は校長となった。このとき彼は日本で初めて医学教育に現在の教養課程を意味する予科を創設している。マンスフェルトの勧告によるものであった。

その予科教師にオランダ陸軍薬剤官のゲールツを雇い、幾何、物理、化学などを教えることに。その成果は東京司薬場などの施設となって現れた。ちなみにゲールツは一五年間滞在し、検疫消毒、薬局方の編さん、衛生局の事業、薬学教育などに多大な功績を残している。

明治四年（一八七一）に文部省が設置されて学制改革が始まると、専斎は東京に転勤となり、医学の主要な舞台も長崎から東京へ移ることになった。同年、専斎は岩倉遣欧使節団の一員として渡欧し、ドイツやオランダの医学と衛生行政を視察している。維新以後、「旧来の陋習《ろうしゅう》を破り、知識を世界に求める」ことを国是とする政府が、積極的に西洋文化を吸収するために派遣したものであった。専斎はドイツで池田謙斎《いけだけんさい》、桂太郎、長井長義《ながいながよし》らの協力を得て日本の衛生行政の基礎である「医制」七六条の構想を練っている。同六年に帰国した。

専斎が帰国すると文部省医務局長に就任。さらに東京医学校（現在の東大医学部）の校長も兼ねることになる。翌七年には医務局が内務省へ移管されると共に衛生局と改称し、その初代局長に就任した。専斎が最初に手がけたのは種痘と検梅制度であった。またコレラ予防の諸規定を立案する。さらに偽薬《にせぐすり》を取り締まるための司薬場を東京、京都、大阪から京都を廃して長崎と横浜に新設することを決めた。さらに専斎は、医学部内に薬学科を設ける方針を立て、将来的には西欧並みに医薬分業も視野に入れている。

先進国と肩を並べるためには医薬品の規格を定めた薬局方も必要と判断、明治一三年には「日本薬局方」の編さん委員会を設けた。委員は医・薬学関係の教授、陸海軍の軍医総監、それにベルツなどのお雇い教授、司薬場のオランダ人技師などで構成、専斎もその一員となっている。日本薬局方の完成をみたのは同一九年（一八八六）で、翌年から施行された。これに先立ち同一八年には衛生局監督のもとに国庫補助を受けて大日本製薬が開業したのも画期的なことであろう。これで医薬品の国産化に拍車がかかった。

専斎は医学教育制度の改革も急ぐ。その頃は三万人ほどの医師がいたが、その資格に法制面の規制はなく、ほとんどは父子・子弟相伝で流派や家伝を守ろうとする傾向が強かった。明治八年（一八七五）には医師になろうとする者に対して、物理、化学、解剖、生理、病理、内科、外科、薬剤学の八科目につき国家試験を行うことを決定、いくつかの改革を経て同一六年（一八八三）に医師免許規則を定めている。

そのほか、コレラ対策、水道、下水システムの完備など、衛生行政の課題は山積しており、専斎は仕事に追いまくられた。同二五年、専斎は後継者に愛知医学校長の後藤新平を据えて退官。その後は貴族院議員、中央衛生会（現在の日本公衆衛生協会）会長などを務めている。五男に恵まれ、学会や実業界で名を成す一族を残して、同三五年（一九〇二）九月八日死去した。享年六四。東京都港区の青山霊園に眠っている。

59 杉《すぎ》本《もと》かね

日本初の看護婦

一八三八―一九一五

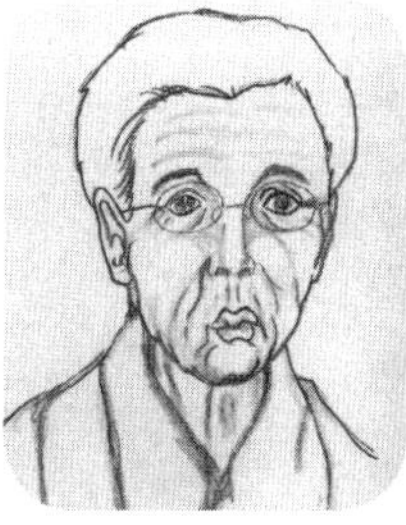

医師のパートナーとして最も身近なのは看護師である。医療には広範なスタッフを必要とするが、最低限このペアがないと診療行為は成立し難い。ある意味で看護師は医師よりも患者サイドの心得が求められ、それだけに苦労を強いられている。かつて女性主体の職業であった頃、彼女らは感謝と敬愛を込めて「白衣の天使」と呼ばれた。

看護活動の原点は、一七世紀にキリスト教の信者らが病人を集めて日常生活の世話をしたことにあるという。その活動を近代化したのが一九世紀後期のフローレンス・ナイチンゲールであった。日本でも昔から慈善活動としては散見されたが、組織だった動きには至らず、医療の枠組みの中に組み込まれたのは明治に入ってからである。そして初の看護婦に育ったのが杉本かねであった。看護婦が看護師と改められたのは平成一四年のことである。

かねは天保九年（一八三八）に江戸の職人・富岡小八の娘として出生、一六歳で新宿の商家・杉本仙太郎に嫁いだ。二人の子をもうけたが二七歳で夫と死別、自立を決意して官軍病院の看護人となる。時に明治元年（一八六八）、かねは三〇歳であった。さらに大学東校（現在の東京大学医学部）に勤めたが、同六年には佐藤尚中《さとうたかなか》が設立した順天堂医院に看護婦取締として迎えられている。

彼女が働き始めた頃は看護婦の養成所もなく、かね自身も一定の教育を受けたわけではない。医師の手伝いをしながら実地に覚えた体験の積み重ねが、当時はすこぶる貴重だったことになる。そして順天堂では、尚中の養子で院長となった佐藤進《さとうすすむ》に随い、大隈重信がテロにあったときの大手術まで従事したのであった。書物にまさる実践の凄さであろう。

ところで、日本では明治一九年（一八八六）になってようやく看護学校（看護婦養成所）が設立され、看護の専門家の養成が始まっている。それ以前の同六年（一八七三）、すでに順天堂では看護婦の養成が独自に行われていた。その第一線に立ったのが杉本かねである。

かねは看護教育をどう進めるかを、医局のスタッフと話し合い、三つの目標を建てた。それは、①医師が患者を診療する際の補助、②病気や障害を持つ人たちの日常活動の援助、そして③疾病の予防や健康の増進を目的とした教育、である。その基本的な方針は現在でも変わってはいない。

しかし日本では平成一四年（二〇〇二）三月以前まで、男性看護人には看護婦規定を準用。看護に従事する女性を看護婦、男性を看護士と区別していた。圧倒的に多いのは看護婦で、その時代はナースキャップ、衣裳、ストッキング、靴のすべてが純白に包まれ、「白衣の天使」という愛称で呼ばれたもの。平成一三年の「保健師助産師看護師法」（略称・保助看法）の成立で男女の関わりなく看護師と規定された。

と同時に、あの懐かしい白衣の姿も様変わりした医療機関が多く、わたしなどは学生がガクランを着なくなったことよりも違和感を強くするが、白衣にこだわるのはアナクロニズムなのだろうか。せめて医療人であることが判然とするぐらいの外観は保ってほしいと思う。

それはともかく、看護師の業務はかなり高度になっている。病人や障害者の援助を提供する業務にともない、診療の補助としての医療行為を認められているからだ。その範囲は国によって異なるが、日本の場合は採血や血糖値の測定、薬剤の投与、傷の清潔管理などに加え、静脈注射も診療の補助行為の範疇であると行政解釈が変更された。

看護業務は所属する施設や部署によって多種多様である。そして、より専門的な能力を持つ看護師については、専門看護師（ガン、慢性病など）、認定看護師（救急、緩和ケア、手術など）としての資格も認められるようになり、今後はさらに医療現場で大きなウェイトを占めるようになるだろう。教育体制もそのニーズに応えられるようにシビアになり、さらに国家試験も課している。

いま日本で就業している看護師は二〇一〇年現在で九五万三千人に近い。准看護師も三七万人ほどいるが、毎年減少の傾向にあり、看護師となるための通信制の移行教育も始まるようだ。男性の看護師は五％台の段階だが、この分野は将来の伸びが期待されている。医療や介護を必要とする高齢者がもっと高率になることは必至で、実態としては「看護師不足」が続くだろう。

杉本かねの伝記からはみ出してしまったが、かね自身の記録はほとんどなく、初の看護婦であったことだけが伝えられている。しかし順天堂の初代看護婦取締としてかねの果たした役割は大きい。看護婦教育を開始し、その方向性を明確にした。明治六年（一八七三）に始まった順天堂の看護の歩みは、日本の近代化や医療の進歩と共に時代の要請に応えてきたのである。

かねの時代は、まさに基礎づくりの段階であった。時を経て順天堂看護取締も四代目の長谷川こうの時期には大正四年（一九一五）に「看護婦規則」が布告され、今日の体制を築いている。関東大震災では順天堂医院が全焼し、それを機に病院の近代化が始まったといえるだろう。

新しい歩みを見届けることなく、かねは明治四〇年に三〇年以上勤めた順天堂を退職した。医療チームの一員として「看る、護る」業務に徹してきたかねの順天堂看護課は、やがて総婦長制が導入され、総病床数が九三七床となった昭和四七年から看護部長制が敷かれている。大正四年一一月二五日、かねは七七歳で永眠した。「人ありて我あり、他を想いやる慈しむ心が看護のモットー」と教えてきた杉本かねの方針は、いまなお医療の現場に生きているに違いない。

60 司《し》馬《ば》凌《りょう》海《かい》
六国語を操る男
一八三九—一八七九

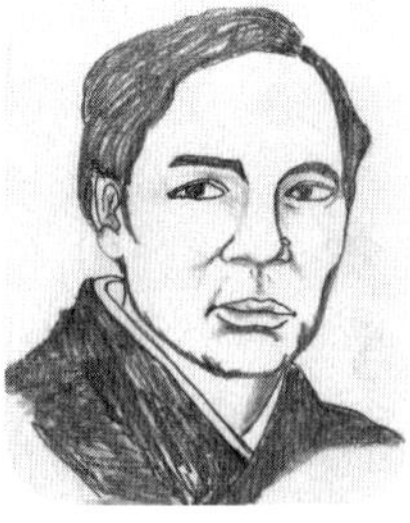

日本の近代医学はヨーロッパのお雇い教師によって幕を開けた。幕末から明治維新にかけて活躍したウィリス、ミュラー、ホフマン、ヨングハンスなどの面々である。そして彼らには影のような存在があった。オランダ語、ドイツ語、フランス語、ロシア語、英語、中国語を巧みに操る男・司馬凌海である。彼の通訳なしに西洋医学の導入は困難だったかもしれない。

凌海は語学の天才であった。ポンペの講義を通訳しながら、自分はそれを漢文で筆記できるほどで、周囲は神業と驚いている。ただ反面、酒好きで奔放な性格が災いしたのか、大成したとは云い難い。一芸に秀でながら奇行を楽しむ男でもあった。しかし凌海なしに西洋医学の受容を語れないほど、大きな存在であったことは間違いないだろう。

司馬凌海は天保一〇年（一八三九）一一月二八日、佐渡島（現在の新潟県佐渡市）に島倉栄助の長男として生まれた。幼名を亥之助という。彼の生家は小作農でひどく貧しかったが、亥之助は幼少の頃から神童の評が高く、一二歳で江戸へ出ると唐津藩の儒者・山田寛《やまだかん》の門を叩いて漢籍を学んでいる。

やがて凌海は医学を志し、家を弟に譲って姓を司馬、名を凌海と改め、幕府の奥医師・松本良順《まつもとりょうじゅん》の塾に入ってオランダ語と医術を習得した。凌海の成績は群を抜いていたが、いたずらも過ぎたようである。塾で使う書物を買い占めて高く売りつけ、儲けた金を遊蕩に使って謹慎処分を食らったこともあり、下総国佐倉に順天堂を構える佐藤泰然《さとうたいぜん》に入門して蘭方を学ぶことになった。

泰然のもとで五年間、みっちり蘭学を学んだが、凌海の長崎への憧れは日増しに募る。そんな折、思いがけず良順から誘われた。良順が長崎の医学伝習所でオランダ医ポンペから西洋医学を学ぶことになり、語学に堪能な凌海に同行を求めてきたのである。凌海に異論のあろうはずはない。喜び勇んで長崎に発ったのは凌海が一九歳のときであった。

長崎ではオランダ人から原書で医術を教わったが、凌海の語学力に誰もが舌を巻いたという。そして凌海らしいのは、解剖実習で良順と一緒にポンペの指導を受けたとき、体内のメカニズムのあまりの神秘さに感激のあまりなのか、思わず死体の一部を食べてしまったとか。これも凌海の奇行の一端として語り継がれている。

教師のドイツ人ミュラーとホフマンと凌海が初めて話したとき、「あなたはドイツに何年滞在したのですか」と聞かれた。日本から海外に出たことはないのでそう答えると、二人は信じられないと首を振ったという話もある。医学伝習所で外国の教師が教壇に立つときは凌海以外に通訳できる者はいなかった。酒好きな凌海が二日酔いで休むと、外国人の講義は自然に休講になったという。

文久二年（一八六二）に凌海は、長崎と海を隔てた平戸に医院を開いた。平戸は長崎と同じようにオランダ人の出入りが多く、そこに開業した日本人医師はすぐ話題になって繁盛している。彼はドイツ人とも積極的に交わり、たちまち彼らから仲間として迎えられた。ここで凌海は平戸藩医師・岡口《おかぐち》等伝《とうでん》の女婿になり、やがて長男に恵まれている。

しかし凌海に永住する気はなく、間もなく故郷の佐渡へ帰った。佐渡奉行から医員として迎えられ、洋学師範兼務となったが、世はよろず一新の時。凌海の腰は落ち着かず、幕末に揺れる江戸に出て下谷練塀町に私塾「春風社」を開いたのだった。凌海のもとに馳せ参じた門人には医学者の清水郁太郎《しみずいくたろう》やビール醸造の生田秀《いくたひいで》などがいる。

明治元年（一八六八）、凌海は西洋医学所（後の東京大学医学部）に迎えられて三等教授となり、翌年には宮内省に出仕した。朝令暮改の新政府は役人の異動や役職の変更もめまぐるしく、凌海も医師とは無縁の役人稼業がしばらく続くことに。この間、日本最初のドイツ語辞典『和訳独逸辞典』を出版したのは明治五年（一八七二）であった。

明治八年には官吏を辞し、その翌年に愛知県病院兼医学校（後の名古屋大学医学部）の教授として名古屋に赴く。この学校の教え子に後藤新平がいた。新平とは一年余りしか縁はなかったが、ときどき凌海の翻訳の口述筆記を手伝い、原稿料の一割をお礼にもらっていたとか。新平もよどみない凌海の翻訳ぶりに驚きを隠せなかった。

久しぶりに医療の現場に戻り、日頃の診療に情熱を燃やす凌海ではあったが、ここも突然休校となる。凌海は名古屋で医院を開いた。診療と翻訳に精を出し、晩年は自分の力で病院と医学校を建設する夢を描いていた。しかし凌海の肺は蝕まれていた。神奈川県戸塚《とづか》に移って静養するが効なく、明治一二年三月（一八七九）一一日、遂に帰らぬ人になってしまう。享年三九。あまりに若すぎる死であった。

明治の学問は翻訳から始まったといわれる。そして新生日本の政府は学問の体系をドイツから学びとった。凌海の編んだ『和訳独逸辞典』の功績は、医学の分野だけに限らない。彼が通訳すると、日本語にない単語が即座に造語されたという。蛋白質、十二指腸などはその例だ。漢文に精通していただけに、それは的確な訳語だったと評価されている。

凌海の著作にはほかにも、ドイツ筆記体で表記し、品詞も記載した『独逸文典字類』やポンペの薬物学講義を翻訳した『朋百氏薬論《ぽんぺしやくろん》』など、文化財的な文献が多い。その秀才ぶりは司馬遼太郎の『胡蝶の夢』によってさらに知られるようになった。彼を偲ぶ記念碑は出身地の佐渡市真野小学校の校庭に建ち、墓碑は東京の青山霊園にある。

61 長谷川泰《はせがわたい》

一八四二―一九一二

済生学舎を開設

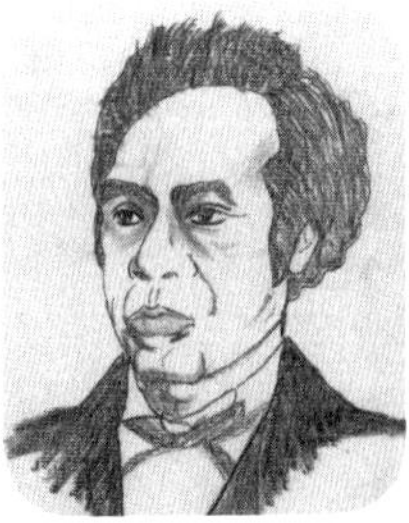

明治になるまで、医師になるのに法的規制はなかった。西洋文明に追いつくことを国策とした新政府は、漢方を否定したせいで極端な医師不足に直面してしまう。そこで医師の緊急養成のための済生《さいせい》学舎《がくしゃ》を開設したのが長谷川泰である。権威主義と闘いながら二八年間に九六〇〇人もの医師を生み出した彼の功績は大きい。それは一見無謀だが、日本の医療にとっての緊急措置ともいうべき決断であったろう。

泰は幕末期の天保一三年（一八四二）六月一日、越後国の長岡藩医・長谷川宗斎の長男として長岡市福井町に生まれた。幼名を多一、長じて泰一郎《たいいちろう》あるいは泰と称し、蘇山《そざん》などと号している。良寛と親交のあった鈴木文台《ぶんだい》が主宰する長善館《ちょうぜんかん》で漢学を、鵜殿春風《うどのしゅんぷう》に英学を、父のもとで漢方医学を学んだ。文久二年（一八六二）江戸へ出て坪井為春《つぼいためはる》に英語と西洋医学を学ぶ。

同年、泰は佐倉藩の佐藤泰然《さとうたいぜん》が主宰する順天堂に入門し、長崎でポンペから外科手術を修得した。とくにフーフェランドの内科書の巻末にある「医学必携」に感銘し、「済世救民」思想を体得した。慶応二年（一八六六）、松本良順《まつもとりょうじゅん》の幕府西洋医学所で外科手術を修め、翌年には句読師《くとうし》（語学の教師）となる。同四年の戊辰戦争勃発で長岡藩の藩医として北越戦争に従軍、河井継之助《かわいつぐのすけ》の最期を看取った。

維新後の明治二年（一八六九）に大学東校の助教となり、同四年ドイツに留学してミシュルレル、ホフマンなどに学ぶ。同七年には長崎医学校長に就任するが、征台の役で廃校となり、学生を東京医学校に転学させた。泰が済生学舎を設立したのは明治九年（一八七六）のこと。これは明らかに明治政府の医学制度に不満を表したもので、いわば医術開業試験の予備校を目的に設立したものと云えるだろう。

この当時、外国との交流が活発になるにつれて、コレラ、赤痢、チフスなどの伝染病が流行し、西洋医の育成が政府の使命となっていた。二万余の医師はいたが、ほとんどは漢方医で伝染病には対応できなかったからである。明治期の国民医療を支えるためには、どうしても促成の西洋医を養成する必要があった。彼は本郷にある自宅敷地内に済生学舎を建てると、朝五時から夜九時まで講義を続け、努力すれば三年分を一年で修学して医術開業試験を受けられる道を拓いたのである。

破天荒ともいえる西洋医養成校は自由な学風も人気を呼んで繁盛した。明治一五年には湯島に校舎を建設、蘇門《そもん》病院と薬学部を付設し、「東京医学専門学校済生学舎」と改称している。当然ながら東京大学を中心とする大学派から攻撃の火の手が上がり、青山胤通《たねみち》や森林太郎（鷗外）らが『医事新論』で済生学舎の方針を痛烈に批判した。国策に沿って西洋医学を創ろうとする彼らは、幕府医師団の流れを汲むような泰の存在が煩わしかったのであろう。月謝が低いだの掛け持ち講師がお粗末だのと指摘し、野蛮人とまで恫喝したと伝えられる。

泰が現実の動きを敏感につかんで西洋医学の普及に情熱を注いだのに対して、大学派は国策を武器に攻撃し、やがて文部省も済生学舎に圧力をかけ始めた。医学校通則や医師法案をめぐって抗争したあげく、医術開業試験の廃止にまで追い込まれ、ついに泰は済生学舎を閉鎖してしまう。時に明治三六年（一九〇三）。突然の廃校に在籍者は宙に浮くことになった。

済生学舎の二八年間の歴史の中で、医師になった者は約九六〇〇名（『日本医科大学八十周年記念誌』から）という。いずれも医術開業国家試験に合格して医師になったもので、野口英世や吉岡彌生などの名もみられる。明治三九年（一九〇六）に医師法が制定され、任意設立の医師会が各地に生まれたとき、幹部の大多数を済生学舎出身が占めたとか。大学が供給する医師数だけでは圧倒的に足りない時期に、泰が済生学舎で果たした功績は大きい。

明治政府の医学行政は、ドイツ人やオランダ人のお雇い学者の意見を聞き、佐藤尚中《たかなか》や松本良順など旧幕府時代医学界の声も聞くが、そこに東大出の力が介入し、生ぐさい学閥の利害や対立も絡むという複雑さだった。長崎医学校の廃校で校長の職を解かれるとすぐ上京し、「広く病苦を救う」旗印を掲げて西洋医学養成所を立ち上げた泰の行動は、むしろ痛快でさえあろう。

済生学舎の廃校直後から、これを惜しむ教師や学生たちによって、いくつかの医学講習会が設けられた。その一つを母体にして明治三七年（一九〇四）には私立東京医学校が発足、明治四三年（一九一〇）には一方の私立日本医学校と合併して、新生「私立日本医学校」が設立され、現在の日本医科大学に発展、済生学舎教育の精神が受け継がれたのである。日本医科大学だけでなく、東京医科大学や東京女子医科大学も、済生学舎の出身者によって建学されたものであった。

泰は短い期間だが、内務省の衛生局長も務めている。明治三四年（一九〇一）には薬律改正の動きがあって医薬分業論が起こったが、泰は「医師数が約三万二〇〇〇人に対して薬剤師が二五〇〇人では絶対数が足りないので時期尚早である」と反対した。また同二四年（一八九一）には衆議院議員として「関西にも大学を創るべし。東大だけでは競風が失われる」と主張、京都帝国大学（現在の京都大学）誕生のきっかけとなった。さらにその三年後には北里柴三郎のために私立伝染病研究所設立を実現させている。泰は明治四五年（一九一二）三月一一日、六九歳で永眠した。

62 長井《ながい》長義《ながよし》

一八四五―一九二九

近代薬学の開祖

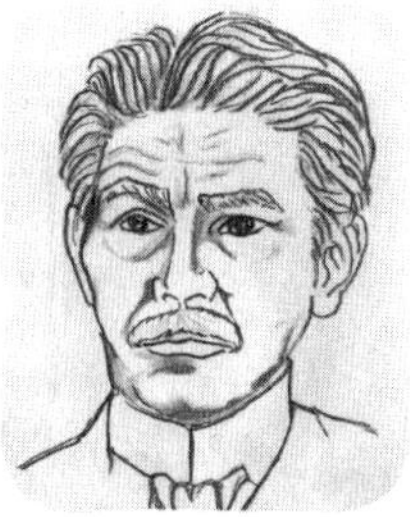

気管支喘息の発作で呼吸困難になった患者を救う薬にエフェドリンがある。長井長義が植物の麻黄《まおう》から抽出した成分だ。さらに彼はエフェドリンからメタンフェタミンを生み出したが、まさかこれが覚醒剤に化けて乱用されようとは予想だにしなかったに違いない。まさしく薬は毒にもなるのである。合成技術を導入した彼は近代薬学の祖と云われてきた。薬学自立の父とも。しかし医療を離れた薬学はあり得ないことを、現代の薬学を歩む人は肝に銘じているはずである。

長義は弘化二年（一八四五）六月二〇日、阿波国常三島村（現在の徳島市中常三島町）の医師・長井琳章の長男として出生、幼名を朝吉と云った。長井家は代々、阿波藩の藩医を務めてきたが、父の琳章は本草学に造詣が深かったという。妻が二五歳で早逝したため琳章は医師としての自責の念から医薬の研究に没頭した。そんな背景もあって、長義は幼少の頃から医師となる教育を受け、漢学塾と蘭学塾に通わせられている。

慶応二年(一八六六)、阿波藩は二二歳の長義に長崎への留学を命じた。精得館《せいとくかん》に入学してマンスフェルトに西洋医学を、ボードウィンに化学を学んでいる。長義は後に日本に写真を広めた上野彦馬《うえのひこま》宅に下宿していたが、当時、写真は最先端の技術であり、いろんな名士が訪れたものらしい。ここで長義は坂本竜馬、伊藤博文、大久保利通らの熱弁を耳にしている。

長義が日本政府の第一回留学生に選ばれたのは、明治四年(一八七一)であった。各分野から一一名を派遣するものだが、陸軍はフランスに、海軍はイギリスに、そして医学を目指す長義はドイツへと、留学先が決まる。長義は実家に帰っていて所定の出発船に遅れ、アメリカ経由の船に乗りイギリスで先発と合流した。その後ドイツに渡り、ベルリン大学に入学することになる。

最初の講義はヘルムホルツの植物学であった。少年の頃から父に薬草を教わって育った長義には和名がすぐ思い浮かび、楽しく学ぶことができたという。有機化学が勃興する最中で、ホフマンの化学実験も長義を熱中させた。しかし医学を学ぶという名目で国費留学しており、家業も継がねばならないという事情があるため、薬学の方向へ進む決心を鈍らせている。思い悩んだ長義は世話になっている駐独代理公使の青木周蔵に相談すると、「医学も薬学も病気を治すためにある」と励まされ、薬学への道を決断したのだった。

長義はホフマンの指導でたちまち頭角を現している。丁子油《ちょうじゆ》からオイゲノールを抽出し、さらに誘導体をつくる実験を行い、バニラ豆からオイゲノールを経由してバニリンを分離することに成功、教室のミリウスやチーマンと連名でバニリン酸、桂皮酸《けいひさん》、プロトカテク酸の誘導体などを次々に発表した。ホフマンは長義を教授助手とし、ベルリン大学からドクターの学位を授けている。

ホフマンは長義を大学に留めておきたかった。そのため長義の下宿先の夫人と謀り、一芝居打っている。スイスに旅行した帰途、フランクフルトのホテルの食堂で美しい女性に会って、長義は一目惚れしてしまう。相手はテレーゼという石材商の娘で、実はホフマンたちがその場を用意していたのである。テレーゼの両親が反対するのを説得したのもホフマンだった。そして二人は婚約するが、日本政府から帰国要請があり、長義は一人で帰国することに。

明治一七年（一八八四）に帰国した長義は東京大学医学部に新設された製薬学科の教授に迎えられ、半官半民の大日本製薬の製薬長と内務省衛生局東京試験所長などを兼務した。その頃は粗製の輸入薬がはびこり偽物も横行していたが、商権は外国人に握られ、輸入薬品の検査もできない状況が続いていたのである。薬事行政を確立し、国産薬の製造が急務となっていただけに、最新の薬学知識が必要となり、長義が呼び戻されたというわけだ。

その使命のトップに立った長義は、まず漢方薬の成分を分析する仕事を割り当て、その抽出から取り組んでいる。やがて麻黄、牡丹皮《ぼたんぴ》、黄連《おうれん》、当帰《とうき》などの成分研究に見るべき成果が表れてきた。明治一八年（一八八五）には長義が麻黄からエフェドリンを抽出、これが大量に合成可能であることを証明している。気管支喘息の患者にとっては呼吸困難から救われる福音となった。こうして長義は二年後に再びドイツを訪れ、めでたくテレーゼと結婚して帰朝したのである。

明治三〇年（一八九七）にはエフェドリンからメタンフェタミンを合成した。これは抗精神薬として開発したものだが、後年、覚醒剤として乱用されようとは、長義の予想外であろう。戦争の末期には、これが「突撃錠」という名で特攻隊で使われ、「猫目錠」と云って軍需工場の夜間作業に用いられた。戦後にはこれが町に流れてヒロポン患者が氾濫、それは現在でも薬物乱用の代表例となっている。まさしく「薬は両刃の剣」の思いを新たにするではないか。

しかし何よりも長義の功績は、近代薬学の開祖となったことであろう。薬学はあくまで医学の一分野という認識から自立したサイエンスとしての薬学を説いたのは長義だった。そして彼は富山薬専や熊本薬専の官立化を実現し、長義の故郷には大正一一年（一九二二）、徳島高等工業に製薬化学科を創立、現在の徳島大学薬学部となっている。長義はテレーゼと共に関東大震災で焼失した明治薬専の再建にも飛び回った。

長義は日本薬学会の初代会頭でもある。しかし、日本の薬学が医療を離れて化学に傾斜したことを批判する声は根強い。それは先駆者たちが国産の製薬を急ぐあまり、物の研究にこだわりすぎて人体との関わりを軽視したからではないか、と指摘する説だ。医薬分業の時代を迎えて、いま薬学は医療の枠組みの中に組み込まれている。薬学教育の六年制がスタートしたのもその理念に基づくものであろう。いま長義が生きていたら、この傾向をどう考えただろうか。長義は昭和四年（一九二九）二月一〇日、急性肺炎で逝去した。享年八三。静岡県小山町の冨士霊園に眠っている。

63

福《ふく》原《はら》有《あり》信《のぶ》

一八四八―一九二四

調剤薬局の先駆

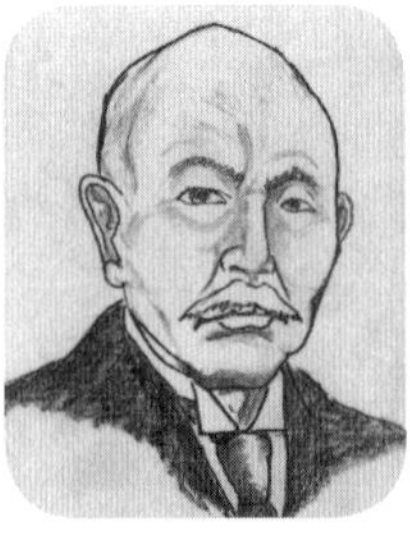

新橋と横浜の間に鉄道が開通した頃、洋風レンガづくりの銀座の街並みが整った。ハイカラな店が並び、断髪洋装の男女が闊歩する舗道に面して、日本初の洋風薬局が開業したのは明治五年（一八七二）のことである。管理者は福原有信。東大医学部製薬学科の一期生で、資生堂の創立者だ。しかし化粧品で大成したのは三男の信三で、有信は製薬業を起こしたり、日本薬剤師会の第三代会長も務め、医薬分業にも意欲を燃やした男であったという。

有信は嘉永元年（一八四八）四月八日、安房国松岡村（現在の千葉県館山市）の郷士の家に生まれた。父の有琳は漢学の素養が深く、有信を厳しく育てたといわれるが、有信の性格はむしろ祖父の漢方医に似ていて、実学的な方向を歩むようになる。一七歳のとき江戸へ出て織田研斎《おだけんさい》の塾に入り、一年後には松本良順《まつもとりょうじゅん》から誘われて幕府医学所へ入所した。ここで彼は本格的に薬学を学び、中司薬という薬務官になる。

時は幕末。有信は戦火を避けて一時郷里に帰るが、二二歳のとき東京大病院に中司薬として勤務することになった。この病院はやがて大学東校（東京大学医学部の前身）に吸収合併される。有信は新設された第一大学区医学校の製薬学科に入り、ドイツから帰国したばかりの長井長義や柴田承桂《しばたしょうけい》らから最新の西洋薬学を学んだ。明治三年（一八七〇）、初の薬学士となった有信は海軍病院の薬局長に赴任したが、派閥横行に嫌気がさして二年足らずで辞めてしまう。

明治五年、有信は矢野義徹《やのぎてつ》、前田清則《まえだせいそく》と語らって三精舎《さんせいしゃ》を立ち上げた。事業の一環として西洋式調剤薬局の開設があり、それを有信が担当することになる。当時は西洋かぶれの風潮が強く、舶来薬品の偽物が氾濫していた。有信は自分の経営する薬局で厳しく吟味し、西洋薬を処方して精確な用法も指示、医薬分業の体制で臨んでいる。また調剤を通じて特効薬の輸入と精度の高い薬品製造を目指すようになった。

有信が東京出雲町に「資生堂薬局」を開業、鎌倉河岸に化学合成を行う「東京製薬社」を設立したのも同年である。だが調剤はともかく、複雑な合成薬まで生みだすことは容易な業ではかった。やむなく万能胃腸薬「愛花錠《あいかじょう》」や毛はえ薬「蒼生膏《そうせいこう》」、うがい薬「エチオン」など製法の簡単な家庭薬のような製品を発売していたようである。

その頃、度重なる大火の対策として東京府は、銀座をすべてレンガ造りに改めた。四丁目までしかなかった銀座通りが八丁目まで延長され、出雲町も銀座の仲間入りを果たしたのである。その雰囲気の影響を受けたのか、有信の製薬事業は家庭薬から化粧品の方向へ変化したといえよう。明治三〇年頃には当時の伝統的な化粧品に代わり、薬化学的な手法による化粧水「オイデオミン」、ふけとり香水「ウラリン」などを発売した。

しかし有信が資生堂の経営に携わったのは初期の一〇年ぐらいで、以降は有信の三男でコロンビア大学の薬学部を出た信三に経営を一任、彼が初代の社長になっている。信三はカメラマンとしても有名であるように、芸術的センスに恵まれ、清潔・改良・モダンのイメージづくりに成功、美とファッションの資生堂を華やかに演出した。大正一〇年（一九二一）にはチェーンストアの制度を確立、美容部、美髪部、洋装部を設け、店内にはソーダ・ファウンテン（ソーダ水をつくるサイホン装置）まで備えて銀座名所になる一方、最大手の化粧品メーカーに伸し上がったのである。

資生堂の経営よりも有信の関心は薬局の運営にあった。東京病院の院外処方箋を引き受けて医薬分業への試みを実践してみたが、まだ薬局数が不足していて制度化を促すには至らない。明治一二年（一八七九）に薬舗開業試験の制度が認められると、有信らは東京薬舗会を結成し、同業者の質の向上を目指した。同二二年には薬舗薬剤師の地位が認められたものの、医師による調剤は例外として認める付則で分業は成らず、有信らの運動は宙に浮いたままとなっている。

一度この運動から身を引いた有信は、近代薬品製造のモデルとして国策会社を起こす事業に走った。明治一七年（一八八四）に大日本製薬を設立、有信はその専務取締役となる。ガレヌス製剤（粗製の生薬製剤）、薬局方試薬、蒸留水などのほか、化学薬品としての化粧品もつくられた。同社は三一年に大阪製薬に払い下げられ、大日本製薬の社名で大手製薬に名を連ねてきたが、平成一七年（二〇〇五）に住友製薬と合併し、現在は大日本住友製薬に改名している。

明治二一年（一八八八）には帝国生命保険にも関わった。海軍病院に勤務していた頃の仲間から誘われ、海軍軍医の高木兼寛《たかきかねひろ》とも相談して出資、同二六年には社長に就任している。有信は長与専斎《ながよせんさい》を学理顧問に迎えたり、利益配分保険を創設したりしたほか、女子社員を大量に採用して婦人の社会進出に寄与したのであった。

有信は医師になることから志し、薬に興味を持って薬剤師となり、東京で初の調剤薬局を銀座に開いた。そして初期の医薬分業運動にも走り、その後は製薬企業や実業家としての道を歩んでいる。いま、資生堂が薬局であったことを知る人は少ない。だが有信は、その創立者ではあるが化粧品メーカーに育てたのは三男の信三であった。有信はむしろ地道に調剤や実験を好む薬剤師の草分けであったと云えよう。

有信が思い描いた調剤薬局は、どうやら一〇〇年も経た平成の時代になってから実現へと向かいつつある。それが医療保険財政の赤字対策から生まれた措置であったとしても、ようやく院外処方箋が出回り、医と薬の技術分業が軌道に乗りつつあるのは、まぎれもない事実なのだから。まだ問題含みではあっても、医療システムとして一歩前進したことになるのではないか。

大正一三年（一九二四）三月二〇日、有信は七五歳で永眠している。前年の関東大震災では銀座も焼け野原になったが、復興した資生堂を見ることはできなかった。資生堂薬局も戦後に閉鎖されている。もし継続されていたら、医薬分業時代の基幹薬局として存在感を示したことだろう。調剤だけでなく、医療機関にドラッグ・インフォメーションを発信する機能を発揮していたに違いない。有信の墓は東京谷中の西光寺にある。

64 高木《たかき》兼寛《かねひろ》

一八四九—一九二〇

麦飯男爵の愛称

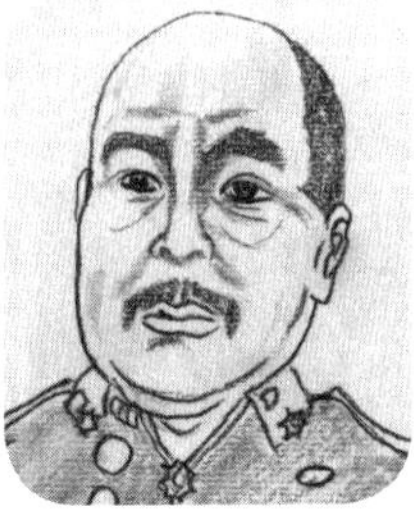

かつて江戸患いとも呼ばれ、明治に入って風土病のように日本中に広まったのは脚気である。原因がわからない時期であったから、人々は恐怖におののいた。とくに深刻なダメージを受けたのは海軍で、体のだるさや浮腫を訴え、心臓発作で死亡する例も増えるばかり。おびただしい患者が艦内に寝転がって戦闘どころではなかった。

日清両国の間に暗雲が立ち込めていただけに、この事態に危機感を募らせた軍部は、日本中の医療研究機関に働きかけて対策を急いだが、遅々として進まない。そんなとき海軍医務局に独自の研究を進めている男がいた。副長の高木兼寛である。多くの障害に阻まれながら諦めなかった彼は、遂に脚気撲滅の鍵を解くのだが、それは孤独な苦難の道でもあった。

兼寛は嘉永二年（一八四九）九月一五日、日向国白土坂（現在の宮崎県宮崎市）に出生した。明治維新を目前にして大きく揺れ動いていた時期である。幼名は藤四郎。一三歳で医学を志し、薩摩藩の蘭方医・石神良策《いしがみりょうさく》の門を叩いた。そして戊辰戦争の際には薩摩の軍医として従軍している。このとき彼は二〇歳に達していたが、同行した薩摩の軍医は漢方医だけで、外傷の治療が稚拙なのにショックを覚えたという。

兼寛が西洋医学を習得し直そうと決意して鹿児島の開成学校に入学したのは明治二年（一八六九）である。イギリス人医師ウィリアム・ウィリスが校長として赴任していた。彼は明治維新政府にその業績を高く評価されながら、イギリス医学よりもドイツ医学の受容に傾いた流れを受け、西郷隆盛の推薦で鹿児島に医学校を開くためにやってきたのであった。

兼寛とウィリスは運命的な出会いとなる。兼寛の才能に注目したウィリスは、しきりにイギリスへの留学を勧め、いろんな知恵も授けた。留学を可能にするため兼寛が海軍の軍医部に出仕したのは明治五年（一八七二）のこと。そして三年後には横浜を出港し、四カ月の船旅でロンドンに到着、憧れのセント・トーマス病院医学校に入学したのである。

ここで五年間、兼寛は勉学に励み抜群の成績で卒業、三二歳で帰国すると東京海軍病院長のポストが待っていた。さらに明治一五年（一八八二）には海軍軍務局副長兼軍医学校長に就任し、海軍医学界の中心人物の一人に出世するのである。

しかし、帰朝してから兼寛の胸にシコリのように去来する心痛事があった。それは日本中に、とくに海軍に多発している脚気にまだ有効な治療法がないことである。彼は脚気の原因を求めて衣食住の生活環境と発症の因果関係を調べてみたが、衣と住については無関係とわかり、食にポイントを絞ることにした。

その結果、外国の港に停泊している間は脚気の発症が少ないのに、しばらく航海しているうちに発症率が高くなることを発見する。これは海軍の食事内容に問題があるに違いない。そう確信した兼寛は、海軍の献立表を分析してみると、窒素一に対して炭素二八の割合であることがわかった。つまり白米を食べる食事は炭水化物の率が不必要に高く、蛋白質の摂取量がきわめて少ないことが判明したのである。

兼寛は白米をパンか麦飯にし、肉や野菜を中心とした食事に切り替えるのが脚気予防の最善策であると提案した。ところが兼寛の栄養説に対して、ドイツ医学を学んだ日本医学の主流派（東京大学）は細菌説を唱え、激しい論戦が巻き起こる。納得できない兼寛は高輪海軍病院の脚気患者一〇人を半数ずつのグループに分け、従来の海軍食と兼寛の改良食との比較臨床試験を行ったのだ。結果は明白に兼寛の説が正しいことを証明したのである。

しかし問題は、献立を改めるには膨大な予算を要することだった。兼寛の主張に批判的な連中がいっせいに理想論に堕したものと騒ぎ、改革はしばらく棚上げになっている。海軍の食費は兵、下士官、士官、将官と階級によって四段階に差別され、兵卒の摂る食事の質は粗末なものであった。したがって脚気の発症率も圧倒的に兵卒が多い。その改善なくしては戦意も喪失しかねないと、兼寛は本気になって心配した。

龍驤《りゅうじょう》事件が起こったのはそんな折である。南米への練習航海に出航した軍艦「龍驤」が航海中に脚気が集団発症、休養のためホノルルに一カ月も停泊するアクシデントがあり、この事件が皮肉にも兼寛の脚気栄養説を裏づけたのだった。それでもまだ異論を唱える声があるので、兼寛は龍驤と全く同じ条件のもと、食事だけを白米に大麦を混ぜた麦飯に改めて航海する実験なども強行し、一人の患者も出さずに自説の正しさを立証したのである。

さすがの反対論も、事実の前には鳴りを潜めた。しかし陸軍軍医部では石黒忠悳《いしぐろただのり》軍医監を筆頭に、大半の軍医が脚気の原因は病菌によるものという説を採り、陸軍では衛生管理に力を注いで食事の改善には無関心であったという。一等軍医の森林太郎（鷗外）も東大の細菌説を支持して猛然と栄養説を攻撃したが、晩年には『日本兵食論』で兵食の改善を説き、兼寛と通じる考えを記している。

海軍の食事が改善されたことにより、兼寛はそれ以上の脚気の研究を進めようとはしなかった。明治一八年（一八八五）には海軍軍医総監に任じられ、その後、成医会講習所（東京慈恵会医科大学の前身）の院長として医師や看護婦の養成に努めている。さらに四〇歳の折には日本初の医学博士の称号を、池田謙斎《いけだけんさい》、橋本綱常《はしもとつなつね》、三宅秀《みやけひいづ》、大沢謙二と共に与えられ、五七歳のときには男爵の爵位まで授けられた。

脚気の原因が究明されたのは明治四四年（一九一一）になって東大農学部の鈴木梅太郎がオリザニンを発見、ビタミンB_1欠乏症と断定したことによる。病菌ではなく栄養説に軍配が上がったわけだが、それでも兼寛は講演会等で「脚気は蛋白質不足と炭水化物の過剰摂取で発症する」と述べていたという。兼寛はいつも素足で歩き、薄着をし、麦飯を常食とするよう提唱もしたので、「麦飯男爵」などとも呼ばれた。

兼寛の晩年は相次いで息子を失い、そのショックからか腎臓炎に冒されるなど体調を崩しがちだった。大正九年（一九二〇）四月一三日、脳溢血を併発し、七〇歳で死去。いま東京の青山墓地に眠っている。兼寛の口癖は「病気を診ずして病人を診よ」だった。患者の顔も碌に見ないままパソコンのデータで処方箋を書く医者もいるという時世だけに、吟味したい言葉ではないだろうか。

65 柴田承桂《しばたしょうけい》

一八四九—一九一〇

局方と分業の師

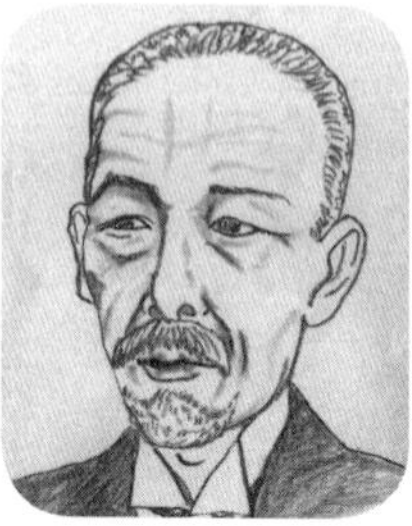

文明開化の呼び声は「毛唐かぶれ」の風潮を招いた。舶来品オールマイティの時代でもある。洋薬の輸入も活発となり、神戸の商館から道修町《どしょうまち》へ、横浜から日本橋本町への新しい薬のルートが拓けた。洋薬が氾濫するにつれて偽物や粗悪品が流れるようになる。なにせ、杏仁水《きょうにんすい》をローレルケルス水と称してイギリスやドイツから輸入したのだから、その狂乱ぶりがわかろうというものだ。

それまでの日本は漢方医学が主流であったため、それを支える本草学は輸入の漢薬と類似の有効品を見出すのが目標とされ、薬材の鑑別や品質が重視されて配合や製薬までは届かなかったと云える。つまり天然物から有効成分を抽出してこれを合成するという近代薬学は、明治の初期にドイツなどから学びとったものであった。その先駆者ともいうべき男の一人が柴田承桂である。

承桂は嘉永二年（一八四九）五月一二日、尾張藩医・永坂周二の二男として名古屋に生まれたが、幼くして同じ藩医・柴田承慶の養子になった。物覚えがよく、周辺の人たちを驚かせていたという。だが病弱であったため医師への道を断念、洋学を志して藩校の明倫堂に入り研鑽を積んでいる。成績は抜群で、とくに語学力に秀でていた。

二一歳のとき尾張藩の貢進生（藩お抱えの研修生）として大学南校（東京大学法・理・文学部の前身）に入学、さらに発足したばかりの明治政府から選ばれてドイツに留学したのは明治三年（一八七〇）の秋だった。その頃わが国の医療は、漢方から蘭方へ、そしてイギリス医学が主流を占めていたが、明治政府はドイツ医学の導入に踏み切り、ほかの学問もドイツからの受容に傾いていた。

承桂はベルリン大学に入学すると有機化学のホフマンに師事し、化学を学ぶことになる。長井長義《ながいながよし》との出会いもホフマンの研究室であった。長義は大学東校（東大医学部の前身）から派遣されて来ており、後に「日本薬学の父」と称された男である。さらに明治四年には岩倉使節団の一員としてベルリンを訪れた長与専斎《ながよせんさい》とも会い、衛生学の必要を説く彼に共鳴してさっそく公衆衛生学も学ぶことになった。

四年間の留学を終えて承桂が帰国したのは明治七年（一八七四）のこと。折しも長与専斎が内務省衛生局長のポストにあり、薬品の取り締まりなどを通じて薬学校の必要を痛感していた。そして第一大学区医学校（後の東大医学部）に製薬学科を設けると、さっそく承桂は教授に迎えられたが、医科にくらべて薬科の評価が不当に低いのに腹を立て、第一回の卒業生を送り出すとすぐ辞職してしまう。

承桂のめざましい働きは、ここから始まる。その頃、得体の知れない洋薬も輸入され、偽物や粗悪品が市場にも出回っていた。それらを取り締まるには厳しく医薬品の規格を定めなければならない。つまり先進国に倣って「薬局方」を制定することである。専斎の誘いもあって内務省衛生局に着任した承桂は、日本初の薬局方と取り組むことになったのだ。

明治一三年に開始した日本薬局方の編さん作業は難航した。お雇い外国人化学者ゲールツらの指導を受け、ドイツやオランダの薬局方を参考にしながら、医薬品の規格基準、製剤総則、一般試験法などを審議するのだが、専門用語をどう翻訳するかで数日も費やすことがあったという。翌年には一応の骨組みができたものの疑義も多く、新たにドイツ文での起草を求めている。

ドイツとアメリカで薬局方の新版が発行されたのは明治一五年であった。それを入手してまた大幅な補足が行われる。こうして日本文、ドイツ文、ラテン文による草稿が整ったのは、作業を始めて五年後の明治一八年（一八八五）であった。『日本薬局方』の初版が公布されたのは翌年六月二五日のこと。東洋では初、世界でも二一番目の国定薬局方が完成したのである。

明治憲法の発布より三年も早く、国際的な基準に適合した薬局方を制定できたのは、承桂らの身を削るような努力があったればこそであった。官報第八九四号の別冊内務省令第一〇号に掲載された『日本薬局方』の初版を手にして、承桂らは歓喜の涙を流したという。これで不良薬品を撲滅できる。局方の規格にはずれた薬品や偽物などは厳しく取り締まることが可能になったのだ。

次に承桂が狙ったのは、医薬分業である。薬局方の編さんが始まった頃から薬学を専攻する学究の間でグループが形づくられ、承桂のほかドイツ帰りの長井長義、下山順一郎、丹羽藤吉郎ら東大製薬学科の教授を中心に日本薬学会を結成したのは明治二〇年（一八八七）であった。承桂は初代の会頭に推されたが長義に譲り、自らは裏方の幹事を引き受けている。折しも近代薬事法規の原典となる「薬律」の起草が始まり、承桂はそれに全力を傾注することになった。

薬律の制定をきっかけに承桂らは、調剤を医師の手から切り離し、薬剤師の資格職を高める目標を立てている。明治七年（一八七四）に公布された「医制」には「医師たる者は自ら薬をひさぐことを禁ず」とあり、「調薬は薬舗主、薬舗手代、薬舗見習に非ざればこれを許さず」という条文もあるので、この原則を「薬律」に盛り込もうと考えた。つまり医薬分業を初めて提唱したことになろう。

起草委員会で承桂は「処方する医師と調剤する薬剤師の両者による分業と協力があってこそ、近代的な医療が成立する」と力説した。これに対して長谷川泰らの医系委員は、「論旨は是としても薬局や薬剤師が少ない現状で分業を実施するのは無謀」と反論、結局は付則で「当分の間」は猶予することになった。明治二三年の時点で医師四万二一五人に対し、薬剤師は二六八九人に過ぎない。これでは承桂も「当分」を呑むしかなかったのである。

ところが、元老院の審議を経て公布された「薬律」を見て、承桂らは目を疑った。「当分の間」の文言はどこにもなく、医師自ら行う調剤権は認めることに修正されているではないか。時の衛生局長・長与専斎は激怒して元老院に抗議したが、公布されてしまってはなすすべもなく、「薬剤師側の怒りの収まらない状態であった」と記録している。

以来、医薬分業は一〇〇年を越す論争となった。先進国では物と技術を分離して医療行為を評価するシステムが定着しているのに、なぜか日本の医薬分業は医者と薬剤師の米櫃争いとしてパロディー化されたまま、一世紀も放置されてきたのである。ようやく分業らしい動きが見られたのは平成を迎えてから。それも医療保険財政の赤字対策として、及び腰の実施となったのは誰しもが認めることであろう。

ともかく、「薬律」の起草に骨身を削った承桂は、不本意な「付則」の加わった法律が公布されたのを機に、専斎の慰留も振り切って一切の官職から退いたのである。明治政府の第一次留学生としてホフマンに師事し、東大製薬学科の初代日本人教授でもあった承桂は、文字どおり日本薬学の先覚者であった。

ちなみに、薬律で法定名となった「薬剤師」は、承桂がドイツのアポテーカーを翻訳したものだった。承桂は明治四三年（一九一〇）八月二日、胃ガンのため逝去。六一年の生涯だった。東京新宿の幸国寺と名古屋東桜の大法寺に彼の墓所がある。

66

石塚左玄《いしづかさげん》

一八五一―一九〇九

食育食養を提言

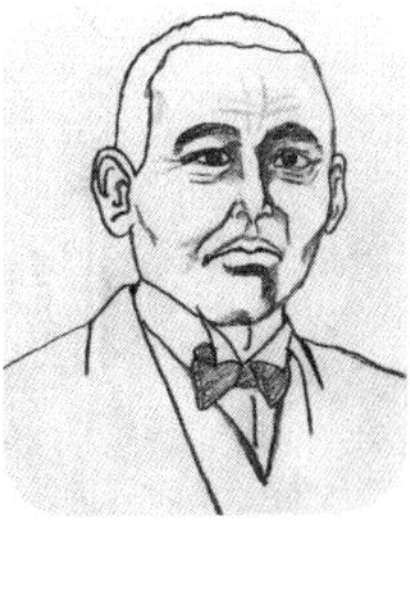

「医食同源」という。中国四千年の経験医学が教える言葉だが、これを科学的に研究して食養の道を拓いたのが石塚左玄だ。彼はほとんど独学で医師と薬剤師の資格を得た篤学の士である。それだけに目指すものは実学的であり、今日でも改めて考えさせられる視点が多い。いや、飽食の時代といわれる現在だからこそ、彼の食養論に耳を傾けるべきではないか。

左玄は嘉永四年（一八五一）二月四日、越前国石塚村（現在の福井市）の庄屋の子として生まれた。四歳のときヘブラ掻痒症《そうようしょう》という重い皮膚病に罹り、五歳では生涯の宿痾《しゅくあ》となる腎臓を病むなど、病弱な子であったが知力にはすぐれ、とくに一二歳頃から独学で始めた語学に非常な才能を示したという。

一七歳のときにはオランダ語、ドイツ語、英語を自由に読みこなすようになっていたと伝えられる。

明治元年（一八六八）、左玄は福井藩医学校の御雇となり、化学、医学、天文学を原書で学んだ。同時に漢籍にも興味を持ち、易学と仏教の典籍も読破している。同四年、郷里の先輩・橋本綱常《つなつね》を頼って上京、翌年には綱常の伝手《つて》で大学南校（東大法・理・文学部の前身）の化学局御雇となった。ちなみに綱常は幕末の志士・橋本左内の弟で、日本赤十字病院長になった男である。

しかし左玄は御雇に満足しなかった。橋本家の寄食からも去り、筆耕で糧を得ながら独学に精を出し、同六年（一八七三）には医師と薬剤師の資格を取得、文部省医薬局の助手に採用される。そして翌年には陸軍で軍医試補となり、担架、乾パン、乾燥野菜、死体防腐剤などを発明した。この功により同九年には陸軍の薬剤監補に任命される。

左玄は順調に任務をこなした。一四年には薬剤監に就任。その間、左玄は軍務のかたわら持病の皮膚病に苦しみながらも食養研究に努め、「食物養生法」「化学的食養長寿法」などの論文を『薬学会誌』に発表したり、著書にして刊行したりしている。栄養学がまだ学問として確立されていない時代に、「食は本なり、体は末なり、心はまたその末なり」と食本主義を提唱して大きな反響を呼んだ。薬剤監として左玄が最も尽力したのは食事の改善であろう。

日清戦争に従軍した左玄は、前線の食事に配慮するだけでなく、それは軍馬にまで及んだと伝えられる。人に噛みつく荒馬の性質を飼料の配合を変えることで矯正したのだった。これには兵士たちも驚き、乃木将軍からも「変わり者じゃ」と評されたとか。彼はいつしか「陸軍三奇人」の一人と呼ばれるようになっている。さらに左玄は日露戦争にも従軍したが、明治二九年に予備役に編入されてからは、専ら食養論の研究に取り組んだ。

左玄の食養論を大雑把に解説すると、五本の柱から成立している。①は食物至上論だ。命は食にあり、薬に代わるものとして食を重視すべきであるということ。②は穀物食論。つまり肉食動物でも菜食動物でもない人間にとって最も適しているのは穀物であると説く。③は風土食論である。居住地の環境に適応した食材を旬を大切にして食べることで身土不二《しんどふじ》論ともいう。そして④は自然食論。食物は皮など剥かずに食べることで、いわば一物全体論でもある。⑤は陰陽調和論だ。陰（カリウム）と陽（ナトリウム）の調和がとれるように健康の秘訣は食のバランスを保つことと強調する。具体的には、あまり加工しない雑穀の主食に野菜、海藻、魚介、豆類の副食というのが日本人にとっての理想食と説く。五本の柱をまとめると、環境、食物、人間一体論であることがわかる。

ここで注目したいのは、左玄が医学や薬学の視点から主張している点だ。たとえば穀食奨励は解剖学の知識が背景にある。人間の歯は穀物を噛む臼歯が二〇本で菜類を噛む門歯が八本、肉を噛む犬歯が四本だから穀食に向いているとか、薬学の見地からミネラルを重視すべきことを説き、その例としてナトリウム一に対しカリウム五でバランスがとれると示すなど、説得力が強い。

ところで明治三〇年代、東京の牛込（現在の市ヶ谷駅近く）に、一軒の医院があった。医者に見放された患者で門前には何台もの人力車が停まり、順番待ちする人たちを相手に茶店まで出る始末。陸軍少将で兵役を辞してから左玄が営む医院だった。「石塚食養所」の看板が掲げてあり、朝早くから日暮れまで診療が続いたという。治療費は驚くほど安かった。それもそのはず、胃腸病で長年苦しむ青年には、牛乳や卵を禁止して赤飯や野菜を食べるよう奨めるような診療だったとか。

いつのまにか世間の人たちは「反対先生」とか「食養先生」と呼ぶようになっていた。反対先生とは、それまでの治療法とはまるで反対の手当てをするからで、左玄はあまり薬にも頼らず、野菜などの治療効果を重んじたからであろう。

晩年の左玄は『薬学会誌』に「飲食物化学塩類論」などを発表する一方、大衆向けの『通俗食物養生法』なども出版、さらに明治四〇年（一九〇七）には政財界の支援により「食養会」が設立され、左玄が先頭に立って啓蒙活動を行った。しかし幼少期からの腎臓疾患のため、同四二年（一九〇九）一〇月一七日、不帰の人となる。五八歳だった。

左玄の遺志は食養会によって引き継がれたが、戦後にその会長もしたことのある桜沢如一《さくらさわゆきかず》は、左玄の主張を基盤にマクロビオティック運動まで広げている。さらに玄米健康法、有機農業、自然食品などにも左玄の説が伝承されたと云えるだろう。そしていま、政界にも「食育調査会」が設置され、産地偽装など食の安全を揺るがす事件の防止や、消費者保護の政策が論じられている。これも左玄の遺産ではないだろうか。

67 荻《お》野《ぎの》吟《ぎん》子《こ》

一八五一―一九一三

国試一号の女医

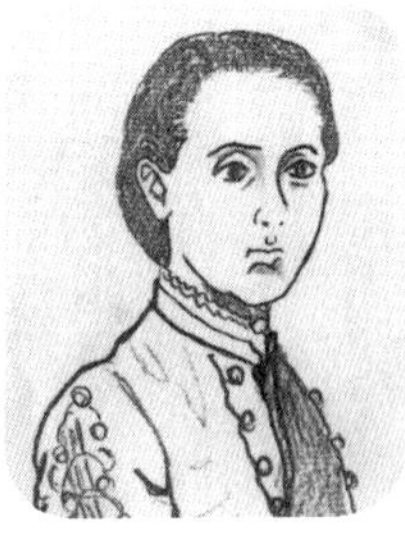

江戸時代まで、医者になるのに法的な規制はなかった。人の命を左右する職業だけに、質の悪い医者は患者からソッポを向かれることになる。だから自然に評判が堕ちると淘汰されてしまい、臨床経験を積んだ医者や、藩の機関や私塾で医学を学んだ者が医業を営むようになった。

医師の資格試験を国が行うようになったのは、明治七年（一八七四）に医制が公布されて以降である。しかも医術開業試験を受験できるのは男子に限られ、女子は門戸を閉ざされていた。というわけで、医学校も女子は門前払いとなり、向学心に燃えても医師になることを諦めた女子は少なくないはずである。

荻野吟子はそんな状況の中で艱難辛苦、初志を貫いて国家試験合格第一号の女医になった人だ。いまの日本には約三〇万人の医師がいて、四万人近くは女医である。医学部の合格率からみて将来はますます女医が増えるであろうことは間違いない。それだけに吟子の足跡をたどると、信じがたいことばかりで、隔世の感ひとしおであろう。

吟子は嘉永四年（一八五一）に武蔵国俵瀬村《たわらせ》（現在の埼玉県熊谷市）で庄屋を務める荻野綾三郎の四女として生まれた。その時代はまだ「女に学問はいらない」という風潮が支配的であったが、書物の好きな吟子のため父親は、北条察源の塾「行余書院《こうよしょいん》」に頼んで入門を許される。男の塾生から反感や差別の目で見られても、吟子は動じなかった。

慶応三年（一八六七）、吟子は望まれて上川上村の名主の長男・稲村貫一郎に嫁いでいる。まだ一六歳のときだった。夫は後に足利銀行の頭取になるほどの男だったが、若い頃はひどい放蕩児で、吟子は悪性の淋病をうつされ、痛みと排膿に苦しめられたという。

吟子は上京して順天堂医院に入院する。そのとき治療に当たった医師はすべて男だったから、治療とは云いながら下半身を曝す屈辱に身を縮めた。吟子が医者になることを決意したのはこのときである。同じ思いの女性患者を救いたい一心であった。

屈辱的な入院は二年間も続き、あろうことか婚家からは離縁されてしまう。吟子はこの不条理を体験して、さらに向学心を募らせた。明治六年（一八七三）、吟子は家族の反対を押し切って上京し、国学者で漢方医の井上頼圀《いのうえよりくに》に入門、家事手伝いをしながら基礎的な広い分野の書物を読み漁った。

翌年には甲府の内藤満寿子に招かれ私塾の助教となるが、東京女子師範学校（お茶の水女子大学の前身）の開設と同時に入学し、四年後には首席で卒業している。吟子は学校に残って教壇に立つ道を勧められた。しかしどうしても医師への挑戦は諦めきれない。

吟子は永井久一郎教授に積年の希望を相談したところ、軍医監の石黒忠悳を紹介され、その口添えで唯一の私立医学校・好寿院《こうじゅいん》の聴講を許されるまでに漕ぎ着けたのだった。好寿院は典薬寮の出身で侍医の高階経徳《たかしなつねのり》が営む医学教育機関である。

吟子が胸を膨らませて校門をくぐると、教場は大騒ぎとなった。女医を志す者などいなかったので、好寿院の受け入れ態勢は全くできていない。血気にはやる若者の集団だけに、狼の群れに子羊が迷い込んだような事態となった。吟子をめぐって強姦未遂事件まで起こる始末。それでも吟子は好寿院を辞めようとは思わなかった。

翌日から吟子は男袴、高下駄に束髪という男のような姿で通学したのである。そんな学生生活の間にも、慢性化した病気のため発熱や再発に悩まされていた。その苦悩が吟子を頑ななまでに女医に駆り立てたと云えるだろう。そして三年間を耐え抜き、明治一二年、優秀な成績でやっと修了することができた。

ところが、まだ吟子の前に厚い壁が立ちはだかる。医師の資格を得るのに国の医術開業試験をパスしなければならなくなり、その国家試験を受験できるのは男子に限られていたため、吟子は卒業したまま足踏み状態になってしまった。ようやく女子にも門戸が開かれたのは明治一七年（一八八四）になってからである。

試験は前後二回に分かれ、前期では物理、化学、解剖、生理を、後期では内科、外科、眼科、産科、薬物、臨床実験の科目を試される。女子の受験も認めた初の医術開業試験は一七年九月に行われ、女子で受験したのは四人だったが前期試験に合格したのは吟子だけだった。翌一八年五月には後期試験にも合格し、吟子は晴れて湯島に産婦人科・荻野医院を開業する。三四歳にして近代日本初の公許女医となったわけで、医師を志してから一五年が経過していた。

吟子は一躍「時の人」になった。新聞や雑誌が「女医第一号」ともてはやし、連日患者が押しかけてくる。まもなく医院は手狭となって、下谷の西黒門町に移転。と同時に明治女学院から生理衛生の講師に招かれたり、日本キリスト教婦人矯風会の風俗部長に迎えられて廃娼運動に取り組むなど、ひとかどの名士としても活躍している。

四〇歳のとき吟子は二六歳のクリスチャン志方之善《ゆきよし》と恋愛、周囲の反対にめげず結婚した。吟子も一二歳で洗礼を受けていたから、北海道で伝道に生きようとする夫に共感したのであろう。すべてを整理して之善の後を追った。しかし、ここでも苦労を強いられる。原野を開拓して理想郷をつくるという之善の試みは挫折、無理が祟って病死してしまう。吟子の蓄財は底をつき、海辺の瀬棚会津町（現在のせたな町）で細々と診療所を営んだが、たまにしか患者は来なかった。

医療保険もなかった当時、とくに辺境に住む人は貧しくて医者にかかれるような生活環境ではない。都会から来た女医に対する偏見もあった。この地で静かに之善を偲びながら生きようとしていた吟子も、彼の死後三年にして行き詰まる。明治四一年の晩秋、室蘭から船に乗って東京へ着いたとき、吟子は五八歳になっていた。

時の流れは速く、東京には新しい風が吹いていた。吉岡彌生が東京女子医学校を創設、吟子の後から医師免許をとった女医たちが華々しい脚光を浴びている。吟子は十数年の空白を痛感した。本所の小梅町に小さな医院を開いたが、かつての名声は忘れられ、稀にしか訪れない患者を待ちながら淋しい晩年を過ごしている。

吟子と茶飲み話をする人もほとんどいなかったという。そして大正二年（一九一三）に肋膜炎を病み、一カ月後の六月二三日、ひっそりとこの世を去った。享年六二。古いしきたりに挑戦し続けた女医の吟子は、いま東京の雑司ヶ谷霊園に眠っている。

68 北里柴三郎《きたざとしばさぶろう》

血清療法を開拓

一八五二―一九三一

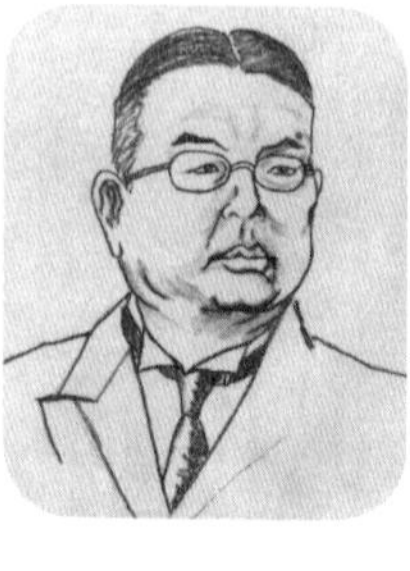

伝染病の治療に血清療法は画期的な開発であった。その証拠に第一回ノーベル生理学・医学賞にノミネートされている。共同研究者のベーリングが受賞したのだから、現在の選考法なら北里柴三郎も当然の受賞となったであろう。彼は日本に初の伝染病研究所（現在の東京大学医科学研究所）をつくり、北里研究所や慶応義塾大学医学部を創設した。日本医師会の生みの親でもある。

柴三郎は嘉永五年（一八五二）一二月二〇日、肥後国北里村（現在の熊本県小国町）の庄屋の子に生まれた。腕白坊主として知られ、軍人になることを目指していたが、漢学の素養を身につけてから熊本に出て藩校の時習館に通って以降、彼は将来を見詰め直すようになる。

時はすでに明治の新政府に移っていた。柴三郎は世の中が激動するなかで政治家になることを夢見る。だが、両親の勧めで、明治四年（一八七一）に熊本医学校（現在の熊本大学医学部）に入学、ここで長崎から招いた蘭医マンスフェルトに出会って医師を志すことを決めた。

明治八年（一八七五）に東京医学校（現在の東京大学医学部）へ進学した柴三郎は、在学中に「医者の使命は病気を治すよりも予防することにある」と確信するようになり、予防医学を生涯の仕事にしようと決意したという。卒業と同時に長与専斎《ながよせんさい》が局長であった内務省衛生局に就職、ヨーロッパ各国の衛生制度や医事統計の調査に明け暮れた。

柴三郎の同郷で東京医学校の同期でもある緒方正規《おがたまさのり》は、事務に追われる柴三郎の才能を惜しんで、自分の勤める東京試験所に来るよう計らってくれる。専斎の許可も得て試験所に配置替えとなり、柴三郎の新たな研究生活が始まった。彼はここで正規から細菌学の手ほどきを受け、その手助けをしながら実験医学の第一歩を踏み出したのである。

明治一八年（一八八五）に長崎でコレラが流行したとき、柴三郎はコッホの手法を追試してコレラ菌を確認、防疫活動に従事した。その業績が評価されて同年、内務省からドイツ留学を命じられ、ベルリン大学のコッホ研究所で細菌学を学ぶことになる。コレラ菌の性状を改めて学んだ後は破傷風菌の研究に着手した。明治二二年（一八八九）には世界で初めて破傷風菌だけを抽出する純粋培養法に成功、翌年には破傷風菌抗毒素を発見して世界の医学界から注目を浴びた。

柴三郎の研究はさらに進み、血清療法へと向かう。これは菌体を少量ずつ動物に注射しながら血清中に抗体を生み出すという画期的な手法の開発であった。明治二三年には血清療法をジフテリアに応用し、同僚のベーリングらと連名で「動物におけるジフテリア免疫と破傷風免疫の成立について」と題する論文を発表している。この研究で第一回ノーベル生理学・医学賞の候補に柴三郎の名もあがったが、共同研究者のベーリングだけが受賞した。

ノーベル賞を受賞できなかった理由として三点が指摘されている。まずベーリングが単独でジフテリアについての論文を発表したこと、次にはノーベル賞委員会や選考に当たったカロリンスカ研究所が柴三郎は実験データを提供しただけで免疫療法のアイデアはベーリングが単独で創出したと見做したこと、そして当時はまだ共同授賞の考えがなかったこと、である。柴三郎は人種差別をされたのではとの世評もあったが、その明確な証拠はない。

明治二五年（一八九二）五月、柴三郎は帰国した。ケンブリッジ大学、ペンシルバニア大学、ブルックリン病院などからの招聘を断っての帰朝であったが、当時この彼を受け入れる器がなく、この状態を憂いた専斎が適塾での同門である福沢諭吉に相談すると、諭吉は私財と土地を提供してわが国初の伝染病研究所の建設を進めたと伝えられる。柴三郎は初代の所長となり、ここを拠点に東大学派と闘いながら新たな活動を始めたのだった。

柴三郎の帰国に冷淡だった医学界の理由として、こんな逸話がある。彼がドイツに滞在中、脚気の原因を細菌とする東大教授の緒方正規の説に対して、柴三郎が批判したため、母校の東大医学部と対立する形になったというのだ。正規は柴三郎と同郷で細菌学の手ほどきまで受けたのに「恩知らず」と罵る声があったのは確かであろう。

しかし時を経て緒方教授在職二五周年祝賀会の席上、門弟総代の祝辞の中で柴三郎は正規との学術論争にも触れ、「それは君子の争いであった」と語り、正規も柴三郎の業績を賞賛した。両者は互いに学者としての立場を認め合っていたのである。

それにしても、学者の集団というものも、妙に婆婆くさいところがあるものだ。柴三郎はかねがね、伝染病研究所の存在は衛生行政と表裏一体でなければならないとの信念から内務省所管を認めていたが、大正三年（一九一四）に政府は突如、所長の柴三郎に一切の相談もなく伝染病研究所の所管を文部省へ移管し、東大の下部組織にするという方針を発表したのである。長年にわたる東大との対立が背景にあることは疑う余地がないだろう。

これに反発した柴三郎は直ちに所長を辞し、新たに私財を投じて北里研究所（現在の北里大学の母体）を設立した。柴三郎はここで狂犬病、インフルエンザ、赤痢、発疹チフスなどの血清開発に取り組んだのである。と同時に大正六年（一九一七）には諭吉の長年の恩義に報いるため慶應義塾大学に医学部を創設し、初代医学部長と附属病院長を兼務した。新設の医学部にはハブの血清療法で有名な北島多一や赤痢菌を発見した志賀潔など、北里研究所の名だたる教授陣を惜しげもなく送り込んでいる。

柴三郎の見落とせない功績は医師会の統一だ。明治以降多くの医師会が組織され、一部には反目し合う風潮も見られたが、大正六年には全国規模の大日本医師会の組織化に成功、柴三郎が初代会長になっている。同一二年には医師法に基づく日本医師会となり、今日の強力な圧力団体の基礎を築いた。翌年には男爵に叙せられ、昭和六年（一九三一）六月一三日、脳溢血のため東京麻布の自宅で急逝。波乱と栄光の生涯を閉じた。享年七八。東京南青山の青山霊園に眠っている。

69 高《たか》峰《みね》譲《じょう》吉《きち》

一八五四―一九二二

驚異的な開発力

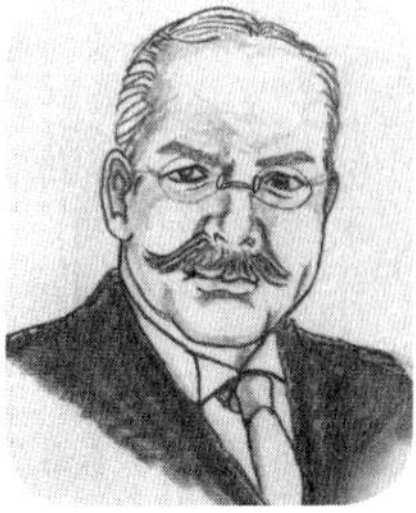

ワシントンのポトマック川に咲く美しい桜並木は、一九一二年に東京市長の尾崎行雄と共に高峰譲吉が寄贈したものである。譲吉はタカジアスターゼやアドレナリンの開発者として医療に貢献しただけではなかった。「もし譲吉のような日本人が何人かいたら、日米戦争は回避できたかも」という声さえある。薬学と工学の学位を持つ譲吉を、あえてこの列伝に加えておきたい。

譲吉は嘉永七年（一八五四）一一月三日、越中国高岡（現在の富山県高岡市）の漢方医・高峰精一の長男として生まれた。翌年、加賀国金沢城下の梅本（現在の石川県金沢市）に移る。幼少の頃から外国語と科学への才能をみせ、加賀藩の藩医であった父親からも西洋科学への関心を深めるよう勧められたという。一二歳のとき加賀藩から選ばれて長崎へ留学。ここで海外の科学に触れた譲吉は、大いに探究欲を刺激されたのであった。

三年後には京都の兵学塾へ、そして大坂の緒方洪庵《おがたこうあん》が主宰する適塾《てきじゅく》へ入学。翌年一六歳で大阪医学校、大阪舎密《せいみ》学校に学ぶ。さらに工部大学校（後の東京大学工学部）の応用化学科を卒業し、イギリスのグラスゴー大学に三年間の留学を果たしている。帰国して農商務省に就職したのは明治一六年（一八八三）であった。その間、幕末から明治維新へと世の中は激変し、ようやく日本の近代化が始まったばかりの時代と云える。

農商務省に入省した翌年、譲吉はアメリカのニューオリンズで開かれた万国工業博覧会に派遣され、そこでキャロライン・ヒッチに出会って婚約、帰国後の一九年には専売特許局局長代理となって特許制度の整備に尽力した。と同時に東京人造肥料会社（後の日産化学工業）を設立したり、ウイスキーの醸造に日本の麹を利用する「高峰式元麹改良法」の米国特許を出願したりと、自分の事業も興す。三三歳で結婚。明治二三年（一八九〇）に特許を採用したいというアメリカ酒造会社からの連絡を受けて渡米、以降、譲吉はアメリカに永住することになる。

一八九一年、シカゴのグリーン・ハット醸造所から歓声が上がった。試験管から小さなグラスに注がれた琥珀色の液体を口にしたスタッフから感嘆の声も混じる。譲吉の開発した新しい醸造法でつくられたウイスキーは、従来のものより味も香りもよかった。モルト・ウイスキーは半年もかけて大麦を栽培し、六日間かけて発酵させる。なのに譲吉の方法では、麦粉製造過程の廃棄物として出る麦皮、つまりフスマを利用して麹をつくり、わずか四八時間でウイスキーをつくってしまう。それだけ糖化する力がモルトよりも強いのだった。

大規模な醸造工場が軒を並べるウイスキー・トラストの本拠地・ピオリアに移り住んだ譲吉は、新しい醸造法によるウイスキーの量産化に取り組むことになる。しかし大きな抵抗が待ち構えていた。職を奪われるモルト職人たちが譲吉に襲いかかったこともある。それらの職人は新工場で採用すると説得したが、モルト工場に資金をつぎ込んだ醸造所の所有者たちが問答無用とばかり譲吉の工場に火を放ったのだ。新しいウイスキーは幻と消えたのである。

ウイスキーづくりを諦めた譲吉は、明治二七年（一八九四）シカゴに移り、化学の研究に没頭した。キャロラインが陶器類の下絵を描いて生計を支えたという。譲吉はウイスキーづくりからヒントを得て、モルトからデンプンを分解する酵素（ジアスターゼ）を取り出し、消化を助ける薬を考案したのである。抽出した消化酵素を「タカジアスターゼ」と名づけた。譲吉は各地の医学会でタカジアスターゼの意義と応用を訴えて歩き、ハーバード大学の研究室が治療上の効果を実証してくれたと伝えられる。

タカジアスターゼはパーク・ディビス製薬から「独占販売権」を買いたいと申し出があった。明治三〇年（一八九七）のことである。譲吉は「日本の販売権だけは除外してほしい」と条件つきで承諾。

そして日本の販売に飛びついたのが塩原又策《しおばらまたさく》という若者だった。明治三五年（一九〇二）にヨーロッパへの講演旅行の途上で祖国に立ち寄った譲吉は又策とも会い、後に三共（現在の第一三共）という製薬会社を立ち上げて初代の社長に就任している。

譲吉はパーク・ディビス社の技術顧問にもなっていて、研究助手の上中啓三《うえなかけいぞう》と共にアドレナリンの純粋結晶の創製に成功したのは明治三三年（一九〇〇）であった。当時の臨床界では外科手術が目覚ましく進歩していたが、血圧の上昇抑制と止血作用がうまくいかず、出血多量で死に至る例も少なくなかったのである。副腎から分泌されるホルモンに止血作用があることはわかっていて、動物の副腎からエキスを採って薬用にしていた。しかし変質しやすかったり不純物が多いために副作用の懸念は捨てきれなかったもの。

それだけに、副腎ホルモンの抽出は世界中で開発競争が展開されていた。そこに参入した譲吉が三年間の研究でいち早く副腎ホルモンの結晶化に成功、「アドレナリン」と名づけたのである。アドレナリンは従来の副腎エキスの二〇〇倍もの効果を発揮、臨床界を驚かせた。そしてこの研究は、世界初のホルモンの結晶抽出成功であり、近代ホルモン学の基礎になったと云えるだろう。

譲吉は外交面でも大きな功績を残している。日露戦争のとき駐米公使に依頼されてアメリカの親日世論を喚起するため、キャロラインと共に全米を飛び回ったことや、外債募集にも力を発揮して「無冠の大使」とまで呼ばれた。そして明治三八年（一九〇五）には自らが会長となってニューヨークに「日本クラブ」を設立、日米間の相互理解と親善に努めている。しかし日露戦争後は日米両国の利害対立が目立ち、関係は悪化していった。

大正一〇年、第一次大戦後の軍縮問題と極東問題を討議するためにワシントン会議が開かれたときも、譲吉は渋沢栄一の求めに応じて日本の使節団を政財界の有力者に紹介して回ったという。その会議が始まって一カ月後に倒れ、意識が戻らないまま大正一一年(一九二二)七月二二日、譲吉は六七年の生涯を閉じた。翌日のニューヨーク・ヘラルド紙はこう伝えている。「日本は偉大な国民の一人を喪ったと共に、米国は得難い友人を、世界は最高の化学者を喪った」と。

70

青《あお》山《やま》胤《たね》通《みち》

一八五九—一九一七

東大閥の推進役

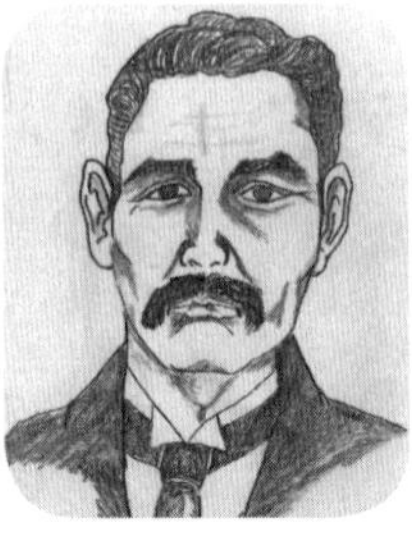

東大と北里研究所の確執は医史学上、目をそむけられない事実であった。官学と私学の対立ということでは済まされない問題も含んでいる。そして東大側の顔としてクローズアップされるのが青山胤通だ。一六年間も医学部のトップに君臨した彼は、確かに権力をもっていたであろう。だが時の為政者に踊らされた側面も見え隠れするのである。

胤通は安政六年（一八五九）五月一五日、美濃国苗木《なえぎ》藩士・青山景通《かげみち》の三男として江戸の下屋敷に生まれた。一〇歳のとき国学者・平田延胤《のぶたね》の養子になって幼名の助松を胤通と改めたが、二年後には家庭の事情で青山家に復縁している。明治一五年（一八八二）に東京大学医学部を卒業、同大病理学教室の助手となり、その翌年にはドイツに留学してベルリン大学でウィルヒョウ教授らから内科学と病理学を学んだ。

明治二〇年（一八八七）に帰国すると帝国大学医科大学教授に就任、五年後には和泉橋《いずみばし》の第二医院内科を主管する。同二六年、講座制の発足で内科学第二講座教授となり、やがて第一講座教授となった。同二七年（一八九四）には香港のペスト流行に際し、文部省から派遣されて病理解剖を担当したが、自ら感染するというアクシデントに見舞われる。そのとき内務省からは北里柴三郎が派遣されていた。

胤通は明治三〇年（一八九七）、大学附属病院長を兼ね、内科主任教授としてドイツ医学の導入と日本医学の初期の発展に尽くしている。学問的な業績よりも、むしろ医学者として多くの人材を育成した功績が大きい。医科大学の校長、伝染病研究所（現在の東京大学医科学研究所）所長、明治天皇侍医などを務め、同三四年には癌研究会を設立して会頭に就任した。

ところで胤通を語るとき、北里柴三郎との対極で論じられることが多い。ということは、東大学閥と反官学としての構図が浮かび上がってくる。東大医学部と北里研究所が犬猿の仲であったことは有名な歴史的事実だが、その当事者として胤通と柴三郎が描かれるのだ。いろんな書物をみても、胤通は柴三郎の仇役みたいに綴られている。果たしてそうだったのか。

対立のきっかけは詰まらぬ感情問題だった。その頃、大問題となっていた脚気の原因をめぐって緒方正規《おがたまさのり》を頭とする東大教授陣が細菌説を唱えたのに対し、コッホのもとに留学中の柴三郎が栄養説で反論したことによる。正規は柴三郎と同郷かつ先輩格であり、留学にも便宜を与えていた。その恩義も忘れて母校に弓を引いたと怒ったのが東大側である。コッホが結核診断薬のツベルクリンを発表したとき、東大から佐々木政吉や山極勝三郎を派遣しようとしたが、柴三郎だけで十分と拒絶されたことも反目の理由であろう。

当時の日本ではコレラ、天然痘、赤痢などの伝染病が猛威をふるっていた。明治二六年（一八九三）の統計では五万人を超える伝染病の死者を出している。コッホの研究室で破傷風菌の純粋培養やジフテリアの抗毒素を発見して血清を開発した柴三郎は、この現状を憂いて帰国したが、日本の医学界は冷たかった。

柴三郎が属する内務省の衛生局長であった長与専斎《ながよせんさい》が高木兼寛《たかきかねひろ》らの支持を得て柴三郎を所長とする伝染病研究所を設立しようと動いたものの、東大側の妨害に直面して立ち往生する始末。つまり柴三郎の帰国が内務省と文部省（東大）の伝染病政策の主導権争いに発展したと云えるだろう。この窮地を救ったのが福沢諭吉である。

諭吉は欧米の新聞などで柴三郎の業績を知っており、私財を投じて私立の伝染病研究所を開設させた。明治二五年のこと、さらに二年後には五〇〇坪の用地に移転し、ここで柴三郎のペスト菌や志賀潔の赤痢菌が発見されたのである。柴三郎が内務省からペスト調査のため香港に派遣されたのは、この研究所が完成したばかりの頃だった。

これに対抗するかのように東大が胤通を香港に派遣したのである。柴三郎が到着して二日後にはペスト菌を発見、動物実験を済ませて成果をイギリスの医学雑誌に発表した。だが胤通は、劣悪な環境で解剖を繰り返したせいで自らもペストに感染、九死に一生を得るという対照的な結果となる。この屈辱がさらに柴三郎への敵視に結びついたのであった。

明治三二年（一八九九）、柴三郎の伝研が内務省管轄となり、国家予算が使えるようになって痘苗製造所と血清薬院を統合し、同三八年には芝白金に大規模な研究所を建てて移転した。ところが大正三年（一九一四）に政府は所長の柴三郎に諮《はか》ることもなく伝研を内務省から文部省に移管し、東京大学の下に置くことを決定する。重要な研究施設はすべて国家の統制下に置くという国家主義の表れであり、伝研の移転は東大医学部長の胤通の報復だったと噂された。時の総理は大隈重信で胤通が彼の主治医でもあったからであろう。

この移管に柴三郎はじめ全所員が抗議して辞職、翌年に柴三郎は新たに北里研究所を設立した。これで東大との反目は決定的となり、北里派の学位論文の大部分は京都大学に提出されるようになる。大正六年（一九一七）に慶応義塾大学に医学部が創設されたときは、柴三郎が初代医学部長に迎えられ、教授陣の多くは北里研究所と京大から参加して、両者の対立は覆うべくもない状況となった。

このような経緯があるので、柴三郎は諭吉の支援のもと反官学の雄とされ、胤通は東大学閥の推進役と見做されるようになったのである。反官学の医学が感染症の研究で花咲いたのに対し、東大に属した伝研は国家の世界戦略のために利用され、太平洋戦争では細菌戦を行う七三一部隊（関東軍防疫給水部）の中核になっていった。

東大の医学部を支配した胤通は、緒方正規の説を通し、脚気は感染症と主張し続けている。現在では完全に否定されているが、当時は東大の常識であり、日本医学界の定説になっていた。彼は頑なに東大閥を守り抜き、推進するのに功労があったと云えるだろう。そして大正五年（一九一六）には勲一等瑞宝章を受け、翌年には男爵に叙せられたが、同年一二月二三日、五八歳で胃ガンのため死亡した。東大薬学部東側に彼の胸像が建立されている。

71 山《やま》極《ぎわ》勝《かつ》三《さぶ》郎《ろう》

人工ガンに成功

一八六三―一九三〇

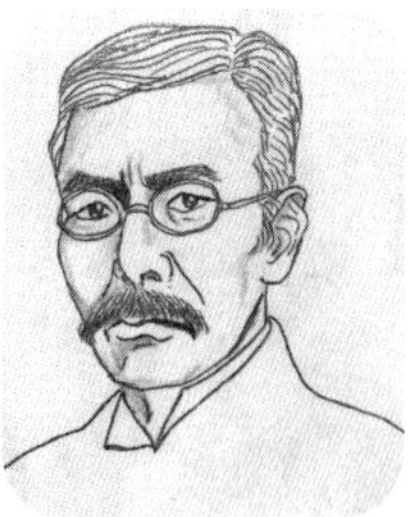

四度もノーベル生理学・医学賞にノミネートされながら、幻に消えてしまったのが山極勝三郎の人工ガン研究である。皮肉にも四八年後に勝三郎の功績がアメリカの学者によって証明されたのだった。昭和四一年（一九六六年）に東京で開催の第九回世界ガン学会に来日した元ノーベル賞選考委員のフォルケ・ヘンシェンは、勝三郎を強く推さなかったことを心から悔やんだという。勝三郎は血を吐きながら研究を続けた。清貧、結核、そしてガン研究。それが勝三郎という男のキーワードである。

勝三郎は文久三年（一八六三）二月二三日、信濃国上田（現在の長野県上田市）に生まれた。父は上田藩の下級武士で妻と三男一女の五人暮らし。彼は三番目の子で、生活にゆとりのない親が寺子屋のようなものを開いて生計を立てていたという。世は尊王攘夷の動きが騒がしく、外国船が来航しては悶着を起こすなどして、幕府も大きく揺らいでいたときである。やがて明治維新。激動の時代を迎えた。

武士という身分が廃止されて、父と母は手内職をしながら子どもを学校に通わせている。しかし、勝三郎が公立の上田中学に入った頃、一家は職を求めて上京、勝三郎も卒業と同時に家族を追って東京へ出た。彼は働きながらドイツ語学校に通い、医師を目指して頑張る。東京大学医学部予科に入学したのは明治一三年（一八八〇）、そして四年後には同郷の医師・山極吉哉《きちや》の長女と結婚して養子となった。明治二一年（一八八八）、勝三郎は医学部本科の全課程を修了して卒業した。在学中の成績はよく、褒賞給付金を支給されて学費無料の特待生にまで認められたという。

卒業後の勝三郎を東大の病理学教室が待っていた。明治二四年（一八九一）には助教授となり、ドイツ留学の機会にも恵まれる。目的はコッホの発表したツベルクリンの調査だった。結核菌を発見したコッホのもとで一年の研究生活を送り、その後ベルリン大学のウィルヒョウ研究室に赴く。ウィルヒョウ教授は学問だけでなく、人格も高潔であった。「いつも人のためになることを地道に実践する」のが信条で、勝三郎は強くその影響を受けたといわれる。

病理学の研究でもウィルヒョウから受けた恩恵は計り知れない。とくに「細胞病理説」や「細胞刺激説」を直接の門下生として学びとることができたのは、留学しての最大の収穫であったろう。新たな研究生活を思い描いて帰国した勝三郎は、明治二八年（一八九五）、東大医学部教授に就任、病理解剖学、とくにガン研究では日本の第一人者と注目される存在になった。

病理学教室では大学病院と東京市立養育院から送られてくる死体を解剖することになっている。明治二二年から三五年までの間に三〇一四体を解剖し、二三七例がガン腫、うち一〇七例が胃ガンだった。勝三郎は「治りにくい単純胃潰瘍が暴飲暴食による反復性の刺激を受けてガンになる」という所見をまとめ、同三八年に『胃癌発生論』を出版している。これがわが国初の胃ガンに関する専門書であった。勝三郎の研究は続き、やがて人工ガン発生の成功へとつながるのである。

しかし、勝三郎の人生は順風満帆とは云えなかった。帰国後に知らされたのは養父が残した負債で妻が苦悩したこと、それを勝三郎が引き継ぐことになる。加えて三一年には火災に遭って長女を喪い、翌年には自らも結核を発症するという不幸が連続して彼を襲った。勝三郎は周囲への感染を恐れ、外出には痰壺を持参して路上に痰を吐くようなことはなかったという。孫を膝に抱くことも遠慮した。同時代の軍医で作家でもある森林太郎（鷗外）が、結核であることをひたすら隠したのとは対照的である。

関西に出張したときは回復するのが危ぶまれるほど喀血し、京大病院に入院した。痰に血が混じる症状は晩年まで続いたが、あとは入院したこともなく、大学の休暇を利用して国府津の定宿で静養するのが彼の結核とのつきあい方であったらしい。体の調子が悪くないと大学に出かけた。朝八時に人力車で家を出て、九時から三時間の講義を行い、午後は一時間ぐらい椅子をベッド代わりにして昼寝をしていたとか。

それでも勝三郎の研究意欲は少しも衰えなかった。東大病理学教室の初代教授・三浦守治《みうらもりはる》から続く脚気の研究では、従来の細菌による伝染病説を否定し、米が消化管内で異常発酵を起こすためと考えたが、結果的にはビタミン発見に結びつくものではなかったと云える。ペストやツベルクリンの研究も病理学教室のテーマとなった。しかし勝三郎の代表的な研究といえばガンであろう。それも人工ガンをつくって世界中の注目を浴びたのだ。

勝三郎は煙突掃除夫に皮膚ガンの罹患率が高いことに着目、ウサギの耳にコールタールを塗りつける実験を地道に繰り返している。その結果、大正四年(一九一五)遂に人工ガンの発生に成功したのだった。助手の市川厚一と共に三年間にわたる反復実験だったという。勝三郎はこの研究で、一九二五年から四度もノーベル生理学・医学賞にノミネートされた。しかし選考委員会で「東洋人にノーベル賞は早すぎる」という声もあったと伝えられ、受賞には至っていない。

人工ガンの成功でノーベル賞を受けたのはデンマークのヨハネス・フィビゲルだった。彼は勝三郎よりも早く寄生虫による人工ガンを報告しているが、一九五二年になってアメリカのヒッチコックとベルが「フィビゲルの観察した病変はビタミンA欠乏症のラットに寄生虫が感染した際の変化であり、ガンではない」と発表、彼の誤りは他の学者によっても証明されている。そして勝三郎の人工ガンは再び評価されたのだった。

昭和五年（一九三〇）三月二日、勝三郎は安らかに永眠、彼の遺体は病理学教室の長与又郎《ながよまたお》によって解剖されている。身長一四九センチ、体重はわずかに三四・五キロだった。享年六七。急性肺炎による死亡だったが、全身の臓器は驚くほど萎縮していたと伝えられる。気力で長らえた一生だったのだろう。勝三郎は東京台東区谷中にある天王寺の共同墓地に眠っている。

72 富《ふ》士《じ》川《かわ》游《ゆう》

一八六五―一九四〇

医史学の草分け

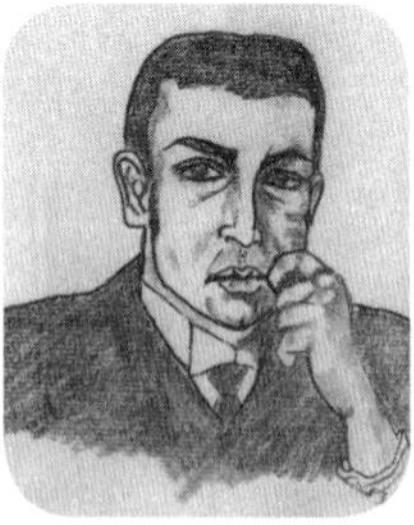

文明開化のどさくさにまぎれて、過去の医学文献が根こそぎ消えようとしたとき、危機感に駆られて必死に収集したのが富士川游である。彼はそれを手がかりに『日本医学史』をまとめ、さらに『日本疾病史』を書き上げた。この巨典のほかにも游が手がけ、または関与した医学関係の出版物は千件を超えると伝えられる。まさしく彼は、医学ジャーナリズムの草分けと呼ぶにふさわしい。

游は慶応元年（一八六五）五月一一日、安芸国安村（現在の広島市安佐南区）の医師・藤川《ふじかわ》雪《すすぐ》の子として生まれる。戸籍作成時に藤川を縁起のよい富士川に改めた。明治二〇年（一八八七）広島医学校（現在の広島大学医学部）を卒業、上京して明治生命会社の保険医となる。やがて游は中外医事新報社に入社、記者として全国を訪れる機会に恵まれ、寸暇をみては各地の先哲・名医の遺著や文献の発見に努めるようになった。

游が西洋医学を学ぶためドイツのイエナ大学に留学したのは明治二二年（一八八九）である。ドイツでは神経病理学と理学療法を研究、ドクトル・メディチーネの学位を取得した。また性科学、教育病理学などの領域も学んで翌年帰国すると、東京日本橋の中洲養生院の内科医長となる。ドイツで新しい医学に触れたことは、後年の游の活動を大きく支えた。

明治二三年（一八九〇）には第一回日本医学会が開かれたが、游はその記録幹事を務めている。そして所属する出版社から多くの医学雑誌を創刊し、呉秀三《くれしゅうぞう》らとも親しく交わって医学史に関心を深めた。この頃から前人未到の日本医史学という分野に、本格的な挑戦が始まったと云えるだろう。

その頃、日本にも長い医学の歴史があるのに、史料を集めるのが困難であり、その分布所在さえ把握できない状態であった。さらに史料の真偽を見分けるには高度の鑑定眼が必要であり、古文書の解読にも通じなければならない。過去の時代の政治や文化などについての知識も必要とする。これらの困難を克服する実力と根気強い意欲が求められるわけで、游もかなりの決意を迫られた。

しかし游は、あえてこの道を進もうと決心する。その理由の一つに、文明開化の流れと共に西洋医学の時代となり、古い和漢医学は顧みられなくなりつつあった状況が、游に強い危機感を与えたことが挙げられよう。游と医学文献の収集を競ったのは日本人ではなく、清国外交官として滞日中の楊《よう》守敬《しゅけい》であった事実もそれを物語っている。明治二八年（一八九五）には呉秀三と医史社を興し、それまで収集した日本の古医書多数を発表した。

游が渾身をこめて書きあげた『日本医学史』を刊行したのは明治三七年（一九〇四）である。太古から明治中期に至るまでの日本医学の発達変遷を、詳細かつ系統的に述べた一〇章千余ページにおよぶ同書の完成によって、日本初の医史学が確立したと云えるだろう。同書は後に帝国学士院が創設した恩賜賞を受賞、さらに文学博士の学位も得て、游は多くの大学で医学史を講ずることになった。

游の活躍は医史学だけではない。児童への研究は心身両面から行うべきであると唱えて、日本児童研究会（後の日本児童学会）を創立し、ドイツで学んだ教育病理学、教育治療学を体系的に論じている。精神遅滞の発生原因が血筋や家系といわれた時代に、科学的に判断する発端となった。さらに医制、医師法、医薬分業問題にも関与、日本内科学会、看護学会、癌研究会、人性学会、日本医師会など多くの学会や協会の設立に関わっている。

早い時期から性教育の必要を唱えていたことも見落とせない。游は高輪中学で初の性教育授業を行い、大きな反響を呼んだ。性を隠蔽するだけでは悪影響あるのみと説く游は、婦人雑誌や新聞の家庭医学欄などでも自説を発表、その頃から積極的に医学ジャーナリズムも開拓している。明治三九年（一九〇六）には東洋大学にも教授として迎えられ、ますます游の活動範囲は広まった。

第二の巨典ともいうべき『日本疾病史』を刊行したのは大正元年（一九一二）のこと。これは『日本医学史』の姉妹版として大きな評価を得た。同四年にはこの論文に対して医学博士が贈られている。ちなみに医学博士が続々と誕生するのは一九二〇年以降であるが、とくに帝国大学卒でない游への授与には反対運動もあったとか。なんとも学界とは狭量な人が多いことだろう。

游の晩年は福祉や教育の面での活動が目立つ。大正一〇年（一九二一）には東洋大に社会事業科を設けて科長となり、翌年には鎌倉中学校（現在の鎌倉学園高校）を設立して校長に就任している。さらに同一四年、大阪の出版社であるプラトン社が「婦人文化の向上、児童の健全教育、宗教による精神文化の向上」を目的とする研究機関「中山文化研究所」を併設して、游は所長に迎えられた。

医学史の編集に当たって全国から集められた文献の四三四〇点と九千余冊の集書は京都帝国大学に寄贈され、現在でも京都大学図書館のＨＰで「富士川文庫」を検索できる。貴重史料を含む四〇三点は全面画像で閲覧も可能だ。また教科書や教育関係資料図書一七一点は東京大学教育学部の「電子版富士川文庫」として、これも全ページ閲覧できる。そのほか医学ジャーナリストとして自ら手がけ、または協力した出版物は二千件に達するという。

医学関係の出版物を後世に残した游の功績は絶大である。彼は晩年、胆石症の持病に苦しめられたが、昭和一五年（一九四〇）一一月六日、遂に七五年の生涯を閉じた。母校の広島大学医学部構内と広島市安佐南区の長楽寺には游を讃える顕彰碑がある。彼の四男・英郎はドイツ文学者となり、孫の義之も英文学者となって東大教授を務めた。

73 宮《みや》入《いり》慶《けい》之《の》助《すけ》

一八六五—一九四六

風土病に新局面

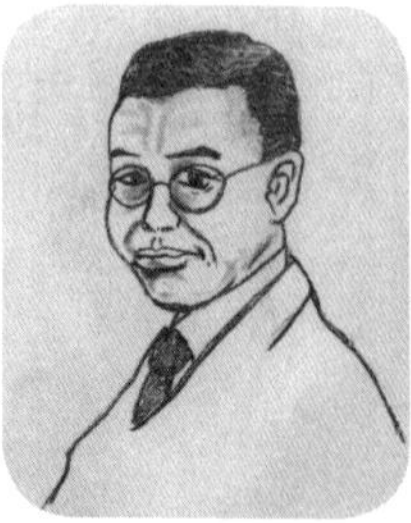

農村病対策で有名な若月俊一によると、敗戦直後の長野県佐久周辺では、腹痛を訴えてきた患者の七〇%に回虫卵を、一二%に十二指腸虫卵を、一〇%に鞭虫卵を発見した（『村で病気とたたかう』）と記している。それほどポピュラーではないが、命にかかわる風土病もあった。日本住血吸虫症《にほんじゅうけつきゅうちゅうしょう》である。原因を突き止めたのが宮入慶之助という医師で、類似の感染症に悩む各国から注目を浴びた。

慶之助は慶応元年（一八六五）五月一五日、信濃国西寺尾村（現在の長野市松代町）に出生している。その頃、甲府盆地を中心に奇妙な風土病が流行しているのを聞き、早くも慶之助少年に原因を究明したい思いが芽生えたという。志がかなって帝国大学医科大学（現在の東京大学医学部）に進み、明治二三年（一八九〇）に卒業、第一高校の教授などを経て同三五年（一九〇二）にはドイツのフリードリヒ・レフラー教授のもとに留学する。

二年後に帰国すると京都帝国大学福岡医科大学（現在の九州大学医学部）の初代衛生学教授に迎えられた。就任して間もなく、筑後川沿岸にも甲府盆地でみられたような風土病が発生していることを知らされる。限られた地域にだけ見られる奇病だが、広島の片山地方、千葉の利根川流域などにも流行していることがわかった。腹部に水が溜まって膨らみ、死に至る例も少なくないことから、「腹水病」とか「水腫脹満病」と呼ばれて恐れられていたという。

慶之助はさっそく、この風土病の研究に取り組んだ。そして大正二年（一九一三）、共同研究者の鈴木稔と共に、佐賀県鳥栖市基里《きざと》の古溝に棲む小さな巻き貝が住血吸虫症の中間宿主であることを発見、ミヤイリガイと名づけている。つまり「腹水病」の感染源は、川や田圃に生息するミヤイリガイであり、住血吸虫の感染期幼虫（セルカリア）が水中に泳ぎ出て人と接触すると皮膚から体内に侵入することを突き止めたのだった。

セルカリアが皮膚から浸入すると、その部分は痒くなって赤く腫れる。感染後一カ月から二カ月も経過すると、発熱、腹痛、血便などの症状が現れるが、それは住血吸虫の成虫が腸や肝臓の血管の中に産卵を始めるからであった。虫卵は肝臓の門脈や腸の血管に詰まり、激しい免疫反応を引き起こす。

そのため腸では虫卵の周辺組織が破壊され、出血するようになる。また肝臓では肝細胞が免疫細胞に圧迫されて機能が失われていく。数年経つと肝硬変になり、腹水が溜まると同時に脾臓も腫れてきて、放置すれば死に至る、というわけだ。こうして「腹水病」などと呼ばれた疾病は、日本住血吸虫症という感染症であることが明らかにされたのである。

病名と原虫に日本の名が冠せられたのは、疾患の原因となる病原体（住血吸虫）の生体が、世界で初めて日本国内で発見されたからであり、日本固有の疾患というわけではない。住血吸虫症の主な病原体のうち、日本住血吸虫、マンソン住血吸虫、メコン住血吸虫は肝臓の疾患を、またビルハルツ住血吸虫は膀胱の病気を引き起こす。

日本住血吸虫は中国やフィリピンを中心に年間数千人から数万人の感染者が発生しており、WHO（世界保健機関）によって現在も対策が続行中だ。幸い日本国内では昭和五三年（一九七八）に山梨県で発生したのを最後に発生していない。平成八年（一九九六）になって山梨県が終息を宣言、日本は住血吸虫症を制圧した世界唯一の国となったのだ。

日本が住血吸虫症の撲滅に成功したのは、中間宿主のミヤイリガイを駆除したからである。薬剤や火力による殺貝と、ミヤイリガイが生息している用水路をコンクリート化して流れを速め、貝が生息できないようにする対策がとられた。いまでもかつての流行地では、春と秋の二回、用水路をめぐってミヤイリガイの生息確認を続けているという。

慶之助が住血吸虫の感染に貝が関わっている事実を発見したことは、世界的に注目された。海外でも住血吸虫の感染経路の特定が進み、アフリカなどで別の住血吸虫症の中間宿主として貝が発見されている。イギリスの熱帯医学者であるブラックロック教授は、慶之助の功績はノーベル生理学・医学賞に相当すると推薦した。残念ながら実現はしなかったが、慶之助は世界的な医学者となったのである。

ところで、寄生虫病は決して過去のものではなかった。地球温暖化につれて新たな懸念も広がっている。温帯や寒冷地の気温上昇は昆虫の生息範囲を広げ、最近、ヒトスジシマカが北日本で見つかるようになったとか。この蚊が熱帯地の疾病であるデング熱を媒介することで流行が心配されているのだ。環境条件の変化で媒介動物との接触が容易になれば、いまは熱帯病といわれている寄生虫病が日本で流行する可能性もないとは云えない。

南米で原生林を伐採して平地に水が溜まると、ハマダラカが新たに棲みついてマラリアが大流行したとか、西アフリカの巨大な人造湖であるボルタ湖は水系の拡大で住血吸虫が寄生する貝を一挙に増やしてしまい、湖付近に住血吸虫症の感染者が目立つようになった等々。これからも寄生虫と疾病の問題は、新鮮な話題となるだろう。

慶之助は大正一四年（一九二五）に九州帝国大学を退官、その後も寄生虫学の研究を続けている。「粘り強く、辛抱強く」が彼のモットーだったという。昭和二一年（一九四六）四月六日、八〇歳で永眠した。慶之助の功績を後世に伝えようと、彼の生まれ故郷には「宮入慶之助記念館」が建立され、日本住血吸虫症制圧の歴史を紹介、ミヤイリガイの標本などを展示している。

74 呉《くれ》　秀《しゅう》三《ぞう》　一八六五—一九三二

精神科の草分け

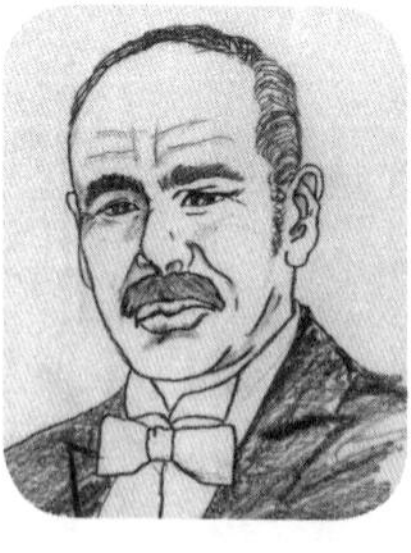

精神障害者を隠蔽する風潮は長らく続いた。これだけ科学が進歩した現在でも、遺伝性を信じている向きもある。だから精神を病むと忌み嫌われ、その一族の婚姻にも影響するという不条理は、まだ解消されたわけではない。精神障害者の人権を考え、せめて人間としての医療をと叫んだ医師がいる。呉秀三だ。日本の精神病近代化に光明を灯した先駆者と云えるだろう。

秀三は元治二年（一八六五）二月一七日、広島藩医・呉黄石《くれおうせき》の三男として江戸の青山に生まれた。母のせきは蘭学者・箕作阮甫《みつくりげんぽ》の長女である。境遇に恵まれた秀三は幼少の頃から書物に親しみ、医師になることを目指していた。しかし一六歳のとき相次いで父母を亡くし、経済的にも困窮してアルバイトをしながら進学する。東京外国語学校でドイツ語を学んだ後、明治一二年（一八七九）には東大医学部予科に入学、医学の基礎を学ぶかたわら漢学も愛好したという。帝国大学医科大学を卒業したのは同二三年だった。

卒後、秀三は榊淑《さかきはじめ》教授のもとで精神病学を学び、明治三〇年（一八九七）から四年間、ウィーン、ハイデルベルク、パリに留学、当時体系化されたばかりのクレペリンの臨床精神病学を日本に導入している。同三四年から大正一四年まで東京帝国大学医学部教授として神経病理学講座を担当、その門下生は全国各地の大学、病院で精神病の診療に当たった。明治三六年（一九〇三）に秀三は三浦謹之助と共に日本神経学会を創立、『神経学雑誌』を発刊、これは今日の日本精神神経学会につながっている。

ところで、秀三が医師を志した頃は、多くの精神障害者が世間体を恥じて座敷牢に閉じ込められるような、劣悪な環境に置かれていた。それは昔からのしきたりのようなものであったろう。障害者の処遇を定めた記録に養老二年（七一八）の養老律令があるが、これによると障害の程度を軽い順から残疾《ざんしつ》、廃疾《はいしつ》、篤疾《とくしつ》と呼び、知的障害は廃疾に、精神障害は篤疾に分類されていて、労役を免除されている。しかし律令は儒教的な道徳社会の実現を掲げた法体系で、障害者の福祉を実現するものではなかった。

時代が変遷し、文明開化の世となっても、精神障害者は社会の片隅に閉じ込められ、これに対処する医学も遅々として進展しなかったのである。秀三は西欧に留学した経験から日本の精神病対策があまりに遅れていることに憤慨した。この現状は医学だけの問題ではないと考えた秀三は、大正七年（一九一八）に樫田五郎と共同で「精神病者私宅監置ノ現況及ビ其統計的観察」と題する論文を発表、警鐘を鳴らしている。

この論文で秀三は、「我邦十何万ノ精神病者ハ実ニ此ノ病ヲ受ケタルノ不幸ノ外ニ、此邦ニ生マレタルノ不幸ヲ重ヌルモノト云フベシ」と訴えたのだ。これは明らかに政治に対する告発であろう。以前にも秀三は「何故に癲狂院《てんきょういん》（現在の精神病院）の設立に躊躇するや」（明治三九年）と政府にもの申しているが、その中では「多少の設備がなくては、文明国として強大国として、他に合わす顔がなかろう」とまで述べている。前年に日露戦争に勝ったばかりで国内が高揚しているとき、あえて問題を投げたのであった。

「此邦に生マレタル不幸」は現在でもしばしば引用される精神病対策の警句となっている。さらにこのフレーズの前には、「欧米文明ノ精神病者ニ対スル国家・公共ノ制度、施設ノ整頓・完備セルニ比スレバ、実ニ霄壌月鼈《しょうじょうげつべつ》」とあった。霄壌月鼈とは月とスッポン、天と地の差という意味で、実に鋭い舌鋒だが、そこまで秀三を怒らせるほど日本の医療制度は遅れていたのである。

秀三の叫びは大正八年（一九一九）の精神病院法の公布となって一応の効果を示すのに役立った。同法は公立病院をつくることで私宅監置の現状を改めようという趣旨である。ところが実際には思うような成果は上がらず、精神障害に対する偏見も根強いまま、遺伝説さえ流布する時代は長く続いた。いや現在でも一族から精神障害者を出すのを、ひたすら忌避する風潮は改められていないと云えるだろう。

歌人の斎藤茂吉は優れた精神科医でもあるが、秀三の門下生でもあった。彼は東大で『精神病学集要』『精神病学要略』『精神病鑑定例』『精神病検診録』『精神病診察法』などの、おびただしい秀三の著作に接して感動し、卒業と同時に東京府立巣鴨病院（後の松沢病院）に入って明治四四年から秀三の指導を受けている。そして秀三の診療風景をこう書いている。

——先生の回診は病室の畳の上に座られて、くどくどと話す精神病者の話を一時間でも二時間でも聴いておられた。それがいかにも楽しそうで、ちっとも不自然なところがない。私は先輩の後ろの方から、先生の態度を覗き見ながら、先生の『問診』がすなわち既に「道」を楽しむの域に達しているのではなかろうかなどと思ったことを、いま想起する（『斎藤茂吉随筆集』岩波文庫より）——と。

秀三は精神医らしく、いろんな人と交際の輪を広げた。とくに文人が目立つ。正岡子規の『仰臥《ぎょうが》漫録《まんろく》』は晩年の病床生活を綴ったものだが、秀三がパリから出した見舞いの絵ハガキが記してある。寝たきりで三尺の視界しか叶わない子規は、グレーというフランスの田舎の風景を朝な夕なに眺めていたという。森林太郎（鷗外）や夏目漱石との交流も知られているし、医史学の富士川游《ゆう》とは同郷の好もあって『日本医籍攷』などの共著も多い。

とにかく、秀三は精神障害者の人道問題まで踏み込んだ最初の精神科医であった。それは世界人権宣言で唱えられているような普遍的な権利を主張したわけではないが、あの時代背景を考えれば大きなインパクトとなったに違いない。そして無拘束看護、作業療法、教育治療、看護者の養成教育、精神病院の構造改善などに努めた。精神障害者への奉仕活動や社会の偏見に対する啓蒙なども展開、彼が設立した精神病者慈善救治会は現在の日本精神衛生会に発展している。

秀三が初代院長を務めた松沢病院は、日本初の近代的精神病治療の専門病院であり、いまなお存在感は大きい。晩年の秀三は華岡青洲やシーボルトの研究に没頭する日々だったという。漢方に蘭学の手法が関わることに強い関心を示したのだろうか。こうして精神医療に貢献してきた秀三は昭和七年(一九三二)三月二六日、静かに六七歳の生涯を閉じた。東京都下府中市の多磨霊園に眠っている。

75 土《ど》肥《ひ》慶《けい》蔵《ぞう》

一八六六―一九三一

世に残る梅毒史

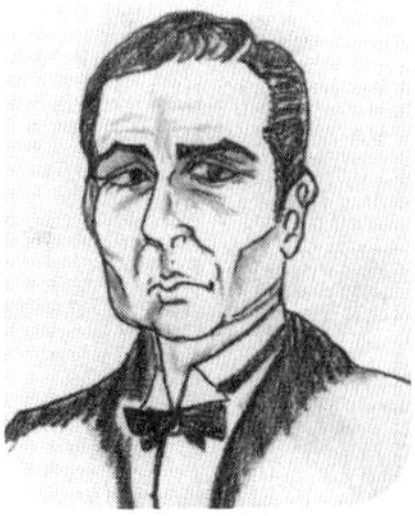

なかば忘れられたような感染症に梅毒がある。「親の因果が子に祟る」性病だ。日本では江戸時代に大流行し、杉田玄白は回想録で年間の診療患者の七、八割は梅毒と嘆いている。これに罹ると一〇年も経ってから精神症状が出たり、手足が動かなくなったりして「死に至る病」だった。皮膚科医として梅毒とも取り組んだ土肥慶蔵は、泌尿器科を独立させて性病科の基礎をつくり、梅毒の研究に新風を吹き込んだ男である。

慶蔵は慶応二年（一八六六）六月九日、越前国府中松原（現在の福井県武生市）に藩医・石渡《いしわたり》宗伯《そうはく》の二男として生まれた。一五歳のとき上京し、下谷の進学舎でドイツ語を学び、東京外国語学校に入る。

明治一八年（一八八五）に東京大学医学部予科に入学、その四年後に母方の叔父・土肥淳朴《じゅんぼく》の養子となって土肥姓を名乗った。同二四年に同医学部を卒業、附属第一病院外科に入局し、外科医スクリバの助手となる。

明治二六年（一八九三）ドイツへ留学。初めは外科を学んだが、東大皮膚科の初代教授・村田謙太郎が亡くなったため後任を求めていた文部省から皮膚科学を専攻するよう命じられて転向した。ウィーン大学ではカポジ肉腫で知られるモーリッツ・カポジに皮膚医学を、ランゲに梅毒学を学び、さらにパリ大学ではギュイヨンに泌尿器科学を学んでいる。一八九七年にベルリンで開かれた第一回国際ライ会議に高木友枝《たがぎともえ》と共に出席、翌年帰国した。

帰国後、慶蔵は東大に新設された「皮膚科梅毒学講座」を担当、やがて主任教授となり、大正一五年（一九二六）まで在籍することに。その間、鱗状毛包性角化症《りんじょうもうほうせいかくかしょう》などの新たな皮膚病を発見し、またムラージュの技術を考案して理化学的療法に先鞭をつけた。ムラージュとは医学教育などに使用される蠟製標本のこと。皮膚疾患の記録として人体の型どおりにつくり、彩色を施したもので、カラー写真が登場するまで有力な教材になった。その多くは東大総合研究博物館に保存されており、三〇〇点余の模写図が『日本皮膚病梅毒図譜』（一九一〇年刊）に収められている。

慶蔵は東大在籍の二八年間にわたり、皮膚科学と泌尿器科学の開拓と後進の育成に努めた。日本皮膚科学会、日本性病予防協会（現在の性の健康医学財団）を創立して会頭を務めたほか、多くの関連学会を指導している。とくに彼の業績で評価が高いのは大正一〇年（一九二一）に刊行した『世界黴毒史』であろう。この著作は皆見省吾によってドイツ語に翻訳され、国際的な注目を浴びた。

医史学に慶蔵が関心を深めたのは、同級の呉秀三《くれしゅうぞう》や富士川游《ふじかわゆう》の影響と云われる。それに彼は大学予科時代に福田古道人《こどうじん》から漢詩文の教えを受けたこともあって、鶚軒《がくけん》と号して作品も残しており、論文の文章には定評があった。梅毒を特別に研究することによって皮膚科から泌尿器科の独立を図り、性病予防へと慶蔵の活動は発展したのである。

梅毒はスピロヘータの一種である梅毒トレポネーマによって発生する感染症だ。梅毒が歴史上に突然現れたのは一五世紀末であり、その由来には諸説がある。しかしクリストファー・コロンブスの率いる探検隊員がアメリカ上陸時に原住民女性と交わって感染し、ヨーロッパに持ち帰って世界に蔓延したという説が有力だ。それ以前の人骨には梅毒による病変が見つからないのがその証拠とされている。

日本では永正九年（一五一二）の記録が最初のようだ。ヨーロッパへの伝播からわずか二〇年で、ほぼ地球を一周したことになる。梅毒が性感染症であることは古くから知られていた。昔は鼻部の軟骨炎のため鼻の欠損となることがあり、ハンセン病と同一視された時期もある。日本語の「梅毒」という呼び名は、この病気によって生ずる瘡が楊梅《ようばい》の果実に似ているからだという。

現在ではペニシリン系の抗生物質の投与で治るが、それまでの療法にはかなり無謀なものもあったらしい。一六世紀のヨーロッパでは蒸気の吸入や軟膏の塗布による水銀療法が行われ、水銀中毒が続発した。日本でも杉田玄白らが水銀を用いている。砒素剤のサルバルサンも一時使われたが、副作用があって止められた。梅毒トレポネーマは高熱に弱いため、意図的にマラリアに感染させ、そのあとキニーネで治療する方法も試みられたが、現在では行われていない。

慶蔵の『世界黴毒史』には実に詳しく、歴史を検証しながら梅毒の流れが綴られている。それは世界への警鐘となったことだろう。現在、梅毒は不治の病ではなくなった。しかし国立感染症研究所が発表する「病原微生物検出情報」によると、日本でも平成一六年（二〇〇四）頃から増加に転じているという。「ＡＩＤＳとはどんなサウンド新人類」（晃）という笑えぬ川柳もあるほどの世相だから、決して油断はできない。抗生物質には耐性もあるのだから、軽く考えていると菌と薬の果てしない悪循環が始まる。そんな意味で梅毒は過去の病気ではないし、いまも新しい性病なのである。慶蔵はそんなことを教えていると思う。セックスには貪欲でも性病には無知な世代をどう導くか、それは医療人のテーマにもなっている。

昭和六年（一九三一）一一月六日、慶蔵は六五年の生涯を閉じた。彼には文人としての一面もあり、『鶚軒游戯《がくけんゆうぎ》』などの作品を残している。また上京してくる若者のための学舎「武生郷友会《たけふごうゆうかい》」を設けたり、若越《じゃくえつ》医学会を創立するなど、郷土の人々の教育にも力を尽くした。彼の墓は東京都府中市の多磨霊園にある。

76 志《し》賀《が》　潔《きよし》

一八七〇―一九五七

赤痢菌の発見者

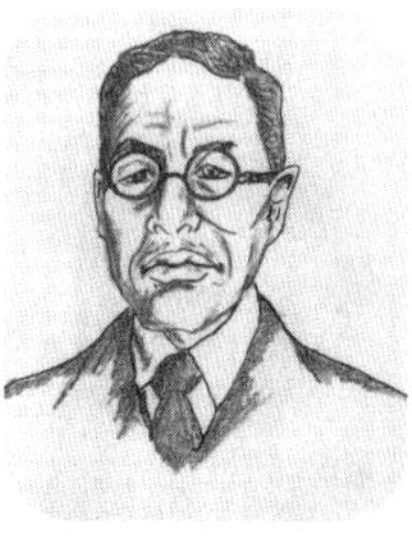

赤痢菌の学名をShigellaという。病原細菌の学名に日本人の名が冠せられているのは、唯一の例であるらしい。発見の主・志賀潔は、日本のめまぐるしい近代化の中で世界に通用する科学研究の成果を挙げた。しかもその私生活は信じられないほど清貧で、数々の名誉を得ながら質素に暮した事実は、驚きを禁じ得ない。

潔は明治三年（一八七〇）一二月一八日、陸前国宮城郡（現在の仙台市）に仙台藩士・佐藤信の子として生まれた。幼名は直吉であったが、七歳のとき母方の実家である志賀家の養子となり、潔と改めている。志賀家は藩医を務める家柄で、潔も少年の頃から医者になることを志していた。第一高等中学校を経て明治二五年（一八九二）に帝国大学医科大学（後の東京大学医学部）に入学、卒業と同時に北里柴三郎に憧れて大日本衛生会伝染病研究所に入所、細菌学を研究することになった。

入所翌年には早くも赤痢菌を発見して注目を浴びる存在になっている。『細菌学雑誌』に「赤痢病原研究報告第一」を発表、同三一年には要約論文をドイツ語で発表した。この研究で赤痢菌には潔にちなんだ学名もつけられ、三二年には内務省技師・伝染病研究所第一部長に抜擢される。そして三四年にはドイツのフランクフルトに留学、パウル・エールリッヒに師事して細菌学の研究に磨きをかけたのだった。

四年間のドイツ留学中に潔は、ベンチジン系赤色色素の治療効果を明らかにし、トリパンロートと命名している。明治三八年（一九〇五）に帰国した潔は医学博士の学位を取得、さらに当時の大論争となっていた脚気の追試を繰り返し、細菌起源説を否定、東大派と対立した。潔の主張は高木兼寛《たかきかねひろ》や北里柴三郎の唱える脚気栄養説を支持する形となり、結果的には論争に終止符を打つことになる。

明治四五年（一九一二）、再びドイツに渡ってエールリッヒに師事した。やがて伝染病研究所が内務省から文部省に移管し、東大の下部組織に組み込まれるという事件が起こる。反発した所長の柴三郎が席を蹴って退職、福沢諭吉の支持を得て北里研究所を創設した。この動きを聞いて帰国した潔は、柴三郎を追って北里研究所（現在の北里大学の母体）に移り、新たな研究生活を始める。

潔は柴三郎が慶応義塾大学に医学部を創設すると、その細菌学教授に迎えられた。大正九年（一九二〇）のことである。しかし同年秋には朝鮮総督府医学院長・京城医学専門学校長に転ずることになり、朝鮮に向かう。大正一五年（一九二六）には京城帝国大学（現在のソウル大学）が創設され、医学部長に就任、さらに三年後には同大学の総長に担ぎ上げられた。だがここで、思わぬ事態が待っていたのである。

総長に就任した潔は、「ライの歴史とライ病の研究」と題して記念講演を行ったのだが、その内容をめぐって一部の教授たちから非難され、任期を待たずに辞任することになったのだ。当時ライは不治の伝染病と忌み嫌われていたのに、潔は細菌学の立場からライ菌は弱い病菌であることを話し、「栄養改善や衛生の配慮で防止できる」と力説したのである。現在の視点からみれば常識的な内容を話したにすぎない。そして「去勢を施せば夫婦が一緒に暮らすことも許すべきである」と訴えたのであった。

ライ救済の方策として去勢を訴えたのは、断種の取り違いであろう。だが当時の医学界では、ライ患者を隔離して収容すべきであるという保養所サイドの意見が支配的であり、少しでも緩和しようとする論は排斥されていた。潔の主張は隔離よりも人間らしさを回復させたい一心で訴えたものと解釈したい。これが学内でも思わぬ反発を招いたのである。

昭和六年（一九三一）、潔は大学を去って内地に戻り、北里研究所の顧問となった。イギリス王室熱帯病学会名誉会員、パスツール研究所賛助会員、ドイツ学士院自然科学特別会員、ハーバード大学名誉博士など海外からも評価されていた潔のその後は、あまり報じられていない。昭和一九年（一九四四）に文化勲章を受けたときと、二三年に日本学士院会員になったことが話題になった程度であろうか。

しかしここに、写真家の土門拳が捉えた引退後の写真がある。それは、およそ世界的に有名な細菌学者とは思えぬほど零落した姿であった。「障子一面に新聞紙が貼ってあり、部屋は重苦しく暗い。赤貧洗うが如き生活に余生を細らせているのである。文化勲章を見せてくださったが、ボロボロの畳の上で見ると、その金銀のあでやかさも、何かそらぞらしいものに見えた」（土門拳『風貌』より）という意味の一文を読んで、わたしの胸はうずいた。

おそらく宮城県山元町の疎開先で、そのまま晩年を過ごしているとき、土門が撮影に訪れたのであろう。モンペをはいた丸顔の小さな爺さんが、自分で修理したメガネをかけてポール・ド・クライフの『微生物の狩人』を読んでいたとか。病身の息子とその妻と、三人の孫が一緒に暮らしていたという。それにしてもなぜ、ここまで貧しいのか。潔の経歴から見ても相応の生活レベルが約束されるはず。あるいは清貧に甘んずるのが潔の生きざまなのであろうか。

昭和三二年（一九五七）一月二五日、潔は老衰のため八六年の生涯を閉じた。彼の葬儀は仙台市による市民葬として営まれ、名誉市民でもある彼の胸像が、仙台市の勾当台公園に建立されている。潔の墓は仙台市北山の輪王寺の一画にひっそりと立っていた。

77

吉《よし》岡《おか》彌《や》生《よい》

一八七一—一九五九

女医養成の一生

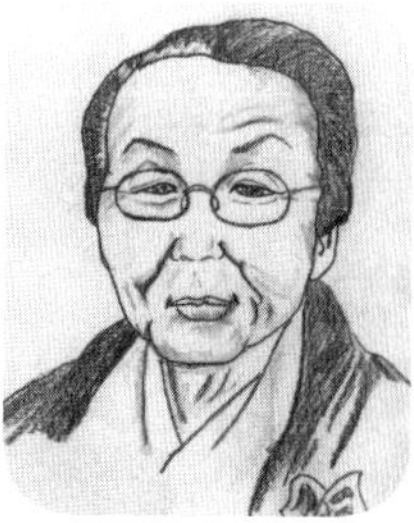

女子が医師を目指すのに拒絶反応が強かった時代、自らそれに挑んで実績を示した女がいる。吉岡彌生だ。日本では二七人目に女医の資格を得た彼女は、自分の苦労を同性のために役立てようと、女子専門の教育機関を興し、その生涯で七千人の女医を育てている。これは世界的にも例のない偉業であろう。しかも彌生の生んだ東京女子医科大学は、日本でも屈指の基幹病院としての機能を果たしているのである。

彌生は明治四年（一八七一）三月一〇日、遠江国《とおとうみのくに》土方《ひじかた》村（現在の静岡県掛川市）に、漢方医の鷲山養斎の長女として生まれた。母のみせは萩間《はぎま》村の庄屋の娘であったが、丙午生まれは夫を若死にさせるという迷信のため婚期が遅れ、二四歳で三人の子持ちの後妻になったという。異母兄弟を併せて八人の大所帯だった。一八歳のとき彌生は女性ながら医師になることを志して上京、まず本郷湯島の済生《さいせい》学舎《がくしゃ》に入学する。この学校は後の日本医科大学の前身だが、当時は女子も入学できる医術開業試験のための予備校であった。

済生学舎の同期に中原蓬《とま》がいて、彼女と彌生は互いに励まし合い、明治二五年に揃って開業試験に合格している。医師免許証を手にすると蓬は郷里の山口県三隅村に帰り、内科と産婦人科の医院を開業、山口の女医第一号となったが、彌生はまだ開業するよりも医学を究めたいという思いに駆られ、東京至誠学院に入ってドイツ語を学んだ。そして学院長の吉岡荒太から求愛され、明治二八年（一八九五）に結婚、二年後には東京至誠医院を開設している。

明治三三年（一九〇〇）、女医のため唯一門戸を開いてきた母校の済生学舎が、専門学校への昇格を理由に女子の入学を拒否することになった。納得できない彌生は恩師・長谷川泰の勧めと学業途中で済生学舎を締め出された女子学生の哀願もあって、至誠医院の一室に東京女医学校を創立している。同四一年（一九〇八）には四名の第一回卒業生を女医として世に送り出し、四五年には専門学校令による認可を得て東京女子医学専門学校になったのだ。

その間、東京至誠医院は規模を広げて病院になり、牛込区市ヶ谷河田町の陸軍獣医学校跡地に移転している。大正九年（一九二〇）には女子医専が文部省指定校となり、卒業生は無試験で医師の資格を得られるようになった。病弱な夫を抱えながら彌生は、至誠病院の院長と女医学校の校長を兼務して多忙を極める。彌生は自ら教壇にも立ち、ドイツ語と生理学を講じた。長男を出産するとき分娩室に学生を立ち合わせて実地見学させた話は、彌生の気概を示す例として語り継がれている。

ところで見落とせないのは、この時代に「女子教育亡国論」を高らかに論ずる輩が多かったことであろう。とくに女医教育への風当たりは強かった。「女が高等教育を受けると婚期を逸する。そんな不幸を招いてまで、なぜ女医になろうとするのか」とか、「医者に手術はつきものだ。人体にメスを入れて血を流すのを平然とするような女が増えることは、古来の日本婦道に反し、ひいては国を滅ぼすことに通じる」といった暴論まで公然と飛び交ったのである。

医師の社会的本質と女性の自立を無視した不条理な理屈がまかり通った時代は恐ろしい。済生学舎が途中で女子の門戸を閉ざしたのも、これらの無謀な圧力があったからであろう。それだけに、あえて女子専門の医師養成に立ち上がった彌生の決断は賞賛されてよい。彌生を支えた夫の荒太も偉かった。その荒太は持病の糖尿病が悪化して大正一一年（一九二二）に五五歳で永眠している。最期まで彌生をサポートし、女医養育の情熱を分かち合う生涯であった。

夫の死後も彌生の奮闘は続く。彼女の診療態度を見た人は一様にその熱心さを語っている。まず患者に云いたいだけ喋らせることから彌生は応じた。静かに聞いてやり、その中からポイントを探り出す。それを根拠に診断するというやり方だった。患者に傲慢でもなく、謙遜でもない。まるで気心の知れた近所のおばさんと話すように、患者は悩みを打ち明け、「はい、わかりました。骨を折ってみましょう」と云われると、頼もしい安心感を抱くのである。

女医の病院というだけに、女性の患者が多かった。男の医師に裸を曝す恥を免れるだけでも救いに感ずる患者が多い。とかく患者は神経質で大げさに考えがちだが、彌生はそんな患者に余裕をもって接した。楽天家の性格がその風貌にも表れている。彌生は患者ばかりでなく大学や病院のスタッフからも信頼され、慕われた。しかし昭和に入って世の中がキナ臭くなってくると、彌生も国策に利用される時期がくる。昭和二年（一九二七）東京連合婦人会委員長、同一七年愛国婦人会評議員、大日本連合女子青年団理事長など、軍国政策に巻き込まれていった。

戦後、彌生は公職追放となり、東京女子医学専門学校長を辞任、追放が解除されるまでの四年間を、ひたすら読書で過ごしたという。復帰したのは昭和二六年、やがて大学に昇格した東京女子医科大学の学頭に就任し、至誠会会長も兼ねた。さらに日本女医会会長、教育審議会委員、日本医師会参与などの対外活動にも積極的に取り組んでいる。

彌生の充実した生涯は、昭和三四年（一九五九）五月二二日、八八年の幕を閉じた。遺言により献体され、彌生が育てた大学で解剖されたという。いま東京女子医大は養成医師や附属病院の評価だけでなく、心臓病、消化器、脳神経、糖尿病の各センターなど多様な専門施設を持つ医療機関として、基幹的な役割を果たしている。

78 和《わ》田《だ》啓《けい》十《じゅう》郎《ろう》

漢方復興の先達

一八七二―一九一六

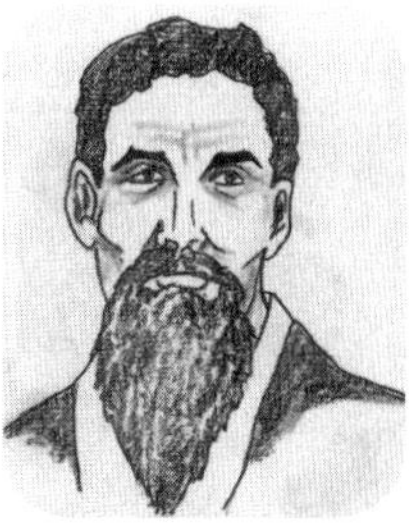

明治維新以降、それまで日本の医療を支えてきた漢方は消滅の危機に瀕した。西欧に追いつきたい新政府はドイツの学問体系を受容し、医学もそれ一辺倒になったからである。そんなさなか、東西両医学の比較を行い、漢方医学の優秀性を自著『医界之鉄椎《いかいのてっつい》』で訴えた医師がいる。和田啓十郎だ。彼自身もこの著でいわれのない迫害を受けたが、啓十郎の叫びに共感した若い医師たちが漢方復興に立ち上がる。湯本求真《きゅうしん》から大塚敬節《よしのり》への流れがその代表であろう。そして現在の漢方医学の隆盛につながるのである。

啓十郎は明治五年（一八七二）一〇月一〇日、長野県松代町に和田牧治《ぼくはる》の二男として生まれた。女五人、男二人の七番目の子で、暮し向きは厳しかったという。啓十郎がまだ六歳ぐらいのとき、一〇歳上の長女がたびたび腹痛を訴えるようになり、いろいろな医師に診療を頼んだが一向に回復しない日が続く。そんなある日、みすぼらしい旅の漢方医に診てもらったところ、たちまち元気になって一年後には全快したのだった。

このことが啓十郎に強いインパクトを与え、医師になることを決意させたのである。啓十郎は後年の著『医界之鉄椎』で、「近郷近在の漢医、洋医といわず、名医といわれる医者にはすべて託したが治らない難病患者が、蓬頭弊衣《ほうとうへいい》の一漢方医によって全治を目撃するに及び、良医とは光りたる車や診察料の高いものでもない、徒歩穿鞋《とほせんかい》の貧医であっても難治の病を治し、病人を一日も早く健康に復せしむる者であると深く脳底に刻み込まれた」と記している。

啓十郎は小学校を出るとすぐ奉公に出されたが、どうしても勉強がしたくて逃げ出し、尋常中学校へ入学した。働きながら卒業すると上京して多田民之助《ただたみのすけ》という漢方医の食客となり、また働きながら学ぶことになる。民之助は貧乏生活にも平然としており、食う米がなくなると薬嚢を担いで往診に出かけ、なにがしかの金をこしらえてくるような医者だった。

啓十郎が長谷川泰の主宰する済生学舎（後の日本医科大学）に入学したのは明治二五年（一八九二）である。この学舎は医術開業試験の予備校として設立されたもの。彼は働きながらこの学校に通った。

そんなある日、古本屋で吉益東洞《よしますとうどう》の『医事或問《いじわくもん》』という書物が目につく。それは運命的な出会いであった。東洞の説く「万病一毒説」を読んで啓十郎は雷に打たれたような啓示を受けたのである。「これこそ求める医学だ」と。

もろもろの病気には、どれもただ一つの毒があって、その毒が動いて万病を発する。頭にあれば頭の病気、腰にあれば腰の病気になり、千変万化して数え切れない。毒を除くものは薬だが、薬も毒の一種。毒を以て毒を制するのが東洞の治療法であった。「真の医者は毒の形状を診て薬を与え、病根を抜き去るので再発しないのである。再発しないようにすれば病根が動くので必ず薬が病毒に当たって瞑眩《めいげん》の反応が起こる。それを恐れて体を害すると思うのは大きな誤りだ。瞑眩すれば病毒が減じ、そのあと格別に健康になる」と説く。

東洞はその説どおりに作用の強い峻剤《しゅんざい》を与えた。「治療の途中で万一死ぬことがあっても、それは天命であり天ならぬ医者の知らぬところである」という態度は一部から非難を浴びたが、心酔する者も少なかったとは云えない。啓十郎はこの『医事或問』を繰り返し読んですっかり共鳴してしまった。漢方のよさも再認識し、医を営むようになった暁には必ず漢方を一生の研究課題にしたいと思うようになる。

済生学舎を卒業すると啓十郎は郷里の女性と結婚し、翌年には郷里へ居を構えて開業した。一般診療のかたわら村医や校医も務め、一男一女を得ている。五年を経て日露戦争に駆り出され、軍医として兵役を務めた後、再び上京して浜町に医業を開く。ところが東京では漢方排斥が浸透しており、漢方に対する偏見は極まっていた。「漢方は誤解どころか蔑まれているではないか」と、啓十郎は愕然とする。

しかし、諦めてはいなかった。「西洋医学は病人と病気を別々に考え、病気だけを治そうとする医学だが、人には心がある。気力もある。人の心と体を一つと捉え、それぞれの寿命の中で元気に生きていけるように丸ごと診るのが東洋医学、漢方だ。大衆に本物を見抜く目があったら必ず漢方は復興するに違いない」と、啓十郎は漢方医学の復興を願い、世論を喚起するため新聞、雑誌に思いを込めて投書し続けた。

投書はすべて没になるだけ。内科学会に入会して訴えようとしたが、「漢方をやっています」と自己紹介したとたん、冷笑の目が浴びせられた。「なんでこんな世に陳腐な」とか「漢方薬はまどろこしくて役に立たん」といった陰口も聞こえる。研究会のたびに講演を申し込んでも、時間がないので次の機会にと体よく封じられてしまう。なぜこれほどまで排斥されるのか。もはや著作で訴えるしかないと悟った啓十郎は、溢れる思いをペンに叩きつけた。そして明治四三年（一九一〇）に世に躍り出たのが『医界之鉄椎』というわけである。

鉄椎という言葉は二千年の昔、秦の始皇帝を張良《ちょうりょう》という男が博浪沙《はくろうしゃ》で待ち伏せし、その車に義憤の鉄棒を投げつけたことが発端となり、正義の士が集まったことが由来になっている。西洋医学に鉄椎（＝鉄槌）を下すという意味の書名で、口絵に吉益東洞の肖像を描いたこの書は予想をはるかに超えた反響を呼んだ。東京朝日新聞は「皇漢医方のため気を吐きたること確かにして近来の快著」と評し、雑誌「日本」は「漢医方を排斥して洋医方を妄信するの誤まれりを説き、漢医方のために気を吐くこと万丈」と書いている。

この書に啓発されて漢方を志したという若者の声も寄せられた。湯本求真もその一人である。大正四年(一九一五)にはそれらの反響も織り込んで改訂版を発行した。しかし、この頃から啓十郎は多年の心労が原因して病がちとなり、翌年(一九一六)七月八日、四三歳の短い生涯を閉じている。漢方という廃墟に分け入ってその珠玉を摑み出し、これを後進の湯本求真らに伝えた功績は長らく語り伝えられることだろう。

啓十郎を顕彰するため漢方界の有志は昭和五三年(一九七八)、彼の住まいがあった東京浜町の遊歩道に黒い石碑を建てた。そこには「漢方医学復興之地」と刻まれ、裏面には「和田啓十郎先生は漢方医学がまさに絶滅せんとしたとき、この地において衣を薄うし食を粗にして得たる資金を以て明治四十三年『医界之鉄椎』を自費出版し、漢方医学の復興に起ち上った」とある。

79

秦《はた》佐《さ》八《はち》郎《ろう》

606号を開発

一八七三—一九三八

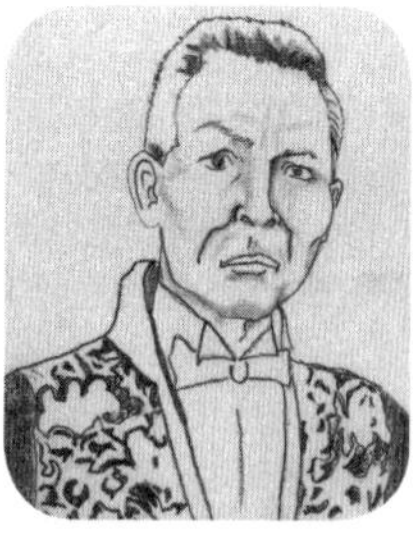

親の病気が子に祟る感染病がある。その一つが梅毒だ。一四九三年頃コロンブス遠征隊によってヨーロッパ中に広められ、室町後期の永正九年（一五一二）には日本にも伝染してしまったという因業な性病だ。杉田玄白は『形影夜話《けいえいやわ》』で「梅毒ほど世に多く、しかも難治にして人の苦悩するものなし」と嘆いている。また幕末に来日したポンペは売春と梅毒の因果を厳しく指弾した。

きらびやかな夜の世界に黒子のように潜む梅毒。それがじわじわと庶民の生活まで侵していく。梅毒の薬といえば水銀剤ぐらいしかなかった。その効果もはかばかしくはなく、使っているうちに恐ろしい水銀中毒になる。草津の湯も薬も効かないとなれば神頼みしかない。というわけで江戸には、笠森神社に土団子を供えて治ると米の団子に替える風俗まで生まれた。その梅毒の特効薬の開発に名を挙げたのが秦佐八郎である。

佐八郎は明治六年（一八七三）三月二三日、島根県都茂《つも》村（現在の益田市）の豪農・山根道恭《やまねみちやす》の八男として生まれた。少年の頃の佐八郎は腕白で、よく大きな酒樽に放り込まれたとか。それでも一四歳のとき姻戚の医家・秦家から養子に迎えられる。成績のよい佐八郎が狙われたのだった。「岡山の学校に入れる」と誘われて心が動いたと、後日に佐八郎は養子に行く決心の理由を述べている。

秦家の人となった佐八郎は、明治二四年（一八九一）に私立岡山薬学校（現在の関西高等学校）を卒業して第三高等中学校医学部（現在の岡山大学医学部）に入学した。成績はずば抜けてよく、教師からも一目置かれる存在だったという。二八年、医学部を卒業すると間もなく養家の長女チヨと結婚、その年に一年志願兵として東京近衛歩兵第一連隊に入隊した。

佐八郎が研究生活を始めたのは兵役を終えて岡山県立病院の助手になった同三〇年からである。ここで内科学を井上善次郎から、医化学を荒木寅三郎から学んだ。そして翌年には単身上京して大日本衛生会経営の伝染病研究所に入り、憧れの北里柴三郎に師事することになる。同研究所は翌年に官立となり、佐八郎は臨時ペスト予防液製造事務取扱と臨時検疫事務官を兼務した。

明治三二年（一八九九）の晩秋には日本で初のペストが発生、佐八郎は第一線で防疫の実務も体験している。彼とペストの関わりはヨーロッパ留学に発つ同四〇年まで続き、柴山五郎作《しばやまごろうさく》と共に「ペスト予防法」を策定した功績は大きい。後にエールリッヒが梅毒化学療法の共同研究者として佐八郎を選んだのも、彼が長年にわたって危険なペストの研究と防疫に当たってきた実績を買ったからと伝えられる。

佐八郎は国立血清薬院の部長を兼務しながら、伝染病研究所には一〇年間在籍した。その間、明治三七年には日露戦争のため軍医として従軍し、南満州の野戦病院で伝染病患者の治療に当たっている。翌年、似島《にのしま》検疫所新設の仕事に回されたり、大阪の陸軍病院で伝染病室と細菌検査室を管理したりして多忙を極めた。そして除隊。国立伝染病研究所第三部長となり、同四〇年（一九〇七）、いよいよドイツ留学となる。

ドイツに渡った佐八郎は、ベルリンのロベルト・コッホ細菌研究所でワッセルマンのもと免疫の研究をして一年を過ごした。その後モアビット市立病院に移り、ヤコビーと共同研究をしながらエールリッヒが所長を務めるフランクフルトの国立実験治療研究所へ移るチャンスを模索する。ヤコビーもエールリッヒの弟子だったので紹介の手紙を出してもらったが思わしくないため、佐八郎は自ら手紙を書いて間もなくエールリッヒ研究所に乗り込んだ。

案ずるより産むが易しとはこのことか。何とエールリッヒは佐八郎のため研究室と助手まで用意して待っていたのである。手始めに彼がやったのはベルトハイムが合成した砒素製剤６０６号と名づけられた試料（砒素化合物ジオキシ・ジアミド・アルゼノベンゾール）の効果と毒性を動物実験で確かめることだった。

そして有効性が確認されると、エールリッヒは製造特許を申請し、一九一〇年の第二七回ドイツ内科学会で「606号の梅毒に対する化学療法の総論」をエールリッヒが、「その動物実験」を佐八郎が、「臨床治験の成績」をシティバーとホッペが、共同で発表したのである。

この研究成果は同年、エールリッヒと佐八郎の共著で『スピロヘーターの実験化学療法』と題して刊行された。ドイツの製薬会社ヘキストはこの薬を「サルバルサン」と名づけて全世界に発売している。サルバルサンとはラテン語で「救う」という意味である。この薬は幾千万の梅毒患者の福音となった。佐八郎は成果に満足して帰国の途に就いている。

帰国してからの佐八郎の活躍もめざましかった。明治四五年に「螺旋菌病のヘモテラピー」で医学博士の学位を受け、大正二年には日本結核予防会の設立に参画したり、早くも国産のサルバルサン製造に動いている。同三年には伝染病研究所の文部省への移管で北里柴三郎所長と共に辞職し、新たに設立した北里研究所の部長となった。

第一次世界大戦が勃発したのは同三年（一九一四）、ほとんど輸入に頼っていたドイツからの医療品が途絶え、とくに医薬品の国産化は焦眉の課題となる。数年前から準備していた606号の国産化についても、国と鈴木梅太郎などの協力を得て具体化した。「アルサミノール」の名で三共から発売されたのが、わが国初の駆梅剤である。

大正九年、佐八郎の実績が認められて慶応大学医学部教授に迎えられた。細菌学と免疫学を講じたが、学生の間では人気があったらしい。その頃の医学部では、学生をグループ別に分けて年に数回、教授が学生を指導する「補導会」を設けていたとか。佐八郎は自宅で観菊会を催した。「菊を仕立てるには春先の芽が出る頃にいじめてやることも大切。諸君は養分のたくさん要るときだ。食卓のものはみな平らげてくれ」と云って、説教らしいことはなかったという。

佐八郎の存在は国際的になっていた。大正一二年にはロックフェラー財団の招きでアメリカとカナダの医事衛生を視察、記念講演も行っている。三年後にはドイツ自然科学院会員に推挙された。そして昭和八年には帝国学士院（後の日本学士院）に勅選され、終身勅任官待遇を受けている。

昭和一三年（一九三八）の夏、佐八郎は脳軟化症のため慶応病院に入院、同一一月二二日、帰らぬ人となった。医学にすべてを捧げたような六五年の人生に幕を閉じたのである。佐八郎の功績をたたえて日本化学療法学会は「志賀潔・秦佐八郎記念賞」を設けた。彼の墓は東京都下府中市の多磨霊園にある。

80 鈴木梅太郎《すずきうめたろう》

ビタミン学の祖

一八七四―一九四三

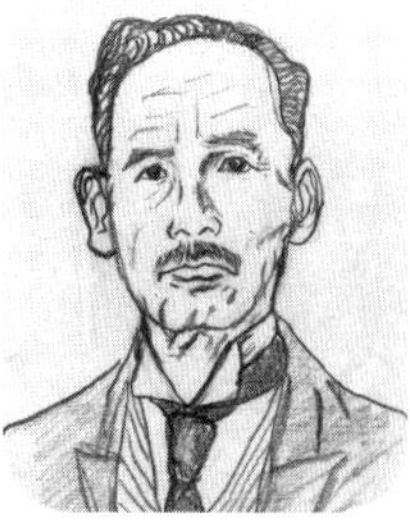

一時は国民病とまで云われたものに脚気がある。「江戸患い」とも「ブラブラ病」とも呼ばれた病気だ。日中戦争の拡大で食糧事情が悪化するまで、毎年一万人から二万人の脚気死亡者があったという。そして医学、薬学、農学から陸海軍まで巻き込む対策へと発展するのである。これに決定的な解決を与えたのが鈴木梅太郎のビタミンB_1の発見であった。医療は医学だけのものではないことの証明であろう。

梅太郎は明治七年（一八七四）四月七日、静岡県榛原《はいばら》郡堀野新田村（現在の牧之原市）の農業・鈴木庄蔵の二男として生まれた。東遠義塾《とうえんぎじゅく》に学んだ後、同二一年に単身徒歩で上京、神田の日本英学校に入り、東京農林学校を経て同二九年（一八九六）、帝国大学農科大学（現在の東京大学農学部）の農芸化学科を卒業する。さらに大学院に進み、クワの萎縮病の原因を研究、古在由直《こざいよしなお》、レーブらに植物生理化学を学んだ。同三三年東京帝国大学助教授となり、翌年に農学博士を取得する。

明治三四年（一九〇一）からヨーロッパに留学、ドイツのE・フィッシャーのもとでタンパク質化学を研究した。五年後に帰国すると盛岡高等農林学校（現在の岩手大学農学部）教授となり、翌四〇年（一九〇七）、東京帝大農科大学教授に就任する。大学には昭和九年（一九三四）まで在籍したが、その間、理化学研究所の創設にも参加し、主任研究員や満州国の大陸科学院長（一九三七〜四一）も務めた。

梅太郎は留学中、日本人の体格が欧米人に比べて貧弱なのは、米食が原因ではないかと考え、帰国後、米のタンパク質の研究に取り組んでいる。また脚気の原因の白米説に興味を持ち、その実験的研究も開始した。その結果、脚気に効く成分を米糠から抽出してアベリ酸（後にオリザニンと改名）と命名、これは新しい栄養素であることを明治四三年（一九一〇）の東京化学会例会で発表している。ドイツのC・フンクが同じ物質を得てビタミンと命名したのは、その翌年であった。

それまで、ビタミンという栄養素は誰も知らなかったのである。ビタミン発見のきっかけになったのは脚気であった。末梢神経を中心とした多発性神経炎で、初期には手足のしびれや麻痺、全身の倦怠感などの症状がみられる。神経炎が心臓に及ぶと、激しい動悸や息切れを起こして突然死を招きかねない。膝下のくぼみを叩いて診断するのは、症状の一つである脚の末梢神経の異常を確かめるためだ。

白米を食べるようになった江戸時代から脚気が多発するようになり、「江戸患い」などと恐れられている。徳川家光や家茂も脚気が死因だったとか。明治に入ってからも、とくに軍隊で脚気が多発し、高木兼寛《かたきかねひろ》らが食事の改善に取り組んで成功した例が知られる。これで白米中心の食事が脚気を招くと検証されたわけだが、当時の医学界はかなりしつこく従来の伝染病説に固執したという。

その後、脚気の原因究明は赤痢菌の発見で知られる志賀潔などによっても進められたが、強力な助っ人となったのは梅太郎であった。梅太郎はニワトリやハトなどの実験によって、白米だけを餌にすると人間と同じような症状が出ること、また玄米や米糠を餌に入れると発症しないことを明らかにしたのである。そして米糠のアルコールエキスからアベリ酸という成分の分離に成功したのであった。糖質、タンパク質、脂質の三大栄養素のほかに、人間が生きていくのに欠かせない栄養素が初めて明らかにされたのである。

ビタミンを最初に発見したのは梅太郎か、それともフンクかをめぐって、長い間論争が展開された。二人の間には交流があり、どうやら梅太郎の手法をフンクが追随したような形跡がある。しかし後にビタミンの発見をめぐる研究でノーベル賞を授与されたのは、この二人ではなくて、インドネシアの病理学研究所長クリスチャン・エイクマン（オランダ人）とケンブリッジ大学の生化学教授フレデリック・ホプキンス（イギリス人）であった。

エイクマンはニワトリを使って白米と脚気との関係を明らかにしたが、その実験は梅太郎よりも先であったらしい。またホプキンスは生命に必要な微量栄養素の存在を初めて予見した。どちらもビタミン発見に先駆的な役割を果たした研究者というわけで、日本人最初のノーベル賞は幻に終わったのである。

明治四五年（一九一二）にオリザニンは発売されたが、売れ行きはさっぱりだったという。それどころか、脚気をオリザニンの不足による栄養障害とする梅太郎の学説は、日本の医学界から一時は排撃されたのである。医学畑でもないという「よそ者意識」が働いたとしたら、情けないではないか。しかしビタミンが健康に不可欠な栄養素であることがわかるにつれて、梅太郎の評価も高まってきた。その後の功績も合わせて昭和一八年（一九四三）には文化勲章に輝いている。

梅太郎のオリザニンの発見以降、ビタミンの化学や合成は急速に進み、一三種類ものビタミンが発見された。そして平成一五年（二〇〇三）には日本人では二例目となるＰＱＱ（ピロロキノリンキノン）という新しいビタミンが発見されている。マウスの実験ではＰＱＱが不足すると繁殖力が低下したり、親が子育てをしなくなる異常行動をみせるという。人間の場合にもそんな影響が出てくるのだろうか。

梅太郎は昭和一八年（一九四三）九月二〇日死去した。享年六九。出身地である静岡県では彼の業績を顕彰し、県下の中・高校生の優れた理科研究論文に対して「鈴木梅太郎賞」を贈っている。また静岡県立大学の谷田キャンパスには梅太郎の胸像も建立されていた。

81 湯本求真《ゆもときゅうしん》
一八七六―一九四一

漢方復興の礎石

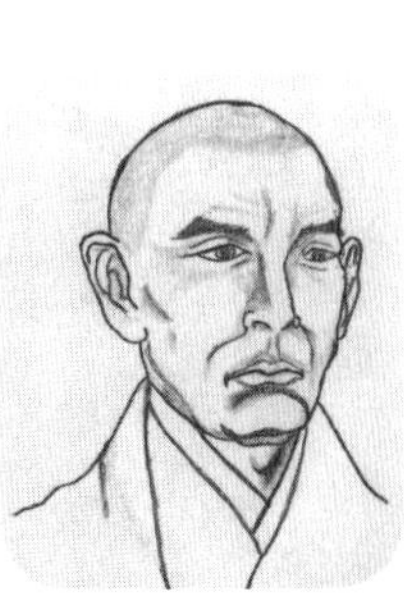

世を挙げて西洋医学を賛美し、漢方医学がどん底の時代に、あえて漢方に医療の活路を見出した医師がいる。湯本求真だ。疫痢の娘を救えなかったのが転機になったという。滅びゆく漢方を現代医学の中に再現させようと、心血を注いで書き上げたのが『皇漢医学《こうかんいがく》』であった。貧しい生活から自費出版されたこの書は、大塚敬節《おおつかよしのり》らの後進を育て、漢方復興の原動力となったのである。

求真は明治九年（一八七六）三月二一日、石川県鹿島郡崎山村（現在の七尾市鵜浦町）に生まれた。名を四郎右衛門《しろうえもん》といい、求真は号である。同二四年に石川県立師範学校に入学したが、医師になる志を立てて金沢医学専門学校（現在の金沢大学医学部）に転じた。同三四年に卒業、二年後には七尾町で医院を営むかたわら七尾娼妓病院の勤務医と七尾の警察医を兼ねている。

やがて日露戦争が勃発して日本赤十字社救護班員を志願、第九師団司令部から徴兵副医官の待遇を受けた。兵役を終えた後、求真は東京へ出て淀橋に医院を開くが、しばらくして故郷へ帰り開業する。間もない明治四三年、この辺一帯に疫痢が流行した。求真は寝食を忘れて治療活動に奔走したが、この疫痢で愛娘と祖父母を相次いで失う。

求真は、それまで修得した医学に疑問を持ち始め、医者としての自信も失って酒浸りの日々が続いた。その頃を振り返って彼は自著『皇漢医学』の序文に、「長女を疫痢で失った。修得した医学が頼りにならなくて恨み、煩悶、懊悩すること数カ月、精神がほとんど錯乱するほどになった」と書いている。そんな苦しみの中で求真が出会ったのが、和田啓十郎の『医界之鉄椎』であった。

西洋医学に対する信頼の念を動揺させていた求真は、漢方医学に新生面を求めて啓十郎に入門を申し込むが、なぜか断られてしまう。すでに医師となっているのに、自分が体験した貧窮生活を求真には体験させたくない、というのが理由であったと伝えられる。しかし求真は諦めなかった。書物を集めては漢方医学に没頭し、疑問点や治療法を啓十郎との書簡のやりとりで学んでいる。

二人は一度も顔を合わすことのない師弟であった。求真は辛抱強く漢方医学を学び続け、西洋医学の長所を採り入れた研究を進める。大正二年（一九一三）、七尾府中町に「和漢洋医折衷診療院」という物々しい看板を掲げたが、師への書簡には「真を究めつくしたなどと自惚れてはいません」と書き、並々ならぬ向学心を吐露した。やはり七尾に落ち着いていることはできず、同四年には神戸に、さらに東京へと転々、漢方医学を求め続けている。

大正九年（一九二〇）、再び東京へ出て滝野川で開業、かたわら現代医学の中に漢方を再現させようという思いで著作の執筆を始めた。求真の診療所兼住居は平屋建ての古ぼけた家屋で、一日に五、六人も患者が来るかどうかだったという。そんな生活の中で書き上げたのが、昭和二年に自費出版した『皇漢医学』の第一巻であった。翌年には第二巻、第三巻と続けざまに脱稿、出版の運びとなっている。『傷寒論』と『金匱要略《きんきようりやく》』に盛られた張仲景《ちょうちゅうけい》の医学を解説し、治療の法則を述べ、これに日本の先人の知見を加えた漢方医学の入門書が完成したのだ。これを読んだ大塚敬節が感激のあまり土佐を飛び出し、求真に師事したほどである。敬節は後年、矢数道明《やかずどうめい》と共に日本の漢方界を牽引した。

『皇漢医学』で求真は、当時の西洋医学者が絶対視していた細菌病理学説について、「いかに伝染病といえども内因の存在という前提なくしては起こり得ないし、また発現した伝染病に対しても百人百様の症状を呈するもの。しかもその病原体を殺滅するにしても生体に何の副作用を与えずに行うことは不可能であり、その発現する病状と病者の体質および病毒の所在に従って細菌性毒素を駆逐すべく『傷寒論』における汗《かん》、吐《と》、下《げ》の攻撃療法が適切」と説いている。

また漢方は単味のみの薬効を期待するのではなく、複合の相乗作用の発現を期待するものであるとも強調した。現在の薬学でいうシナジズム効果を、早くも喝破したのである。さらに「漢方の配合は数千年間の経験により帰納したもので、一湯であまたの能力を発揮し、これは病名治療一辺倒の現代医学の虚をついたものであり、統一連絡ある配剤の妙は、おでんの味に共通する」とも述べた。

求真は吉益東洞《よしますとうどう》などの古方《こほう》の視点に徹しているが、西洋医学を身につけた医師として漢方を実際に応用した立場から、古方プラス求真の経験が『皇漢医学』の真価と云えるだろう。そして桂枝湯《けいしとう》に半夏を加えた桂枝加半夏湯《けいしかはんげとう》や猪苓湯《ちょれいとう》に薏苡仁《よくいにん》を加えた猪苓加薏苡仁湯《ちょれいかよくいにんとう》、葛根湯に薏苡仁を加味した葛根加薏苡仁湯などを創方している。

求真は薏苡仁の加味が巧みであった。葛根加薏苡仁湯はコレラや腸チフスの劇症に欠かせない処方で、求真が日露戦争に従軍したときの経験から生じたものとみられる。ほかにも求真が「余の創方なり」と『皇漢医学』に述べているものに、麻黄加桔梗湯《まおうかききょうとう》、大柴胡加厚朴湯《だいさいこかこうぼくとう》など数多い。しかし高弟の敬節によれば、「求真の常用処方はわずかに十数方で、附子剤《ぶしざい》はほとんど使わず、瀉剤《しゃざい》をもって難病を治療していた」という。

ともかく、『皇漢医学』が漢方復興の引き金となった歴史的な著作であることは否めない。すぐに中国でも翻訳され、かの国の伝統医学存続にも寄与した。いま、わたしたちが医療保険で漢方製剤の恩恵に与ることができるのも、求真のような先人のおかげであろう。求真の門からは大塚敬節、清水《しみず》藤太郎《とうたろう》など、多くの学者が巣立ち、医療の場で活躍した。求真は昭和一六年（一九四一）一〇月二二日、六五歳で急逝。命日には、多くの漢方医たちによって業績を讃える法会が営まれている。

82 野《の》口《ぐち》英《ひで》世《よ》

一八七六—一九二八

過信の細菌学者

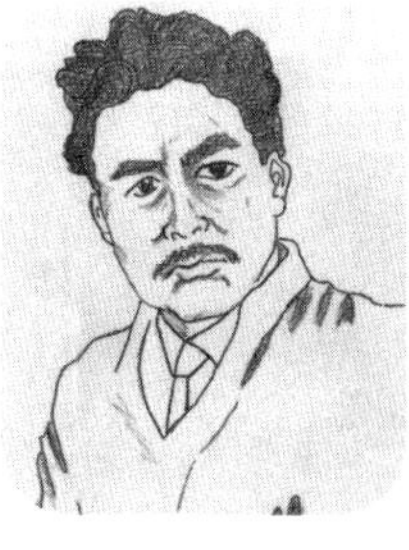

わたしが子どもの頃は、書店に行くと偉人伝が並んでいるコーナーがあった。立身出世が少年の夢として語られた時代である。その書棚の常連の一人が野口英世だった。貧しい境遇にめげず努力し、伝染病から多くの人たちを救った世界的な細菌学者として賞賛され、わたしも夢中になって読んだ記憶がある。夢を失った現代からは忘れられたような存在だったが、千円札の肖像になって甦った。でも改めて英世を調べてみると、予想外の一面も浮かび上がってくる。

彼は明治九年（一八七六）一一月九日、福島県耶麻郡三ツ和村（現在の猪苗代町）の小作農・野口佐代助とシカの長男として生まれた。幼名を清作《せいさく》という。一歳を過ぎたばかりの頃、囲炉裏の中に転げ落ちて左手に大やけどを負い、そのまま皮膚が癒着してしまった。小学校に入ると抜群に成績がよく、その才能を惜しむ教師の小林栄《こばやしさかえ》が母・シカを説得して猪苗代高等小学校に進学させてくれる。

清作少年の家は貧しかった。父親は郵便局の配達夫をしていたが放蕩の癖があり、先祖伝来の田畑を売り払って内職する母親の給金まで巻きあげる始末。そんな事情を知る小林が清作を励まし続け、自由の利かない左手の手術まで受けさせてやるのだった。どうにか動くようになった左手を見て清作は、医術というものに感動し、将来は医者になろうと決意して手術を受けた会津若松の会陽《かいよう》医院に住み込むようになる。

会陽医院の薬局を手伝いながら彼は、三年半にわたって医学書を読みあさり、上京して医術開業前期試験（筆記試験）に合格したのは明治二九年のこと。清作は二〇歳になっていた。高山歯科医院で仕事をしながら済生学舎にも通って勉学を続け、翌年には医術開業後期試験（実地試験）に合格。医師の資格を得て順天堂医院に勤める。さらに伝染病研究所の助手となり、横浜の長浜海港検疫所の医官補を経て渡米の機会をつかんだのは明治三二年（一八九九）であった。

日本を発つ前に彼は英世と改名している。渡米してからの彼の動きはめまぐるしい。ペンシルバニア大学の病理学助手から、デンマークの国立血清研究所に入り、毒蛇の研究で名を挙げて、明治三七年（一九〇四）にはロックフェラー医学研究所に職を得たのである。研究所で彼は「二四時間人間」と呼ばれたとか。それほどの精励ぶりだったのだろう。結果は「梅毒スピロヘータの純粋培養に成功」

という形で表れた。この研究で英世はノーベル生理学・医学賞にノミネートされ、一躍スポットを浴びている。

明治四四年（一九一一）、英世は「病原性梅毒スピロヘータの純粋培養」の論文を京都大学病理学教室に提出し、医学博士の学位を授与される。そしてこの年、三四歳で英世は結婚した。相手は一つ年上のメリー・ダージスというアイルランド系移民の娘であったが、彼はしばらく隠していたと伝えられる。

英世は多忙を極め収入も増えたが、若い時からの浪費癖で蓄財もせず、帰国もしないまま年月が流れた。老いた母親から成功した息子見たさの切ない便りが届いて、ようやくその気になり、渡航費を借金して帰国したのは大正四年（一九一五）のこと。その三年後、母のシカはスペイン風邪であっけなく世を去っている。彼女は中年以降、産婆の仕事で生計を立てていた。英世からの仕送りはなかった模様で、貧しさは変わらなかったが、気丈にも自立し続け、二千人近くの命を取りあげたという。帰国した英世は帝国学士院から恩賜賞を授けられ、気分よくアメリカへ渡った。

黄熱病が大流行していたエクアドルへ、英世がロックフェラー財団から派遣されたのは大正七年（一九一八）である。開通したばかりのパナマ運河周辺で船員が黄熱病に感染する恐れがあったので、事態は急を要していた。英世は黄熱病の臨床経験はなかったが、患者の症状がワイル病に酷似していたので、試験的にワイル病の病原体培養法を適用し、病原体を特定することに成功、レプトスピラ・イクテロイデスと命名している。この結果に基づいて開発した「野口ワクチン」により、南米での黄熱病は終息した、とされていた。

この業績により英世はエクアドル軍の名誉大佐に任命され、三度目のノーベル賞候補にも名があげられる。しかし六年後に、アフリカのセネガルで黄熱病が発生したときは、イギリスとフランスの研究施設から野口ワクチンは効果がなく、イクテロイデスも発見されないと報告があった。あわてたロックフェラー財団が英世の部下のストークスを現地に派遣したが、同様の結果となり、野口説に赤ランプが灯ることに。

黄熱病についての野口説（イクテロイデスが病原体であること）は南アフリカのマックス・タイラーらが黄熱病ウイルスの単離に成功したことが反証となり、ストークスも「黄熱病の原因はイクテロイデスではない」と発表せざるを得なかった。この状況に英世は、自説を貫くため現地へ飛んだが、アフリカに着いた彼は黄熱病に罹ってしまう。この病は肝臓が侵されて全身に黄疸症状が出、最後は血を吐いて死に至る。しかし英世は重くならずに回復した。それは事前に野口ワクチンを投与したからと確信したが、イクテロイデスはどうしても検出できない。そして英世は南米とアフリカの病原菌は別であると、苦しい結論に達したのであった。

後日わかったことは、さすがの英世も秘書への手紙でウイルスが病原体であることを認め、それまでの自説を否定したという。失意のうちに帰国の準備をしていた彼が、にわかに体調を悪化させ、皮肉にも黄熱病と診断されてガーナ・アクラのリッジ病院に入院した。見舞いにきたヤング博士に「終生免疫が続くはずの黄熱病に再度罹ったのを不思議に思う」と話し、「どうも、わたしにはわからない」と云ったのが最後の言葉になったと伝えられている。

昭和三年（一九二八）五月二一日、野口英世は黄熱病のため五一歳の生涯を閉じた。いま改めて英世の足跡をたどってみると、頭脳は抜群であったろうけれども、浪費癖、借金癖、放蕩癖の話が多く、人を利用する狡猾さなども知らされて、白けた思いさえ募ってくる。一度スポットを浴びた人間は、その栄光を維持するために強烈なプレッシャーを自ら背負いこむものだろうか。英世の死からわずか数年後に電子顕微鏡が開発されて、黄熱病の原因もウイルスであることが特定された。

83 光田健輔《みつだけんすけ》

一八七六―一九六四

ハンセン病撲滅

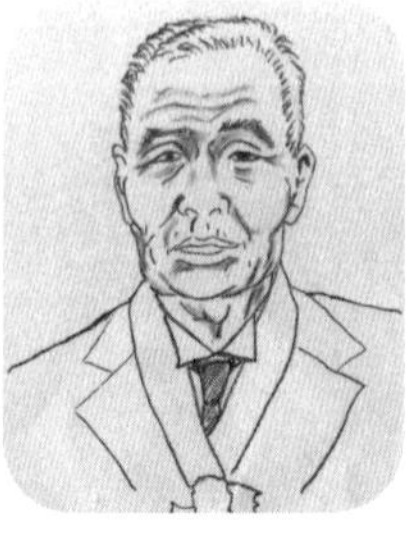

人の評価は極端に分かれることがある。ハンセン病の治療と闘った光田健輔も、「文化勲章に値する」と讃えられる一方、「患者を強制隔離したり断種したことで差別を増長した」という批判も聞こえる。彼の事蹟の中から部分的に切り取れば、今日の医療倫理や人権意識と照らして合点できない面があるかもしれない。しかし、「夫と妻が親とその子が生き別る悲しき病世になからしめ」（小川正子）と祈って一生をハンセン病に捧げた彼の人生は尊いと思う。

健輔は明治九年（一八七六）一月一二日、山口県防府市に生まれた。高等小学校を出るとすぐ上京し、医師の賀子鶴所《がしかくしょ》に住み込み書生をしながら苦学して医術開業前期試験に合格、そのあと実技試験を受けるため済生学舎に入学している。その同期に野口英世がいた。同二八年（一八九五）に医術開業後期試験合格。東京帝国大学医学部専科に籍を置き、学士でないハンディを乗り越えて病理学を学ぶ。このときハンセン病の撲滅を志したという。

当時、ハンセン病の施設「養育院」から献体があっても、学士の同僚たちは罹患を恐れて誰も解剖しようとはしなかった。健輔は自ら希望して引き受け、明治三一年（一八九八）に東京帝大病理特科を修了すると東京養育院に勤務、生涯をハンセン病治療に尽くすことになる。大正三年（一九一四）には公立癩療養所全生病院の院長となり、ハンセン病の予防対策のため欧米各国を視察した。

健輔の学問的な業績は、結核とライの合併の証明、中枢神経の病変、動脈病変の発見など広範囲にわたるが、最も有名なのはハンセン病の病型分類を行う「光田反応」の開発であろう。大正八年（一九一九）の「ライ結節乳剤を以てする皮膚反応の価値」と題する論文は世界に先駆けた業績である。この反応は抗原を入手することが困難になり、現在ではほとんど行われていない。

全生病院の院長になってから健輔は、ハンセン病患者に結婚することを条件に断種手術（ワゼクトミー）を行った。患者の施設は板塀で男女を区切っていたが、望まぬ妊娠なども多発したのでその措置をとったとされる。熊本回春病院など外国人が経営するキリスト教系施設では患者に禁欲を強いていた。健輔は一定の制約のもとに結婚を認める方針を採用したのである。しかし後年、健輔の温情主義が結果として倫理的批判を招くことになった。

健輔が昭和二八年（一九五三）制定の「らい予防法」に関わったことも批判の対象になっている。ハンセン病患者の強制隔離政策を推進し、差別を助長したという理由だ。確かに特効薬プロミンの登場でハンセン病患者は救われたのに、なぜ隔離を、という疑問は残る。しかし健輔が患者救済と差別助長という矛盾した行動をとった背景には、たとえ病原菌がなくなっても元患者が社会復帰するのは至難という考えがあったのではないか。外観からも避けられるのは必至で、それだけ難しい病気なのだ。

ハンセン病は抗酸菌の一種であるライ菌が皮膚のマクロファージ内寄生や末梢神経細胞寄生によって引き起こされる感染症である。一八七三年にノルウェーの医師アルマウェル・ハンセンによってライ菌が発見されたのに由来してハンセン病と命名された。感染はライ菌の経鼻、経気道の経路が主流で伝染力は低い。現在では治療法も確立しているものの、治療を受けないと皮膚に重度の病変が生じたりして、患者は古来から差別の対象となってきた。

日本でもハンセン病の歴史は古く、奈良時代の『日本書紀』に「白癩《はくらい》」という文言が出ているのがその疾病ではないかと推測されている。鎌倉時代には漢語由来の「癩」が使われるようになった。江戸時代に入ると乞食を意味する「かったい」とか「くされ」などの蔑称も目立ってくる。昭和の頃からはラテン語の「レプラ」が現われ、日本癩学会の機関誌名にも使用された。

否定的な印象を抱く「癩病」を避けるようになったのは、ハンセンが病菌を発見してからである。

日本でも患者を中心に「ハンゼン氏病」への名称変更が強まった。ドイツ語読みと氏を削除して現在の「ハンセン病」が正式用語となったのは平成八年（一九九六）のこと。同二〇年（二〇〇八）現在で日本のハンセン療養所入所者は二七一七人だが、一定期間の治療を行えば患者登録から除外されるようになった。

ハンセン病は不治の業病から治る病気になったのである。ジアフェニルスルホン（DDS）、クロファジミン（CLF）、リファンピシン（RFP）などの治療薬の多剤併用療法が医療保険で認められ、重い患者は急速に減少した。かつては強制的に排除され、ハンセン・コロニーに追いやられた患者にも、明るい光明が見えてきたと云えるだろう。

健輔は大正一二年（一九二三）の第三回国際ライ学会に出席、「光田反応」を発表した。昭和六年（一九三一）には国立長島愛生園の初代園長に就任、同二六年の文化勲章を受けている。同三二年に退官。五七年間にわたるハンセン病との闘いであった。昭和三九年（一九六四）五月一四日、八八歳で死去。健輔が育てたハンセン病と取り組む医師は、小説や映画『小島の春』で有名になった小川正子など一〇〇人を超すという。健輔の遺骨は長島愛生園にある万霊山遺骨堂に納められた。

84

荻《おぎ》野《の》久《きゅう》作《さく》

一八八二―一九七五

不本意な避妊法

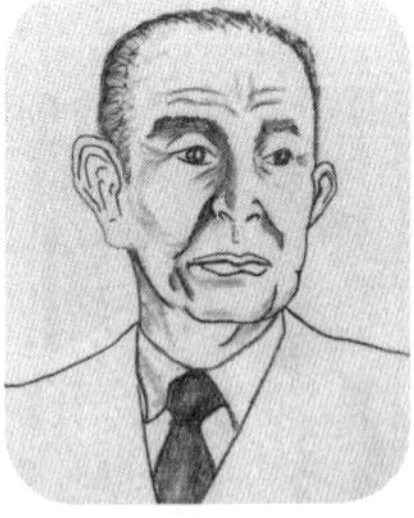

戦前までの日本女性は、いわれのない差別の中で生きていた。とくに田舎では試験婚ともいうべき足入れ婚が当たり前で「三年子なきは去る」といわれ、労働力としての多産を要求されて体を壊す女性も絶えない状況が続く。新潟の病院に赴任して産婦人科の診療に携わった荻野久作は、そんな過酷な現状を嫌というほど知らされた。そして計画的な出産を研究した結果、副産物として生まれたのがオギノ式避妊法と云えるだろう。それは確かな避妊が望めないため久作としては不本意であったが、世界的に医師としての名を高めることになったのである。

久作は明治一五年（一八八二）三月二五日、愛知県八名郡下川村（現在の豊橋市下条東町）で農家の

二男として生まれた。父の姓は中村だが一九歳で荻野家の養子になる。旧制一高を経て明治四一年(一九〇九)に東京帝国大学医科大学を卒業。しばらく同大病院で勤務したのち、同四五年、新潟市の竹山病院産婦人科部長に就任し、かたわら新潟医科大学で研究を続けることに。以降、ほとんどの生活を新潟で送っている。

日常の診療で久作が痛感したのは、不妊や多産に苦しむ女性が多いことであった。当時はまだ妊娠の仕組みについても解明されていたとは云えない。卵子が卵巣から飛び出して卵管に入り、そこに精子が来て受精することは知られていたが、排卵がいつ起こるのかは不明であった。排卵時期についての論争は一七世紀に卵子が発見されて以来、未解決のままとなっていたのである。久作は診療に追われる生活を送りながら新潟医大に通い、川村麟也《かわむらりんや》教授のもとで卵巣の研究を行っていた。

排卵日と月経の関係については多くの学説がある。「月経は発情期のようなもので排卵と同時に起こる」とか、「月経と排卵日は関係ない」など、いろいろに論じられたが、証明はされていない。そして学説の主流は、最終月経から次の排卵日を求めようとするものであった。

これに対して久作の考えは、逆の発想であったと云えるだろう。彼は患者の聞き取り調査から、「排卵は次の月経が来る一六日から一二日前の五日間に起きる」という新説を唱えたのである。多くの学者が排卵日を月経から何日目かで争っているときに、久作は排卵日を次の月経から逆にさかのぼって考えた。そして六五例の開腹手術で子宮内膜、黄体、月経の関連を調べ、月経が排卵によって生ずることを証明したのである。

大正一三年（一九二四）、久作は「人類黄体」により東京帝大から医学博士号を取得。さらに同年、「排卵ノ時期、黄体ト子宮内膜ノ周期的変化トノ関係、子宮内膜ノ周期的変化ノ周期オヨビ受胎日ニツイテ」の論文を日本産婦人科会誌に発表した。この論文は翌年、懸賞当選論文となり、英訳もされている。だが反対意見も多かった。そこで久作は昭和四年（一九二九）、ドイツに渡り、現地の『婦人科中央雑誌』に「排卵日と受胎日」を発表したのである。

ところが、この論文を呼んだオーストリアのヘルマン・クナウスが、久作の手法の目的を逆転させて避妊法とすることを提唱したのだ。避妊法としては他の手段にくらべて不確実であることがわかっていたので久作は反対意見を表明する。しかし不本意にもこの避妊法はオギノ式と呼ばれて華やかな脚光を浴びたのだ。久作とすれば、むしろ不妊治療に役立ててほしいと主張したのである。もっと確実な避妊方法もあるのに自分の学説が安易な避妊法として利用されることに、彼は怒りさえ感じたという。

オギノ式という言葉が一般化するのは、久作が欧米へ一年間留学してドイツの婦人科雑誌に論文を発表してからである。月経から排卵日を予測する学者から批判を受けたが、久作の学説は世界的な反響を呼んだ。帰国後、論文がオランダの雑誌にも掲載され、そこには「周期的禁欲法として応用できる」という文言が踊っていたとか。そして久作の受胎法の目的は、いつのまにか避妊法として独り歩きを始めたのだった。

久作の学説を最も歓迎したのは、避妊を禁ずるカトリック信者であろう。あっというまに避妊法として流行してしまった。キリスト教はそれまでの避妊法をいずれも認めていなかったのである。生殖を目的としない性行為は罪と考えていたからだ。膣外射精さえ罪とされたのだから、オギノ式に飛びつくのも頷ける。一九六八年、カトリックの歴史の中で初めて避妊を認めるかどうかの会議が開かれ、容認に傾いて最後の決断がパウロ六世に求められたのだった。

全世界が注目するなかで法王は、直接に受胎を妨げる避妊法は許されないと発言、ピルやコンドームなどの使用を退けた。そして唯一認めたのがオギノ式避妊法だったのである。オギノ式避妊法は月経から次の排卵日を想定して禁欲する方法であるが、月経周期が狂えば失敗してしまう。久作自身、オギノ式に従う限り一日といえども安全日はないと警告しているのに、バチカン公認の避妊法と世界中に伝わったのである。

いま、排卵期と月経との関連性についての荻野学説は定説化しており、異議を唱える向きはない。彼の学説は欧米の教科書にも記載されており、またそれを応用したオギノ式避妊法も世界中に知れ渡っている。しかし現在では、オギノ式や基礎体温法などの周期法は以前ほど普及はしていない。欧米ではピル、日本ではコンドームが避妊の一位を占めているという。ようやく久作は胸をなでおろしているのではないか。

昭和五〇年（一九七五）一月一日、久作は新潟市の自宅で心不全のため死去した。享年九二。久作は子宮頸ガンの手術法を改良し、根治率の高い手術も開発して普及させた。晩年に至るまで診療に手術にたゆまぬ姿は、多くの人たちに感銘を与えている。その徳を偲んで自宅の前の市道は「オギノ通り」と命名された。

85 緒方知三郎《おがたともさぶろう》

一八八三―一九七三

パロチンを開発

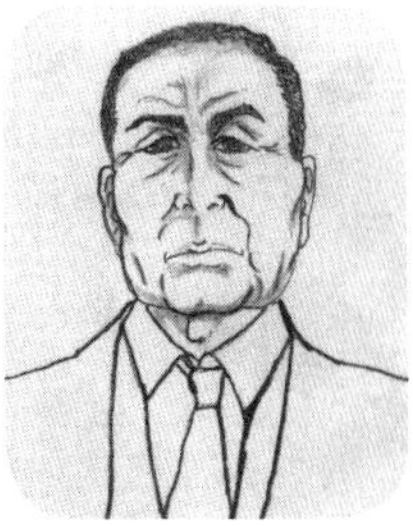

子どもの頃から「よく噛んで食べなさい」と教えられてきた。噛めば噛むほど唾液が出て、その中に含まれている消化酵素が食物を消化しやすくしてくれるから、健康によいというわけである。それに加えて、唾液には若返りのホルモンもあると夢のような効果を発表したのが緒方知三郎だった。彼はこの研究で文化勲章まで受章したのだが、それは正夢なのだろうか。

知三郎は明治一六年（一八八三）一月三一日、緒方惟準《これよし》の三男として東京に生まれた。惟準は洪庵の二男だから孫に当たる。薬学者の章は知三郎の弟で、甥には血清学者の富雄もいるという毛並みのよい学者一家に育ち、旧制三高から東京帝国大学医学部へのエリートコースを歩んだ。病理学教室に入局し山極勝三郎に師事する。脚気や結核、腫瘍の発生などを研究し、二八歳のときから三年間ドイツに留学、大正一二年（一九二三）に新進気鋭の教授となり、病理解剖学講座を担当した。

彼の活躍は目覚ましい。「ビタミンB欠乏症に関する実験的研究」で帝国学士院賞を受けると、唾液腺内分泌や老化のメカニズム研究にとりかかる。そして昭和三年（一九二八）には学界を驚かせた唾液腺ホルモンを発見、「パロチン」を開発して脚光を浴びた。唾液は耳下腺、舌下腺、顎下腺から分泌されている。成分はほとんど同じだが、パロチンが分泌されやすいのは最も大きい分泌腺である耳下腺だという。

パロチンの働きは骨や歯の再石灰化を助けて丈夫にし、皮膚の代謝を活発にしてシミやシワを防ぐといわれ、まさに「若返りの薬」として製剤化された。治療薬としての適応をみると、変形性関節症、胃下垂症、進行性手掌角皮症、歯槽膿漏、老人性白内障とあり、薬効薬理はラット、家兎《かと》、モルモットなどにおいて、①軟骨組織を増殖させ、②歯牙と骨の石灰化を促して、③弾力組織と結合組織の発育を促進する、などと効果が列挙されている。

知三郎が発表した唾液腺ホルモンは、医療の分野だけでなく、いろんな方面に波紋を投げた。耳を人差し指と中指で挟んで耳から顎のあたりまでマッサージすると、耳下腺から唾液腺ホルモンが出て若さがよみがえるとか、唾液の出る健康食品などの胡散臭い商法まで現れる始末。いずれもアンチエイジングが謳い文句で、パロチン人気に便乗したものだった。

昭和一八年（一九四三）に東京帝大を退官した知三郎は、私学などから引く手あまたの身となり、東京医学専門学校（現在の東京医科大学）が大学に昇格するとき初代学長に迎えられる。同二九年には老人病研究所を設立して所長となり、唾液腺ホルモンやビタミンEと老化について研究。それは後年、日本医科大学に移管して日本医大老人病研究所となった。東京医大では後に理事長も務めている。

昭和二九年（一九五六）は知三郎が代表となって「唾液腺ホルモン研究会」がスタートした年でもあった。東大の病理学、薬学、内科学の教室が中心となり、とくにホルモン様物質パロチンの基礎的、臨床的研究が行われたのである。ところが、研究が進むにつれて、唾液腺からホルモンが分泌されるのかという疑問や、パロチンそのものの効果に首をかしげる向きも出てきたのであった。

たしかに、外国の内分泌学の書物には、唾液腺がホルモンを分泌するとはどこにも書いていない。唾液腺はあくまで唾液を分泌する外分泌腺である。ホルモンでないとしたら、それはグルテンのような非特異的な蛋白質ではないのか、といった声がささやかれ始めた。そんな空気を反映してか、唾液腺ホルモン研究会はホルモンの四文字を除いて「日本唾液腺研究会」へ、さらに「日本唾液腺学会」へと改称し、研究発表の内容も唾液腺のあらゆる領域のものを制約なしに受け入れる学会へと様変わりしている。

昭和三二年（一九五七）、知三郎は文化勲章を受章、日本学士院会員に推挙された。そして同四八年（一九七三）八月二五日、九〇歳の生涯を閉じている。彼は『病理学総論』や『病理学入門』など、後進の道しるべとなる著作も残し、老人病研究の前駆ともいうべき道を拓いた。知三郎の没後、あからさまにパロチンを否定する声が高くなったのは彼のために惜しまれる。

平成三年（一九九一）三月二四日付の読売新聞は、「日本独自の点眼薬投与に科学的根拠なし」と、厚生省（現在の厚生労働省）研究班が初の診療指針をまとめたことを報じた。同記事によると、白内障に用いてきたピレノキシンの目薬と、パロチンの内服薬は、臨床試験データで有効性が認められなかったとしている。それにしてもまだ唾液腺ホルモン剤としてパロチンが薬価基準に収載されているのは、どうしたことだろう。

大発見のつもりが、後日の追試で幻と消え去ることは珍しくない。かつてノーベル生理学・医学賞にノミネートされた野口英世の黄熱病ワクチンも、その効果は否定されている。知三郎のパロチンも同じような軌跡をたどったと云えるかもしれない。それは今後の研究によって、より鮮明にされることだろう。科学とは厳正であり、ある意味においては非情なものである。

86

清《し》水《みず》藤《とう》太《た》郎《ろう》

一八八六―一九七六

医と薬の架け橋

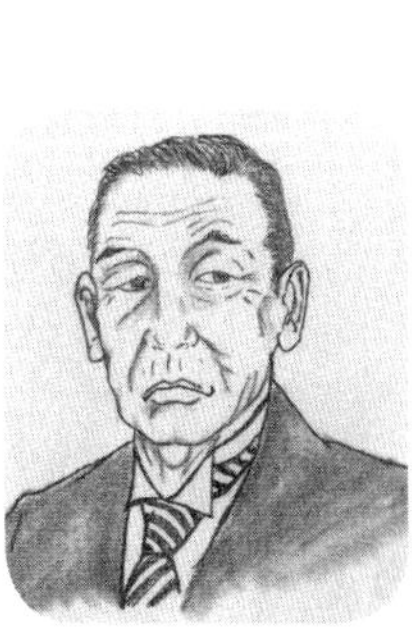

医と薬は本来、同じ次元のものである。したがって学問も結びつかなければならない。ところが日本では、明治に西洋文明を受容する段階で狂ってしまった。有機化学が薬学を食ってしまったのである。輸入に依存していた合成薬の国産化が急務となり、製造に傾斜するあまり医療の視点を失ったと云えるだろう。

物としての薬には詳しいが、体内でどう吸収され、どんな臓器にどう働くのか。生活との関わりでプラスとマイナスになる点は何か。その視点を失い、ミリグラム単位の物質だけ追究するようなものは果たしてサイエンスと云えるだろうか。わたしが文系から薬学に転じてまず驚いたのは、講座に薬学概論もなかったことだった。歴史と方法論のない学問なんてあるのだろうかと、素朴な疑問を教授に訴えたのを思い出す。

ところが『日本薬学史』という本が出ているのを聞いて、ようやく安心した。著者は清水藤太郎。当時は東邦大学薬学部の教授だったが、わたしは救われた思いで横浜のお宅まで会いに行ったものである。そしてわたしが卒業して間もなく、日本初の『薬学概論』が出版された。著者は宮木高明《みやきたかあき》。千葉大学薬学部の教授だったが、それを読んでようやくわたしは薬学を科学として認めようと思ったのである。この二人こそ、薬学と医療を結びつけた架け橋と云えるだろう。

清水藤太郎は実に偉大な人だった。彼は明治一九年（一八八六）三月三〇日、宮城県仙台市に長尾喜平太の長男として生まれたが、家庭の事情から尋常中学校を中退し、仙台医学専門学校（現在の東北大学）の薬学科教授・佐野義職《よしもと》の手伝いをしながら独学で勉強している。一九歳のとき当時の薬剤師国家試験に合格するほど英才ぶりを発揮した。

しかし、未成年のため薬剤師登録を認められないという不条理に直面する。便法として国が認めたのは、見習調剤師として県立宮城病院（現在の東北大学附属病院）に勤めることだった。二〇歳のとき恩師の佐野義職の推薦で神奈川県衛生技手に就任、薬事衛生行政に従事することになる。

大正一二年（一九二三）、神奈川県衛生課に勤務していた藤太郎は、横浜の馬車道で「上気平安湯《じょうきへいあんとう》」を主に商う紀伊国屋薬舗を経営していた清水栄助に請われ、娘婿として養子に入った。そこで藤太郎は近代的な薬局づくりに乗り出す。店舗を洋風に改装し、店名も「平安堂薬局」と改めた。自家製剤をつくり、調剤を受け入れ、写真のDPEまで始めたという。

薬局を営む前の明治四四年（一九一一）、牧野富太郎を講師とする横浜植物会に入会し、植物分類学の研究を始めている。この会を通じて東大薬学科の生薬学教授・朝比奈泰彦の知遇も得た。藤太郎の研究熱心は二人の学者に感銘を与え、後年に富太郎とは『植物学名辞典』（春陽堂）を、泰彦とは『植物薬物学名典範』（春陽堂）や『処方解説――医薬ラテン語』（南江堂）などを共著で出している。

昭和四年（一九二九）には藤太郎の博学が認められて、帝国女子医学薬学専門学校（現在の東邦大学）の教授となり、薬剤学、薬学ラテン語、薬局経営学などを講義することになった。薬学部が習志野に移転してからも講義は続き、実に四〇年間にわたっている。藤太郎は世界各国の薬局方に精通していた関係で、第五改正の『日本薬局方』の公布後、第八改正まで厚生省の調査委員や中央薬事審議会の委員なども歴任した。

漢方の復興運動も見落とせない。昭和五年（一九三〇）、古方派の湯本求真《きゅうしん》に師事して漢方医学の臨床を学び始め、四年後には同門の大塚敬節《おおつかよしのり》、後世派の矢数道明《やかずどうめい》らと共に「日本漢方医学会」を結成し、月刊誌『漢方と漢薬』を創刊した。さらに翌年には道明らと漢方医学講習会を開くための団体「偕行学苑《かいこうがくえん》」を結成し、藤太郎は第一回から漢方薬物学の講義を担当している。

藤太郎の後世に残る著作は『漢方診療の実際』であろう。これは古方派の敬節、後世派の道明、折衷派の木村長久《きむらちょうきゅう》と、三年の歳月をかけて毎月原稿を持ち寄り、昭和一六年（一九四一）に刊行された。漢方の専門用語を用いず、各論は西洋医学の病名に準じてまとめた画期的な企画で、ベストセラーになり、昭和四四年（一九六九）には大改訂して『漢方診療医典』の名で刊行されている。

いろんな分野で活躍した藤太郎ではあるが、私が最も評価したいのは薬史学者としての存在だ。日本で初めて薬の歴史をまとめたのは独学で歩み続けた藤太郎である。昭和二四年(一九四九)発行の『日本薬学史』は、藤太郎の薬学博士論文でもあった。審査に当たった朝比奈泰彦は、「史としてありがちな政府や支配階級のみを中心とする記録を超越し、経済的生業としての薬業の発展に論及していることは、後進を裨益《ひえき》すること多大である」と述べている。

同二九年（一九五四）には朝比奈泰彦、吉井千代田《よしいちよだ》らと共に日本薬史学会を設立した。同四六年にプラハで開かれた国際薬史学会に日本代表として参加、オランダの国際薬史学アカデミーから「万国薬史学アカデミー賞」を授与されている。晩年は日本で初のくすり博物館の設立を企画し、彼が生涯収集した本草書や古医書のすべてを「平安堂文庫」として内藤記念くすり博物館に寄贈した。

昭和五一年（一九七六）三月一日、藤太郎は心不全のため横浜赤十字病院で八九歳の生涯を閉じている。親友の吉井千代田は「これで本当の薬学を主張できる人を失ってしまった。これからが彼の出番であったのに」と涙を流した。千代田はわたしの大先輩で『薬事日報』の編集局長でもあった人。藤太郎は誰よりも相談相手として千代田を頼りにしていたことを思い出す。

87

古《ふる》畑《はた》種《たね》基《もと》

一八九一―一九七五

問われる法医学

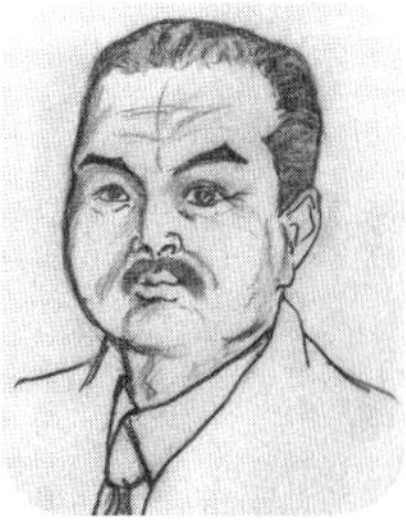

事件あるところ法医学ありと云う。犯罪の証拠となるものを鑑定し、法廷で行う証言は、裁判を決定する力を持つ。それだけに法医学の責任は重いのだ。東大法医学教室の三代目教授であった古畑種基は、戦後の有名な犯罪の多くを手がけ、科学警察研究所の所長も務めた法医学の権威である。ABO血液型の研究でも功績を残した。しかし反面、検察の捏造を黙認したという疑惑もささやかれ、彼の没後に再審が始まった例が多い。なぜだろう。

種基は明治二四年（一八九一）六月一五日、三重県相野谷《おのだに》村の開業医・古畑虎之助の二男として生まれた。和歌山中学に入った頃はかなりのやんちゃ坊主で、教練の銃を堀に投げ込み、停学を食らったこともあるとか。第三高校から東京帝国大学医科に進み、大正五年（一九一六）卒業と同時に助手に採用されて血液学や法医学の研究を進めている。

その後ドイツに二年間留学し、生物学的実験術と法医学組織学などを研修、大正一三年（一九二四）に金沢医科大学に法医学教室の教授として赴任した。昭和一一年（一九三六）には東京帝大医学部教授に転任、法医学教室の主任となる。以来、同五二年に退官するまで種基は法医学の新分野に研究を広げた。なかんずくＡＢＯ式血液型遺伝法則の発見、血液型部分抗原の解明のほか、指紋、掌紋、親子鑑別などが知られている。

ＡＢＯ型血液の研究は金沢医大に赴任した直後の事件がきっかけとなった。強姦事件にからむ親子鑑定のため血液型の遺伝研究と取り組むことになったのである。すると、ＡＢ型の親からはＯ型の子が生まれた事例がなく、Ｏ型の親からはＡＢ型の子が生まれないとわかった。そして血液型にはＡ、Ｂ、Ｏの因子があり、ＡとＢはＯに対して優性であるという説を発表、同じ研究をしていたアメリカのモルガンやドイツのベルンスタインからも評価された。

しかし種基が世間の注目を浴びたのは、戦後の相次ぐ犯罪の舞台に登場してからであった。犯罪捜査が自白主義から証拠主義へと大きく方向転換する中で、司法当局からの要請による難解な事件についての司法解剖や、証拠物件の科学的調査を求められることが激増したのである。とくに種基を有名にしたのは昭和二四年（一九四九）の下山事件であろう。

これは時の国鉄総裁・下山定則《しもやまさだのり》が出勤途中で行方不明となり、翌日未明に常磐線綾瀬駅付近で轢死体となって発見された事件である。当時、国内では極度のインフレ経済の立て直しが急務で、超緊縮財政を実施、政府は公務員二八万人、国鉄では一〇万人の人員整理を発表していた。もちろん反対運動が激化し、吉田内閣を揺さぶっていた最中での出来事である。

この司法解剖の指揮をとった種基は、遺体に生体反応がないことなどから「死後轢断」と判定、他殺説の有力な根拠となった。これに対して慶應義塾大学の中舘久平教授らは「生前轢断」説を唱え、大きな論争を巻き起こしている。だが現在では、他殺説の論拠となる暴行痕が実は三年前の古傷であったことが判明、また当時の状況下で下山はＧＨＱと国鉄労組の板挟みからストレスが爆発した自殺説が有力となっていることは否めない。

この事件に限らず、種基の「古畑鑑定」に疑問符がつく例はいくつか指摘されている。戦時下の警察官の暴行を立証する「首なし事件」、大騒動となった「帝銀事件」、弘前事件、松山事件などが思い出されよう。弘前大学教授夫人の殺人事件では「九八・五％被害者の血痕である」と鑑定して被告人の刑が確定した後に、真犯人が名乗り出た。松山事件では鑑定に供された証拠物が捏造であったことが明らかとなり、鑑定結果が覆されている。

種基は戦後の法医学の権威であり、「法医学の中興の祖」とまで云われた。しかし弘前事件、松山事件などの再審請求では、彼の鑑定を疑問視するものばかりが明白になっている。これらの事実に対して専門家からも多数の疑義が持ち上がり、これを受けて岩波書店は『法医学の話』など種基の著書を絶版とした。種基の没後に、古畑鑑定にからむ冤罪事件の再審がいっせいに始まったのは、せめてもの武士の情けであったのだろうか。

現在の東大法医学教室では、鑑定に当たって①鑑定資料の所見の確実な把握、②現場の状況の把握、③供述内容の把握、の三位一体を自覚しているという。現場の状況や容疑者の供述も鑑定に活かすようにしないと、真実を見誤る恐れがあるからであろう。鑑定は時によって権力と結びつき、庶民を陥れる「恐るべき証人」ともなりかねない。それだけに厳正な中立性が求められるのだ。

ちなみに東大の法医学が関係してきた重要事件を綴ったルポルタージュがある。題して『恐るべき証人――東大法医学教室の事件簿』（佐久間哲夫著・悠飛社）は、一読に値する警世の書であろう。東大を退官した後の種基は、東京医科歯科大教授や科学警察研究所長、日本犯罪学会長などを務め、学士院会員に選任されて昭和三一年（一九五六）の文化勲章を受けている。

同四六年、厚生省で臓器移植懇談会の座長として記者会見中に脳血栓の発作で倒れた種基は、東京医科歯科大学附属病院に入院、三年四カ月の養生のあと同五〇年（一九七五）五月六日、帰らぬ人となった。享年八三。三重県では県出身の偉人として敬愛され、紀宝町のふるさと資料館には種基の業績が展示されている。

88 香《か》川《がわ》 綾《あや》

一八九九―一九九七

栄養学の実践者

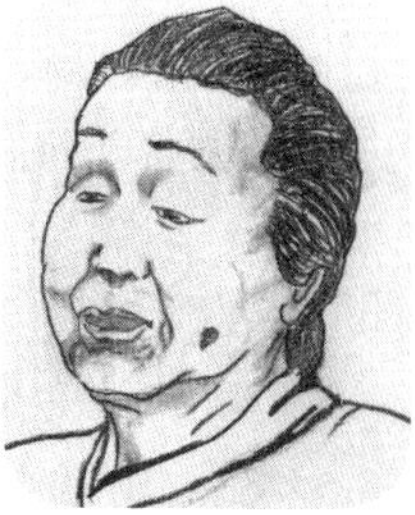

栄養学がまだ軽視されていた頃、医学と栄養学が車の両輪のように支え合う日を夢見た女医がいる。「料理の計量化」を唱え、胚芽米や四群点数法などの知恵を残した香川綾だ。彼女は栄養学校まで設立して日本の食生活に大きな影響を与え続けたのである。綾が遺した計量カップや計量スプーンは、いまもほとんどの家庭の台所で見ることができるだろう。

綾は明治三二年（一八九九）三月二八日、和歌山県本宮村に生まれた。「女だって努力すれば男に引けをとらない時代になる」と励ます警察官の父・横巻一茂と料理上手な母・のぶ枝に恵まれ、伸び伸びと育った女の子だったという。しかし綾が一四歳のとき、最愛の母親が肺炎で急逝してしまう。一週間の入院だけで呆気ない死だった。このとき綾は医師を志すようになる。

やがて父親は再婚するが、義母は料理が苦手だった。食事ひとつで家庭の雰囲気が変わることが、綾には大きな驚きに映る。愛情のこもった料理の大切さを教えてくれた母との別れは、いつまでも綾の胸に空洞となったまま離れない。そんな家を出て医師への道を歩もうとしたが、父親は医師よりも教師への道を勧めて譲らなかった。仕方なく和歌山県立師範学校女子部（現在の和歌山大学）に入学したのは大正三年（一九一四）のこと。卒業後は地元の小学校に勤めていた。

一時は諦めかけていた医師への思いだが、どうしても断ち切れず、綾は何度も父親の説得を試みる。根負けした形で綾の願望を認めたのは大正一〇年（一九二一）になってからだった。時に綾は二二歳。喜び勇んで東京女子医学専門学校（現在の東京女子医科大学）を受験、入学することができた。念願かなった綾は講義や実習に没頭、またたくまに五年間の医専生活は過ぎた。

大正一五年（一九二六）、綾は女子医専を卒業すると東京帝国大学医科の島薗内科に入局することになった。そして綾に与えられたテーマは「ご飯の炊き方」という意外なもの。綾は戸惑ったが、研究室に調理台を運び、米の吸水量から米を洗うときの水量、水に浸す時間の長さ、炊くときの水温や水量、火加減、炊き上がったときの米の増え方などを、秤やメジャーで計測し、来る日も来る日もご飯を炊き続けたのである。

二カ月の実験の後、綾は「米の炊き方」という論文を書き上げた。そんな綾に島薗教授は「日本の食品のビタミンB含有量とそれに及ぼす調理の影響」「胚芽米の作り方とその栄養価」「病院給食の改善」など、次々に研究テーマを与えたという。綾の研究で明らかになったのは、胚芽米にはビタミンB_1が豊富であるが、白米に精米するとビタミンB_1はほとんど失われてしまうことであった。試みに胚芽米を病院給食に採用してみた結果、脚気患者が薬を使わなくても回復したのである。

綾は研究の合間に料理学校にも通った。調理法がわからないと病院給食の研究も進まないからである。だが、煮込む時間は「火が通るまで」とか、調味料は「味見をしておいしい味に」といった具合で、分量や加熱時間、調味料の割合などは、とても理解できないことがわかった。綾はこれを数量で表現することを思いつく。胚芽米の炊き方と同じように分量や火加減、調理時間、調味料の割合を計算し、記録すれば、いつでも誰でも同じ料理ができるはず、と考えたのだ。

研究室に鍋釜、時計、温度計、メスシリンダーなどを持ちこんだ綾は、料理学校で習った料理をその日のうちに研究室でつくり、記録をとる作業を進めたのである。そして綾は「味の決め手は塩分にある」ことを発見した。人の体液は〇・九％の塩分を含んでいる。食事での塩分摂取量はこの体液とのバランスを保てる塩分濃度でなければならない。塩辛いものを食べると喉が渇くのは水分で薄めようとする生理的要求なのだ、と気づいたのだ。

食塩の量が決まれば甘味や酢とのバランスなども自然に導き出せることになる。こうして「料理を数字で表す女医がいる」と評判になった。栄養の知識が普及すれば健康生活に役立つ。綾はいろんな会合に招かれては「主食は胚芽米、副食は魚一、豆一、野菜が四」をスローガンに掲げ、「命の源は栄養にある。食べ方を間違えば病気になることを自覚しよう」と訴えた。そして綾は、病気を治す医学に従事するよりも、病気にならないための栄養改善運動に一生を捧げようと決意したのであった。

ところで、綾が島薗内科に入局して臨床指導を受けることになった先輩が香川昇三である。綾と昇三は興味や生き方を話すほど共通点があり、いつしか愛し合うようになっていた。昭和五年（一九三〇）に結婚。綾は翌年に長女を妊娠したのを機に退職したが、三年後には昇三と共に自宅を改装して「家庭食養研究会」を設立した。

ここから料理を計量化したレシピの「料理カード」が生まれ、二年後には『栄養と料理』と題する雑誌にまで発展。昭和一二年からは家庭食養研究会を「女子栄養学園」と改めて全国から学生を募集することになった。同一六年には東京駒込に校舎を新築、綾の描いた夢は大きく膨らむことになる。しかしこの時期は日本が戦争への道をひた走る時世でもあった。そして終戦を目の前にして学園が焼失し、夫の昇三が脳溢血で急逝するという災難に見舞われたのである。

戦後、栄養学は大きく変わった。人を動かすエネルギーは体内でどう作られ、どう使われるのか、そんなシステムもすでに解明されていたし、カロリーや栄養素などの研究方法、検査方法も欧米では進歩していたのである。医学の面でも変貌は激しかった。戦前の医学はドイツ式治療を目的とする医療だったが、アメリカ式予防医学が注目されるようになったからである。それは綾にとって、ようやく医学の流れが自分に近くなった思いであった。

学園の再建も順調だったと云えるだろう。昭和二六年には夜間部を設け、同三六年にはようやく四年制の女子栄養大学を設立するまでに漕ぎ着ける。綾が夫と共に家庭食養研究所を立ち上げてから二八年目の快挙だった。さらに大学院の認可通知が、綾の七〇歳を祝う席に届いたという。「栄養学を実践した見本として、いつまでも健康でいたい」が口癖だった綾は、平成九年（一九九七）四月二日、母校の東京女子医大病院で九八年の生涯を閉じた。

綾の功績は胚芽米の普及と四群点数法の提唱であろう。米を縦に回転して胚芽を残す精米方法も発明した。食品を乳、乳製品、卵の第一群、魚介類、肉類、大豆、大豆製品の第二群、野菜、芋類、果物の第三群、穀物、砂糖、油脂の第四群に分類し、食材ごとに八〇キロカロリーを一点とする点数を定め、一日の食事で摂取した食材の点数の合計が二〇点になるよう食事を整えること、そして第一群から第三群までをそれぞれ三点以上、残りを第四群から摂取するよう提唱したのである。綾は家政学部の一講座から栄養学を独立させ、医療と結びつけた功労者であった。

89 大《おお》塚《つか》敬《よし》節《のり》

昭和漢方を復興

一九〇〇―一九八〇

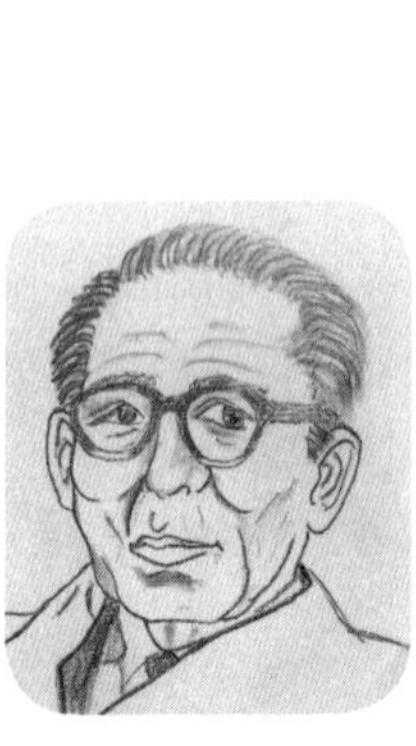

明治の大改革で西洋医学に追い出された形の東洋医学は、薬禍事件などが誘因となって昭和の後期に甦った。いまは医療保険も適用され、大部分の医療機関が漢方薬を処方している。しかし、漢方の復権には先人たちの涙ぐましいばかりの努力があった。現代漢方の道を拓いた人に、大塚敬節と矢数《やかず》道明《どうめい》がいる。この二人を除いて漢方は語れない。

敬節は明治三三年（一九〇〇）二月二五日、高知市に生まれた。大塚家は祖父の代から産婦人科の大塚修琴堂《しゅうきんどう》を営んでいたが、敬節は中学を出ると地元の高等工業学校に進み、採鉱冶金を学んでいる。彼は詩人の辻潤《つじじゅん》に傾倒し、高知新聞の懸賞小説に当選したほどの文学青年でもあった。ふとした機会に医師を目指すようになり、熊本県立医学専門学校（現在の熊本大学医学部）に転入する。医専時代も詩集などを発表していたが、卒後は市内の武田病院に勤務、大正一二年（一九二三）、父が亡くなったのを機に家業の医院を継いだ。

彼が漢方に魅せられたきっかけは、昭和二年（一九二七）刊の『漢方医学の新研究』（中山忠直《なかやまただなお》著）との出会いである。この著には後に彼が師事する湯本求真《ゆもときゅうしん》が紹介されており、その向学態度に共鳴、求真の『皇漢医学』なども貪るように読みふけった。『皇漢医学』は千ページを超える大冊である。敬節は重要な部分を抜き出してノートをつくり、同七年に『類証鑑別皇漢医学要訣』を刊行した。

昭和五年（一九三〇）、敬節は周囲の反対を押し切って単身上京し、憧れの湯本求真に師事する。翌年には家族も呼び寄せ、牛込区船河原町に修琴堂大塚医院を開業した。同七年、敬節は求真の同門と機関誌『古医道』を創刊、『傷寒論』や『金匱要略《きんきようりゃく》』などの古方の研究に没頭している。求真は和田啓十郎に入門して漢方医となっただけに、古方にこだわるあまり排他的な傾向もあり、当初は敬節も求真に倣っていたという。

敬節は後世派や折衷派などの他派を鋭く批判していた。そんな敬節を諫めたのが思想家の権藤成卿《ごんどうせいきょう》である。「古方に排他癖があるから反対学を学べ」と諭す。以来、敬節は古方だけでなく、一貫堂などの後世方系や済世堂《さいせいどう》などの折衷系とも積極的に交流するようになり、彼自身の学域も広げた。と同時に一貫堂医学の創始者・森道伯《どうはく》を人生の師と仰ぐようになる。

とくに敬節が親交を深めたのは、後世派の一貫堂門下の矢数道明《やかずどうめい》・有道《ゆうどう》の兄弟であった。有道が腸チフスで入院したとき、本人の見立ては真武湯証《しんぶとうしょう》であったが、敬節は茯苓甘草湯証《ぶくりょうかんぞうとうしょう》と診断して服用させ、症状が好転したのを機に両者の仲は一層深まったと伝えられる。敬節と道明が中心となって流派を超えた力を結集、昭和漢方復興の強力な牽引力となっていくのだ。

昭和九年（一九三四）に、敬節と道明と、薬学畑から清水藤太郎《しみずとうたろう》を加えた三人が中核となって日本漢方医学会を結成、月刊誌『漢方と漢薬』を発行する。古方から湯本求真、奥田謙蔵《おくだけんぞう》、折衷派から木村長久《きむらちょうきゅう》、安西安周《あんざいやすちか》、薬学から栗原広三《くりはらこうぞう》、木村雄四郎《ゆうしろう》、鍼灸から柳谷素霊《やなぎやそれい》、医史学から石原保秀《いしはらやすひで》、そして機関誌は春陽堂が引き受けるという漢方の大同団結であった。明治維新以降、何かと抑圧されてきた漢方が、復権を目指して立ち上がった最初の活動と云えるだろう。

翌一〇年には道明が中心となって偕行学苑《かいこうがくえん》（東亜医学協会の前身）も結成され、拓殖大学の講堂を会場にして漢方医学の講座も定期開催に漕ぎつける。詳しくは矢数道明の項で触れるが、これが現在の日本漢方医学所の母体となったのだ。敬節と道明は両雄並び立って漢方の受難期を支え、東洋医学を伝承してきたのである。

敬節らの著作としてベストセラーに数えられるものに『漢方診療の実際』（南山堂）があり、現代医学を修めた医師の漢方入門書として、いまなお評価は高い。敬節と道明に木村長久と清水藤太郎を加えた四人の共著となっている。この書は漢方の専門用語をなるべく用いないで、西川義方《にしかわよしかた》の『内科診療の実際』に準じた病名で書いた画期的な医学書であった。これは初の試みであろう。『漢方診療の実際』は中国でも翻訳され、九万部も出版されたとか。

しかし昭和二九年（一九五四）に改訂版が出たときは、『治療学総論』などの著者である板倉武から「現代病理学に降参している」と、手厳しく批判された。漢方の本質に背くという論旨だったが、敬節はその見識を認めながらも、「漢方医学の普及のため病名による漢方治療という便法は、どうしても必要だった」と述べている。

ところで、昭和の戦争が長引き、敗戦となった当時、中国からの輸入が途絶えて生薬の入手が困難となった。敬節はそれに代わるものを求めて民間薬、国産生薬などの研究にも力を注ぎ、『民間薬療法と薬草の知識』や『漢方と民間薬百科』などの啓蒙書も残している。七物降下湯《しちもつこうかとう》の処方開発も見落とせない。自らの高血圧で左眼に眼底出血をした彼が、四物湯《しもつとう》に釣藤《ちょうとう》、黄耆《おうぎ》、黄柏《おうばく》を加えて煎剤としたもの。内服一週間で効果が出たという。

昭和三二年（一九五七）には津村順天堂（現在のツムラ）のビルの一部を借りて金匱会診療所を開設、翌年には日本における漢方診療施設として初の医療法人が認められた。ここで敬節は小出弥生、藤平《ふじひら》健《けん》、山田光胤《やまだてるたね》、大塚恭男《やすお》らの優れた門人を輩出している。そして同四五年（一九七〇）には厚生省に漢方打ち合わせ会が発足、翌年に漢方生薬製剤調査会となり、その委員となって漢方製剤二一〇処方の承認内規の制定に努めた。

敬節の晩年を飾ったのは、昭和四七年（一九七二）、北里研究所に東洋医学総合研究所が設立され、その初代所長に就任したことであろう。漢方と鍼灸の基礎的、臨床的研究を行いながら若手研究者を養成するのが目的とされている。就任して八年後の昭和五五年（一九八〇）一〇月一五日、朝食を済ませて新聞を読んでいた彼は突然脳卒中で倒れ、帰らぬ人となった。享年八〇。敬節の遺志は長男の恭男が受け継いだ。

90 石《いし》舘《だて》守《もり》三《ぞう》　一九〇一―一九九三

ライ救済に活躍

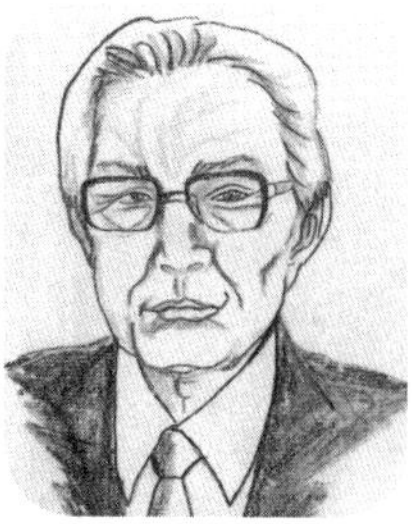

業病といわれる疾病のなかにハンセン病がある。一八七三年にノルウェーのアルマウェル・ハンセンによって病原菌が発見されたが、一九〇〇年の時点で日本にも三万三五九人の患者がいた。昭和六年（一九三一）になってようやく「らい予防法」が制定されたものの、治療薬はなく、患者の隔離政策がとられてきたのである。それは生きる屍だった。患者を救おうと新薬の開発に起ち上がったのが石舘守三という男。少年の頃からの悲願でもあったという。

守三は明治三四年（一九〇一）一月二四日、青森市で薬種問屋を営む喜久造の三男として生まれた。少年時代はよく店の手伝いをさせられ、中学を卒業して浪人中に訪れた「松ヶ丘保養園」でハンセン病患者に出会う。強烈な苦悩を胸に刻み、彼らを救うために薬学を志すようになったと伝えられる。第二高校から東京帝国大学医学部薬学科に入学したのは大正一一年（一九二二）のこと。朝比奈泰彦に師事し、昭和一一年（一九三六）には生薬と植物化学を研究するためドイツに留学した。

二年後に帰国すると、東北大の黒川利雄《くろかわとしお》、吉田富三《よしだとみぞう》らとの共同研究を経て、日本における合成ガン化学療法剤の第一号となる「ナイトロミン」を開発する。東京帝大薬学科の教授になったのは同一七年。そして守三を薬学に駆り立てたハンセン病の治療薬「プロミン」を合成したのは戦後まもない二一年（一九四六）であった。第二次世界大戦のさなかでこの研究が行われていたのである。

プロミン誕生には、こんなエピソードがあった。ある日、守三が国際的なハンセン病の雑誌を見ていて、数行の報告が目に飛び込む。それは米国ハワイの海軍病院にあるカービル研究所でジアミノジフェニルスルホン（ＤＤＳ）をハンセン病に使ったという記事であったが、その内容までは掲載されていない。だが守三にはひらめくものがあった。ドイツからの報告文で構造式だけは知っていたので彼はその合成法を研究、一九年に自力でＤＤＳの合成に成功すると、さっそく多摩の全生園《ぜんせいえん》や長島の愛生園に届けて治験の依頼をしている。しかしここで思わぬ壁に突き当たった。

それまで患者たちは、治ライ新薬といわれる治験に懲りていたのである。副作用ばかり強くて効果がない。もう生体実験はご免だと、三カ月経っても誰一人として応ずる者はなかった。諦めかけたとき、中国の戦場から帰還した重症結節ライの青年が守三に協力を申し出たという。そして六〇日間、一日おきに石舘プロミンを静注したところ、奇跡的に顔の結節が落ち、失明寸前の眼もかなり回復したのであった。そのときの様子を彼は「再び患者を見舞ったとき、その青年は私に飛びかからんばかりの感激で顔を輝かしていた」と、自著『はまなすのこみち——私の歩んだ道』に書いている。

これを知った他の患者がプロミンの投与を希望し、全生園からも切望の手紙が殺到した。しかし敗戦の窮乏期にあり、原料の入手も困難になる。そこで守三は時の厚生省を説得し、国費でプロミンを全療養所に配布するよう働きかけた。吉富製薬（現在の田辺三菱製薬）が製造を担当し、このシステムが稼働したのは戦後の二三年（一九四八）になってからである。それから半世紀が過ぎた平成八年（一九九六）、ようやく「らい予防法」が廃止となり、同一三年からは元患者が社会復帰できるようになった。

しかし世界には一五〇〇万人近く、アジアだけでも七〇〇万人以上の患者が残されていたという。守三はハンセン病に悩む国々に日本として協力すべきことを力説した。これに共鳴したのが日本船舶振興会の笹川良一で、笹川記念保健協力財団を設け、WHO（世界保健機関）や世界救ライ団体連合会とも提携しながらハンセン病制圧の活動を続けている。

守三は昭和四〇年（一九六五）に国立衛生試験所長に就任した。その頃に彼の名を高めたのは、同四五年の整腸剤キノホルム事件であろう。まだ灰色の段階で彼は、中央薬事審議会の会長として同剤の販売・使用中止の答申を出し、スモン病の発生を断った。サリドマイド事件といい、グロブリン製剤といい、薬禍事件が頻発して薬事行政の不手際が批判されていた折だけに、この英断は大いに評価されるといえよう。

昭和四五年（一九七〇）には日本薬剤師会の会長にも就任した。そして取り組んだのが医薬分業である。薬剤師や薬局の質的向上を呼びかける一方、医師会と積極的に話し合いを進めた。就任二年後には武見・石舘会談で医薬分業には原則合意を取りつけている。背景には診療報酬の改定に共闘の約束があり、処方箋料の大幅アップがあったことも見逃せない。しかしこの時期が三師会（医師会、歯科医師会、薬剤師会）の最も強力な時代であった。

守三はよく「生命への畏敬」を説き、薬学が医療の一環であることを強調している。ややもすると合成や分析に偏りがちで、物質の追究に陥りやすい薬学の軌道修正を呼びかけていた。薬学教育の六年制を提唱したのも、医学部と同等の学識が必要な時代であるからだと、反対する私学を説得している。医薬分業も薬学の六年制も達成したかにみえるが、果たして守三の呼びかけは生きているのだろうか。

平成五年（一九九三）七月一八日、守三は東京杉並の自宅で逝去した。敬虔なクリスチャンでもあった彼の座右の銘は「真実を探求し神と人に仕えん」だったとか。九二歳の天寿を全うして安らかな臨終だったという。

91

丸《まる》山《やま》千《ち》里《さと》

一九〇一―一九九二

悲劇のワクチン

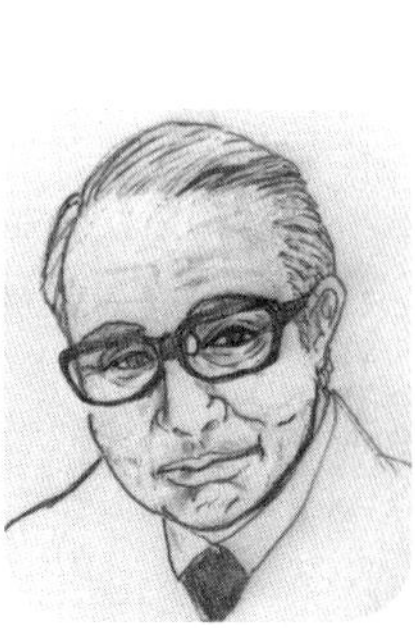

ガンの治療に試して二〇年、使用患者数三五万人というＳＳＭが医薬品として製造認可申請を提出してから三六年経つ。丸山ワクチンと呼ばれるものだ。患者の要望が高いにもかかわらず、治験薬という生半可な存在のまま、有償でしか使用することができない。その後、ＳＳＭは白血球減少症の抑制剤として認可されたものの、あくまで部分承認でしかないだろう。丸山千里の悲願は、彼の死後もまだ続いている。

千里は明治三四年（一九〇一）一一月二七日、長野県諏訪郡金沢村（現在の茅野市の一部）で小学校教員の父の五男一女の末っ子に生まれた。一四歳で上京し日本中学（現在の日本学園中・高校）から日本医学専門学校（現在の日本医科大学）予科に進み、大正一一年（一九二二）に同専門部を卒業する。千里がヒト型結核抽出物質による結核ワクチン、いわゆる丸山ワクチンの開発で注目されたのは昭和一七年（一九四二）のこと。このワクチンがガンに対して有効である可能性が見出され、やがて試用されることになった。

丸山ワクチン（ＳＳＭ）は蛋白質を除去したヒト型結核菌青山Ｂ株から抽出したリポアラビノマンナンとその他のリポ多糖（ＬＰＳ）を主成分とするもので、本来は皮膚結核の治療薬として開発されたものである。ドイツのロベルト・コッホが一八九〇年に発明したヒト型結核菌製剤ツベルクリンにヒントを得たという。

いまでは結核診断の薬として知られるツベルクリンは、もともとは結核の免疫療法として開発されたものだった。千里はコッホの手法に強い関心を持ち、「副作用につながる毒素を特定し、それをツベルクリンから取り除く」という発想で実験したと伝えられる。

千里はＳＳＭによる治療を始めて一〇年を経た頃から、ガンの治療にもＳＳＭを試みて、ある程度の手応えを覚えた。これが医薬品としての承認を得る前の段階で早くも「ガンの特効薬」として世論が先行した形になってしまう。そして昭和五一年（一九七六）、ＳＳＭのガン治療に着手してから二〇年後に、丸山ワクチンとして製造認可申請をしたのであった。

だが五年後、厚生大臣の諮問機関である中央薬事審議会は「有効性を確認できない」と答申、これを受けて厚生省は「引き続き研究する必要がある。治験薬として全額自己負担なら購入可能」と、玉虫色の判断を示したのである。

その間、丸山ワクチンを支持する人たちによって嘆願署名活動が行われ、国会でも参議院の社会労働委員会で医薬品として扱うよう要請されたが、薬効確認の目処は立っておらず、医薬品として承認されるには至っていない。中央薬事審議会によれば、愛知がんセンターと東北大学の臨床試験でSSMの有効性が認められなかったとされている。しかし一方では、クレスチンやピシバニールが抗ガン剤として承認されているのに不当とする世論もあって、時の厚生省が苦境に立ったことは否めない。

当時、こんな噂さえ流れた。「丸山ワクチンはガン学会のボスによって排除されたのだ」とか、「もし丸山千里が東大に所属していたら認可されたはず」という陰口が、医療界のあちこちで囁かれたのである。ボスとは免疫学の第一人者で、ウシ型結核菌のワクチンでガン治療を試していた。ところがウシ型結核菌は副作用を取り除くことができず、立ち往生の状態にあったとき、千里がヒト型結核菌の技術を開発してワクチン治療に成功したので、そのコツを聞き出そうとしたが教えなかったために露骨な妨害をしたという。千里が権威主義とは全く無縁であることへの同情が、こんな噂をまいたのかもしれない。

丸山ワクチンは、それまでの抗ガン剤にくらべて、①副作用がほとんどない、②延命効果がみられる、③自覚症状の改善がある、④ガン腫の増殖が抑えられる、などの特徴がある。だが薬事審議会からは効果を科学的に裏打ちするデータの不足など、アラ探しのような指摘を受けた。それは、効果があっても理由づけがなくてはダメという漢方医学に対する西洋医学の批判と酷似している。当時、第一線で取材していたわたしは、そう痛感したものだ。

とにかく、丸山ワクチンはいまだに医療保険では認められない存在である。ただ全く否定するわけにもいかず、「有効性を確認する研究を継続するため、治験期間三年で有償治験を行い、その結果によって治験期間の延長を届け出る」ことが繰り返されているのだ。丸山ワクチンを試したい患者や家族は、丸山ワクチンの治療を引き受けてくれる医師を探し、治験承認書とSSM治験登録書を調えてから投与が受けられるという昭和四七年（一九七二）以来の状況が、現在も続いている。

ただ、千里にとって僅かな救いであったのは、丸山ワクチンと同成分の薬が「放射線療法時の白血球減少抑制剤」として認められたことであろう。平成三年（一九九一）に承認された「アンサー20」である。白血球減少症とは悪性腫瘍によって引き起こされる症状、あるいはその化学療法や放射線療法時の副作用だ。丸山ワクチンを支持する人たちは抗ガン剤としての承認を切望したのだが、生みの親でもある千里が部分承認の九カ月後に死去してしまったため、遂に生存中の悲願は果たせなかったのである。

千里は平成四年（一九九二）三月六日、自らが教壇に立った日本医大の病院で九〇年の生涯を閉じた。

ワクチンづくりに捧げたような一生だったが、昭和二二年（一九四七）には日本医大皮膚科学教室の教授、同四三年（一九六八）には付属病院長の激務を果たし、その翌年に定年退職するまで母校ひとすじに歩んでいる。千里の功に報ずるため昭和四七年（一九七二）には同大付属病院にワクチン療法研究施設が創設され、千里は所長に就任、二年後には第六代の学長も務めた。彼は敬虔なキリスト教徒でもあり、鎌倉霊園に納骨されている。

92 小《お》川《がわ》鼎《てい》三《ぞう》 一九〇一─一九八四

医史学の推進者

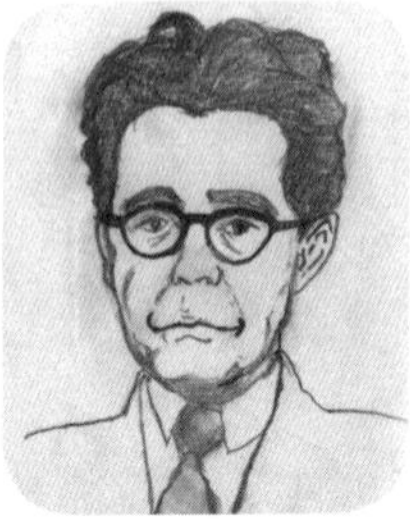

作家が医学ものを書くとき、その技法や時代考証にこだわる。もし誤っていたら、ストーリーそのものが崩れてしまうからだ。そこで医史学にも詳しい人に監修を求めることになる。小川鼎三などは最も活用された人であろう。医史学の祖といわれる人に富士川游《ゆう》がいるが、鼎三は彼以来のすぐれた医史学者であった。東京大学から順天堂大学に移って彼の活動は本格的になり、医師以外にも医史学会の門戸を開くなど、カビ臭くない学会を実現した人である。

鼎三は明治三四年(一九〇一)四月一四日生まれの大分県出身。幼い頃は海や博物の好きな、夢多い子だったという。後年にクジラや雪男に興味を示したのもその名残であろうか。東京帝国大学医科を卒業すると解剖学教室に入局し、やがて東北帝国大学医科の助教授を経て東京帝大に戻り、昭和一九年（一九四四）解剖学講座の教授に昇進した。

彼らしさを発揮したのは昭和三七年（一九六二）、順天堂大学医学部教授となって医史学研究室を創設してからであろう。すでに鼎三は日本を代表する脳解剖学者であり、小細胞性赤核《しょうさいぼうせいせきかく》の機能解剖学研究で学士院賞を受賞していた。東大の頃から医史学に関心を寄せており、昭和三〇年（一九五五）には『明治前日本解剖学史』を刊行している。順大に移り、医史学研究室を設けて最初に手がけたのは『医学の歴史』だった。これは毎日出版文化賞を受賞したほどの名著である。

『医学の歴史』は中公新書から出版された一般啓蒙書であるが、その内容は実に濃密だ。第一章では古代の医学から説き起こす。古代ギリシャと中国の医学について述べ、日本への医学の伝来を語る。新羅、呉から来日した金武《きんむ》、徳来《とこらい》、知聡《ちそう》や遣隋使として中国で医学を学んだ恵日《えにち》、福因《ふくいん》が紹介され、さらに八〇八年の『大同類聚方《だいどうるいじゅほう》』を編さんした安倍真直《あべまなお》、出雲広貞《いずもひろさだ》や『金蘭方《きんらんほう》』編さんの菅原岑嗣《すがわらみねつぐ》などが説かれるのだ。

第二章は中世の医学。イスラム世界の医学からヨーロッパで大学が誕生したことと、中国医学の発展や日本の鎌倉時代から江戸以前の医師像が顔を出す。『喫茶養生記』の栄西、『頓医抄《とんいしょう》』や『万安方《まんあんぽう》』の梶原性全《かじわらせいぜん》、鎌倉の極楽寺に施療所をつくった忍性《にんしょう》、『医書大全』の阿佐井野宗瑞《あさいのそうずい》、そして田代三喜《たしろさんき》、曲直瀬道三《まなせどうさん》、永田徳本《とくほん》など、戦国時代から安土桃山期の医師たちが描かれる。

第三章は近世ヨーロッパの医学紹介だ。血液循環説を唱えたウィリアム・ハーベー、体温計をつくったサントーリオらが登場し、臨床医学を発展させたトーマス・シーデナムやヘルマン・ブールハーフェなどが紹介される。第四章は近世の日本医学の記述だ。ここでは西洋医学の伝来と江戸期の日本医学の発展に寄与した人が、たくさん顔を出す。医学知識を教えたポルトガル人宣教師のフェレイラ、通詞の猪俣伝兵衛を指導したオランダ人医師のカスパル・シャムベルゲル、西洋に鍼灸術を伝えたオランダ医師のテン・ライネなど。

中国からは李時珍《りじちん》の『本草綱目《ほんぞうこうもく》』が伝わり、漢方の研究熱が高まる。名古屋玄医《なごやげんい》が古方派を起こし、山脇東洋が人体解剖を行って『蔵志』を出版した。さらに前野良沢《まえのりょうたく》と杉田玄白らがヨハン・クルムスの『解体新書』翻訳へ。これが蘭学への刺激剤となり、大槻玄沢《おおつきげんたく》の『蘭学階梯』が世に出る。

シーボルトの来日も日本の医学に新局面となった。牛痘による種痘が試みられ、モーニッケなどオランダ医の協力もあって楢林宗建《ならばやしそうけん》、笠原良策《かさはらりょうさく》らが痘瘡対策に成功する。これを機に華岡青洲らの漢蘭折衷派が増えたのだった。そして一九世紀も半ば以降には、ポンペが幕府に招かれて長崎に医学伝習所が設けられ、松本良順《まつもとりょうじゅん》らを指導する。ポンペの後ボードウィン、マンスフェルトなどの指導的な洋医が来日することに。

第五章では明治新政府となってからが記述されている。新政府はドイツ医学を受容することになり、レオポルト・ミュルレルやテオドール・ホフマンなどが来日して医学教育の改革に当たった。エルウィン・ベルツやユリウス・スクリバなども滞日した指導者である。北里柴三郎らがドイツへ留学してコッホに師事、現代日本医学の基礎をつくった。この日本医学は昭和の敗戦によってドイツからアメリカ医学の受容へと大きく舵取りを変えることになるが、鼎三の『医学の歴史』はそこまで踏み込んではいない。

明治二五年（一八九二）、富士川游らによって設立された日本医史学会は昭和三五年（一九六〇）の総会で小川鼎三を第七代目の理事長に選出した。それよりも六年前にはローマで開かれた第一四回国際医史学会議に日本から初めて小川理事が出席し、スピーチも行っている。医系大学で医史学研究室を持つのは順天堂大学だけだから、現在は日本医史学会の事務局も兼ねる一方、外部からの問い合わせなどにも広く応じているという。

とくに鼎三がアテにされたのは、作家たちからの取材であった。歴史小説が多かった吉村昭などは、しょっちゅう参考資料をあさりに来ていたし、鼎三も喜んで協力していたことをわたしは知っている。吉村昭は医史学会の会員にもなっていた。医学ものを書く人は会員である場合が多い。医師ではなくても医史学に関心がある人には門戸を開放しているからだ。鼎三のところにはドラマの医学考証、時代考証の依頼も多かったようである。研究室を訪ねると、よく〇〇プロダクションと名乗る人たちがいたが、そうした依頼の筋であろう。

鼎三は多趣味な人でもあった。有名なのはクジラ博士であったこと。鯨比較解剖学では世界的な権威だった。また冒険好きといおうか、ロマンを求める思いが強いのか、雪男が実在することを信じてエベレストまで捜索登山隊を結成したこともある。残念ながら成功はしなかったが、なんとなく「夢見る学者」の雰囲気が漂う人だった。昭和五九年（一九八四）四月二九日、鼎三は研究室のある順天堂医院で八三年の生涯を閉じている。

93 武見太郎《たけみたろう》

一九〇四―一九八三

医師会の大ボス

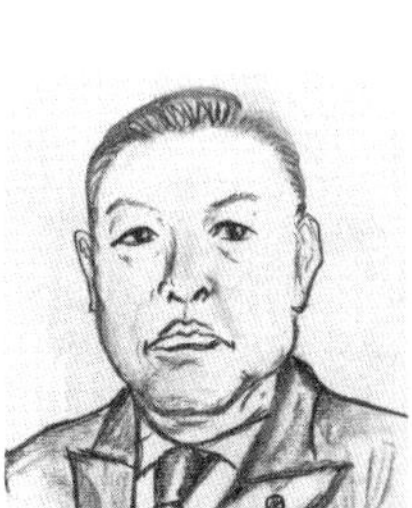

国民皆保険の制度がスタートした戦後医療の改革期に、一風変わった男が七万人を擁する医師会の舵取りを委ねられた。武見太郎である。保険医療の制限撤廃、医療報酬の改定を叫んで二五年の長期政権を果たした。「喧嘩太郎」、「日医の天皇」と云われながら医師会の主導性の確立に務めた彼は、なんと敬虔な日蓮宗の信徒でもあったという。

太郎は明治三七年（一九〇四）三月七日、武見可質《かしち》の長男として京都府に誕生、生後まもなく東京の上野桜木に転居した。開成学園中学の三年のとき腎臓結核に罹り、療養中に法華経に親しんだとか。慶応義塾の普通部に転校し、大正一一年（一九二二）慶応義塾大学医学部に入学している。大学でも柴田一能《しばたいちのう》の日蓮聖人讃迎会《さんごうかい》に入り、仏教青年会を創設して予科の講師をしていた友松円諦《ともまつえんたい》を人生の師と仰ぐようになった。

昭和五年（一九三〇）に医学部を卒業、内科教室に入ったが教授と折り合いが悪くて退職、同一三年には理化学研究所に入所して仁科芳雄の指導のもと原子物理学の医学的応用、初期の心電図の開発などに従事した。経歴をみると、二六歳で卒業してから三四歳で理化研に入るまでの八年間が、よくわかっていない。医局人事からはみ出して、どこかの勤務医でも勤めていたのだろうか。

理化研に勤めた翌年には、研究生活のかたわら銀座四丁目の聖書館三階に「武見診療所」を開業、週二日の診療を行っている。太郎らしいのは待合室に「現役の大将、大臣と老人、急患は優先」の張り紙を出したという。三七歳で秋月英子と結婚、妻が吉田茂の閨閥につらなるせいか、彼の紹介で高血圧症の米内光政《よないみつまさ》を往診したとも伝えられる。戦後に政財界のお歴々が彼のクリニックを訪れたのも、ワンマン総理との縁故は否めまい。

太郎と日本医師会との関係は、中央区医師会の代議員となったときに始まる。二五年には副会長となり、三二年会長に就任、それから連続一三期二五年にもわたって会長職を譲らなかった。太郎の掲げた旗印は「自由主義経済下における開業医の独立を守る」ことで、主に開業医の利益を代弁したことであろう。

それまでの日本医師会は、大学教授が牛耳る世界であった。これに不満を抱いた開業医グループが太郎を担ぎ出したのである。そのときの日医会長選挙はクーデターもどきであったとか。太郎の長期政権は圧倒的な政治力もさりながら、やはり開業医に支えられたものであった。そして太郎の発言力は増大し、政府の各種審議会委員なども委嘱されて強力な指導力を発揮していく。

なかでも昭和三六年（一九六一）二月には、医師会と歯科医師会の全国一斉休診を断行、保険診療の拒否を強行するなど、時の厚生省官僚と対決の姿勢を貫いて「喧嘩太郎」の異名をとった。さらに薬剤師会まで含めて「三師会」を結成、その権力は「武見天皇」とまで呼ばれている。吉田茂との関係から私的なブレーンとしても政治に関わっていたという話さえあった。

保険医総辞退を避けるために交わした時の自民党政調会長・田中角栄と太郎との合意文書をめぐって、こんなエピソードがある。どん詰まりまで追い込まれた政府は角栄に収拾策を一任するような形となった。彼は日本医師会館に乗り込むと「右により総辞退は行わない」としたためた白紙委任状の便箋を渡し、「ここに要求を書き入れてください」と、太郎に下駄を預けてしまったという。

そして太郎が便箋に書いたのが、①医療保険制度の抜本的改正、②医学研究と教育の向上と国民福祉の結合、③医師と患者の人間関係に基づく自由の確保、④自由経済社会における診療報酬制度の確立、の四原則と「医療懇談会」設置の付帯事項であった。政府としては白紙委任状に盲目印を押したようなものであろう。こうして保険医の総辞退は避けられたが、医師会は事あるごとに四原則の合意を口にし、実質的に「権益の擁護」につながったことになる。

太郎はこんな意味のことも口にした。「まあ、優秀な医者は三分の一、普通レベルが三分の一、あとの三分の一は再教育が必要だと思う」と。太郎が日医のリーダーになったのは、自由診療に慣れていた開業医が皆保険の導入に戸惑い、生活の不安を募らせていたときであった。あれから半世紀のいま、その医療保険が財政的にピンチとなり、大幅に自由診療を認めようとする動きもあって、再び日医は危機感を募らせている。太郎が生きていたらどう対処しただろう。

しかし、武見太郎を知る人は「情けの太郎」とも話す。権力をかざす政治家や官僚には断固とした対応をするが、弱者にはやさしかったとか。彼の診療所は医療保険を扱わず、自由診療を貫いたが、診療費も患者の自由に任せていた。ある政治家は「自由と云われたらケチるわけにもいかんので」と一回一〇万円を払ったと漏らしているが、靴磨きの少年は無料で診察したと伝えられる。

太郎は漢方薬の愛用者でもあった。だから日本東洋医学会が中心となって漢方医療を保険診療に組み込む運動を展開したとき、これを全面的に支持、厚生省に働きかけて七〇種類の漢方製剤を薬価基準に収載させている。昭和四九年（一九七四）に北里研究所に東洋医学総合研究所が誕生したときも、太郎の大きな助力があった。

読書家としての太郎も、その世界では有名な話である。紀伊国屋書店から購入する書籍の金額は、並いる学究をおしのけて三本の指に入るほどの凄まじさ。読んだ本を譲られた人によると、ポイントごとに印がつけられていたとか。タバコも酒も嗜まない太郎は、読書ひとすじであったのだろう。大食漢としても知られているが、自ら処方した漢方薬を常用していて、五五年（一九八〇）に胃ガンと診断されるまで、ほとんど健康診断も受けなかったという。

太郎が日医会長を引退したのは昭和五七年（一九八二）である。それまで彼の診療所は全額自己負担で医療保険は扱っていない。保険診療の待遇改善を求めながら、自らは保険を扱わないのは納得できないが、「名誉ある自由人だから」と云い放っていた。傍目には「殿様商売」と映ったはずで、あの闘争は誰のためだったのかと首をひねる人もいる。

晩年の太郎は、妙法寺山主の茂田井《もたい》教亨《きょうこう》と信仰談義するのを楽しみにしていた。『実録日本医師会』や『医心伝真』などの著作もある。そして昭和五八年（一九八三）一二月二〇日、太郎は胆管ガンのため七九歳の生涯を閉じた。一九七五年にはアジアで初の世界医師会長となり東京総会を主宰した関係で、葬儀には各国からも参列し故人を偲んでいる。

94 矢《や》数《かず》道《どう》明《めい》 一九〇五—二〇〇二

温知会漢方の祖

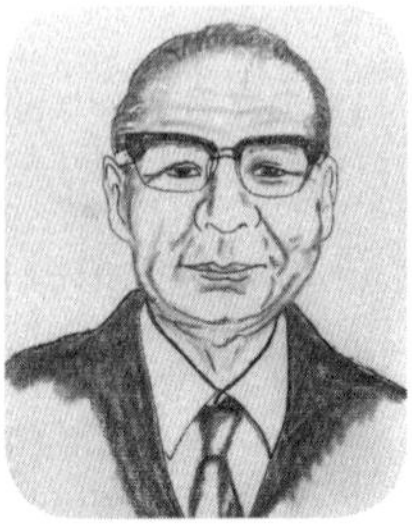

いま、漢方医学を継承している人たちの中に、「温知会」というグループがある。そのメンバーの多くは臨床の第一線で活躍する医師であり、それを支える薬剤師や鍼灸師などの広範な医療に関わる人たちだ。矢数道明を師と仰ぎ、地道な医療活動を続けている。大塚敬節《おおつかよしのり》と共に、漢方復権者ともいわれる道明の足跡は大きく、重い。

道明は明治三八年（一九〇五）一二月七日、茨城県大宮町（現在の常陸大宮市）に辰之助の四男として生まれた。籍名を四郎という。水戸商業に入ったが医師をしていた兄・格の勧めで医学を志す。一年半の代用教員で学費を貯め、東京医学専門学校（現在の東京医科大学）に入学した。彼は学生時代から漢方医学に興味を覚え、後世派で一貫堂の創設者でもある森道伯《もりどうはく》に師事している。昭和五年（一九三〇）に医専を卒業すると、正式に入門して道明と号した。

彼が弟の有道《ゆうどう》と共に、東京四谷の箪笥町に温知堂医院を開いたのは同八年のことである。その年、有道が腸チフスに罹ったとき大塚敬節と知り合い、以後、盟友として漢方復権のため闘うようになった。ちなみに二人を結びつけたこの年は、医療機関が広告などに使用する標榜科としての「漢方科」が廃止され、最も漢方が衰退していた頃である。

道明は敬節と薬学畑の清水藤太郎《しみずとうたろう》と諮って昭和九年（一九三四）に日本漢方医学会を結成、月刊誌『漢方と漢薬』の購読会員は千名を超えた。しかし、道明の活動で目を見張らせたのは、偕行学苑《かいこうがくえん》の設立であろう。拓殖大学の講堂を借り受けて定期的に漢方医学の講習会を運営するのが狙いであった。昭和一一年の初講には六一名が参加、その中から龍野一雄や相見三郎《あいみさぶろう》などの臨床医が世に出ている。

昭和一三年（一九三八）、道明は漢方医学による日本、中国、満州の三国間の文化高揚を目的とした団体の創設を考え、偕行学苑を基盤にして「東亜医学協会」を結成、中国の医学会で活躍していた葉橘泉《ようきつせん》、張継有《ちょうけいゆう》、楊医亜《ようい あ》らとも交流を図っていく。翌年からは『東亜医学』も発刊したが、二年後には戦時下雑誌統合令によって日本漢方医学会の『漢方と漢薬』に合併させられた。ちなみに同会は昭和二九年に再発足、道明が理事長となって『漢方の臨床』を発行している。

昭和一六年から敗戦までの五年間、道明は軍医として兵役に服した。フィリピン、ラバウルを経てブーゲンビル島の第七兵站《へいたん》病院に勤務する。その間、現地住民から下肢にできる潰瘍に効く木の葉を教わって悪化を防いだり、サゴヤシから澱粉を採る方法を習得して団子にし、多くの兵士を飢餓から救ったという。道明は同四八年、ブーゲンビル島を訪れて当時世話になった村にオルガンを贈り、平和の訪れを喜びあった。

復員後の道明は郷里の茨城で診療生活を送っていたが、龍野一雄らの呼びかけに応じて日本東洋医学会の設立準備委員を引き受け、昭和二五年（一九五〇）同学会設立時には理事に就任している。道明は学会の目標として、①日本医学会に加盟すること、②漢方医学の教科書をつくること、③漢方診療科を実現すること、の三点を主張した。それは明治に漢方が排斥されてからの、切実な宿望とも云えるだろう。

日本東洋医学会が晴れて日本医学会に加盟できたのは設立から四一年後の平成三年（一九九一）であった。また教科書が実現したのは道明が没した翌々月の平成一四年（二〇〇二）である。題して『入門漢方医学』。これは広く医学部のテキストに採用されている。標榜科については平成二〇年（二〇〇八）の医療法施行令と医療法施行細則の改正によって、「漢方」と他の標榜名を組み合わせ、たとえば漢方内科、漢方外科、漢方アレルギー科などが可能となった。

道明が復員後の故郷から東京へ戻ったのは昭和二六年（一九五一）である。新宿区新小川町に温知堂矢数医院を開き、その二年後からは母校の教壇に立って「東洋医学の梗概」を講ずることになった。

彼はまた敬節と共に多くの古医書を復刻している。漢方先哲医家の歴史学的研究も行い、とくに「日本における後世派医学史の研究――曲直瀬《まなせ》道三《どうさん》およびその学説」の論文で慶応大学から文学博士の学位を授与された。道明は「漢薬烏頭《うず》・附子《ぶし》の薬理学研究」で東京医大から医学の学位も得ている。

昭和五四年（一九七九）、道明は東洋医学の発展に貢献した業績で日本医師会最高優功賞を授与され、その翌年には盟友・大塚敬節の逝去により、北里研究所附属東洋医学総合研究所の二代目所長に就任した。同六一年には同研究所が日本初のＷＨＯ伝統医学研究協力センターに指定され、同時にセンター長となる。敬節と道明と二人によって礎石がつくられた同研究所は、いま北里大学東洋医学総合研究所と改称、漢方の殿堂としての評価は高い。

道明は「東洋医学の基礎は歴史学である」と云って後進を導いた。北里研究所の東医研に私財を投じて歴史学教室を設けたのも、道明の発案だったという。その教室からは小曽戸《こそと》洋《ひろし》や真柳《まやなぎ》誠《まこと》らのエキスパートが育てられた。また日本医史学会に東医研の退職金を寄贈して、これを基金に「矢数歴史学賞」も設けられている。平成一四年（二〇〇二）一〇月二一日、道明は老衰のため九六歳で大往生した。

道明に師事して温知会の幹部でもある菊谷《きくたに》豊彦《とよひこ》は、道明を評して「漢方復権の大恩人だ。道明、敬節の二人なくして現在の漢方医学はあり得ない」と偲んでいる。豊彦は東大医学部の出で、漢方製剤の保険適用のため東洋医学会を代表して奔走した人。息子の圭堂と共に道明の遺志を継いでいる。道明の墓所、文京区小石川の伝通院には、漢方六団体連名による顕彰碑が建立されていた。

95

杉《すぎ》靖《やす》三《さぶ》郎《ろう》

一九〇六―二〇〇二

ストレス説紹介

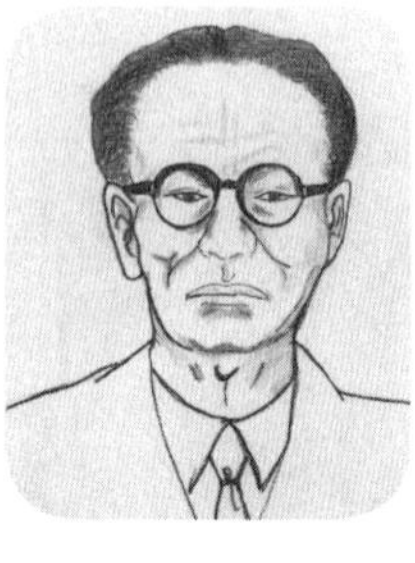

ストレス学説は医学に革新をもたらしたと云われる。カナダのセリエ教授から教えを受けて日本に紹介したのは、杉靖三郎だった。すべての病気の原因は病原体にあると信じられていた一九三〇年代、心や肉体へのストレスが生体の変調をもたらすという学説は、確かに新鮮であったに違いない。そして靖三郎は、臨床には関わらず、専ら一般向けの医学書で健康生活を啓蒙するという男だった。生理学者というよりも、医療ジャーナリストと呼ぶにふさわしい人だったのかもしれない。

靖三郎は明治三九年（一九〇六）一月六日、大阪府堺市に生まれた。東京帝国大学医学部を卒業後、橋田邦彦のもとで電気生理学を専攻、昭和一六年（一九四一）、国民精神文化研究所に入る。戦後に教職を追放されるが、同二七年（一九五二）に東京教育大学教授に就任した。同三一年に『人間の科学』で毎日出版文化賞を受賞した頃から精力的に啓蒙医学書を執筆する。

靖三郎の名が知れ渡ったのは、ストレス学説を紹介したことであった。ストレス学説を提唱したのはカナダのハンス・セリエで、靖三郎が彼の著『現代社会とストレス』を翻訳したのは昭和三八年（一九六三）だから、それほど昔のことではない。ストレスとは何らかの刺激が引き起こす体の防御的反応のことである。もともと材料力学上の言葉で、たとえばスプリングを引き伸ばしたりゴム毬を押し縮めたりしたときに、その物質の内部に生じた応力のことをいう。セリエはこの非特異的生体反応を系統的な一連の反応として捉え、ストレス学説を提唱したのだ。

ストレスの原因はストレッサーと呼ばれ、物理的刺激（寒冷、騒音、放射線など）、化学的刺激（酸素、薬物など）、生物的刺激（炎症、感染など）、心理的刺激（怒り、不安など）に分類される。それらのストレッサーが作用すると、生体は刺激の種類に応じた特異な反応と、刺激とは無関係な一連の非特異的生体反応（ストレス反応）を引き起こす。

ストレスには生体に有益な快ストレスと、不利益な不快ストレスの二種類がある。これらのストレスが適度な量だけ存在しなければ、本来的な適応性が失われてしまうため必要と云えるが、問題は過剰な場合だ。一定の限界を超えてしまうと、そのせいで体や心に摩耗が生ずる。この現象をアロスタティック負荷と呼ぶ。セリエは全身適応症候群として三つの時期に分けた。

まず警告反応期。ストレッサーに対する警報を発し、ストレスに耐えるための内部環境を準備する期間だ。ショック相と反ショック相に分けられる。ショック相とは、ストレッサーのショックを受けている時期で、自律神経のバランスが崩れ筋弛緩、血圧と体温の低下、血液濃度の上昇、副腎皮質の縮小などの現象がみられ、外部環境への適応ができない。

一方、反ショック相ではストレス適応反応が本格的に発動される時期だ。視床下部、下垂体、副腎皮質から分泌されるホルモンの働きにより、苦痛、不安、緊張の緩和、神経伝達活動の活発化、血圧と体温の上昇、筋緊張促進、血糖値の上昇、副腎皮質の肥大、胸腺リンパ節の萎縮といった現象がみられる。

次が抵抗期。生体自己防御規制としてのストレスへの適応反応が完成した時期で、持続的なストレッサーとストレス耐性が拮抗している安定した期間である。しかしこの状態を持続するためにはエネルギーが必要であり、それが枯渇すると次の疲弊期に入る。その前にストレッサーが弱まるか、消えれば体は元に戻って健康を取り戻す。

長期間にわたって持続するストレッサーに体が対抗できなくなり、段階的にストレス耐性が衰えてくるのが疲弊期だ。その初期には心拍、血圧、血糖値、体温が低下する。さらに疲弊状態が長期に続き、ストレッサーが弱まらなければ生体はもっと衰弱することに。セリエは副腎を摘出したマウスはこのような三つの反応が起こらず、副腎皮質から出るステロイドホルモンが重要な働きを示していることを証明した。

平成二三年（二〇一一）の東日本大震災後にも問題化した心的外傷後ストレス障害（PTSD）などは、地震や津波の恐怖のトラウマ体験後に生ずるフラッシュバック、過覚醒症状、感情鈍磨などの特定な症状が継続したものであろう。そのストレッサーを処理するためには、辛抱強い精神的治療と同時に個人と環境の相互作用的な対処戦略も必要となるはずである。

ストレス学説は疾病の治療上にすばらしい効果を与えることになった。とくに第二次世界大戦後の急激な社会環境の変化で、人間の生活に閉塞感が漂ってくると、いろんなストレスが発生し、それに誘発される疾病も複雑化している。病因をたどる手掛かりとしてのストレス学説は、医療の面に新しい光明になったと云えるだろう。その意味でもストレス学説を紹介し、その普及に尽力した靖三郎の功績は大きい。

靖三郎は平成一四年（二〇〇二）五月二九日、心不全のため九六歳で死去した。東京教育大学を定年退官した後は専修大学の教授も務め、数多くの啓蒙医学書を残している。『生命と科学』『四季の医学』『ストレス養生法』『健康の科学』『養生訓と現代医学』などから『完全なる生き方』まで、軽妙なペンさばきをみせた。

96 松田道雄《まつだみちお》 一九〇八―一九九八

市民的な医学者

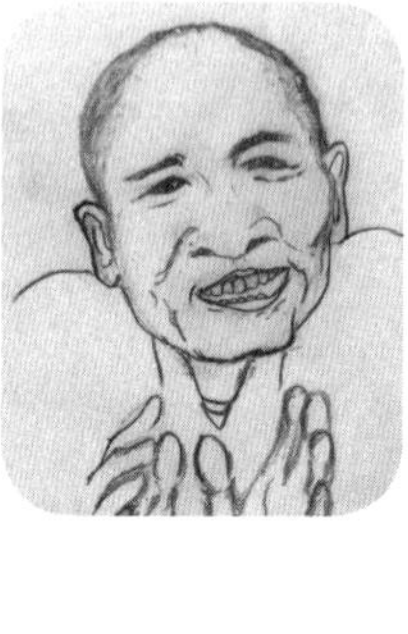

ベストセラーの育児書から思想・社会問題に及ぶ幅広い著作で知られる評論家の松田道雄は、市民的な小児科医でもあった。晩年には高齢者医療や介護の現状にも警鐘を鳴らし、『安楽に死にたい』の著作の後一年にして自説どおりの最期だったと伝えられる。「患者には生きる権利とともに死ぬ権利もある」というのが、道雄の医師としての信念だったという。権力や権威を嫌う学者だった。誠実で気さくな人柄を偲ぶ人が多い。

道雄は明治四一年(一九〇八)一〇月二六日、茨城県結城郡水海道町(現在の常総市)に生まれた。父親の仕事の都合で生後半年で京都に移住し、旧制三高から昭和七年(一九三二)京都帝国大学医学部を卒業している。同時に同大助手となり、主に小児結核を研究対象とした。その後、西ノ京の健康相談所、京都府保健課結核予防係、和歌山県衛生課長などを経て戦後は京都市内に小児科医院を開く。

昭和二四年（一九四九）に久野《くの》収《おさむ》らの勧めもあって平和問題談話会に参加、末川博、田中美知太郎、桑原武夫らと交わった。同四二年に代表作の『育児の百科』を刊行、この年で医院を閉鎖し、執筆・評論活動に専念することに。著作は戦前の『結核』から始まり、八八歳で刊行した『安楽に死にたい』まで膨大な数に及ぶ。とくに六〇年代初期の『私は赤ちゃん』『私は二歳』はじめ『私の幼児教育論』『育児の百科』など一連の育児書は、急激な核家族化に直面した新世代の親たちにとって、懇切な相談相手となった。

なかでも『育児の百科』は発刊以来、毎年改訂を続けており、そのために外国の週刊誌を含めて毎月三〇冊の医学雑誌に目を通したという。『赤ん坊の科学』で毎日出版文化賞、『君たちの天分を生かそう』で児童福祉文化賞を受けている。前書は育児シリーズの一環であるが、後書は中学生を対象として日本という国と日本人の特性、人間の個性、独自の能力などにつき、語りかけるような文体で書かれたもの。多くの学校の推薦図書に選ばれた。

昭和五三年（一九七八）、道雄は武谷三男、野間宏、水上勉らと共に「安楽死法制化を阻止する会」の発起人となっている。その頃、植物人間化した人命などの安楽死を求める動きがあり、その法制化が企てられたのに反対を表明したのだ。もともと道雄は、「生きる権利と同じように、人には死ぬ権利もある」と唱えているが、「医者の手によって不自然に生き続けさせられる人間への美的な嫌悪から、人間の尊厳を守るということで始められた運動であるが、安楽死の法制化は性急な説である」といい、「安楽死法をつくって医者に自殺を手伝わせるというのは、医者の職業的使命の放棄を迫ることだ」(京都新聞「老いること・死ぬこと」)と説いている。

さらに「現在の社会が生産技術の高度化から管理体制の強化に向かって進んでいることも認めねばならない。管理と人間差別は全体主義に向かう。こういう状況の中で、医者が植物人間を合法的に殺すということをやれば、医者の社会的地位が一定の高みにある現在、無用なものは殺せという風潮を呼び起こすだろう。そうなれば障害者の福祉はその精神的支柱を失う」(読売新聞「死と人間の尊厳」)とも訴える。そして彼は「日本で安楽死を法律で許すときは、世界に先駆けて患者主導の幇助自殺を認めたい。西洋と違って日本では、自殺は悪でないという伝統があるからだ」と説く。

道雄の自殺説も含蓄に富んでいる。「人生を始めたばかりの青年の自殺と、七〇年を生きた人の自殺とは質的に違う。青年の場合は死の衝動が比較的簡単に治療できる病気の結果であるのに対して、老人の自殺は生の延長の上にある。生きるために死を選ぶというのは逆説だが、ある年齢に達すると人間的生命を充実させるためには、生物的生命を犠牲にしなければならない。自分の生き方は自分で決めるという原則的なものを持っていないと、他人のペースで生きねばならなくなる。他人というのは、多くの場合、医者である」という。

人間は自分の自由意思に基づいて苦しまずに死ぬ権利を持っている。だが問題は、自分の自由意思で死を選んでいるかどうかだ。道雄はそのことを繰り返しいろんなメディアで説いている。それは臓器移植も同じこと。「自分に不要になった臓器を他人の用に供することに反対するつもりはない。逆に五体揃って焼かれたいという美学に固執したければすればいい。だが、しかつめらしい顔をした先生たちが委員会をつくって、臓器移植法などという法律ができてしまうと、青年が急死したら心臓を提供するのは当然だという空気が起こりそうだ」（平凡社ライブラリー『われらいかに死すべきか』）と懸念する。

いかにも自由人・松田道雄らしい論旨ではないか。彼は各新聞の文化欄や『世界』『暮しの手帖』『図書』などの雑誌で精力的に生と死の問題を論じた。これらの著作は『松田道雄の本』（全一六巻・筑摩書房）に収められている。またロシア語史料に基づくロシア革命研究の開拓者としても知られ、著書も多い。『ロシアの革命』（世界の歴史22、河出書房）や『ロシア革命』（平凡社）、『革命家の肖像』（筑摩書房）などは、その分野の代表的な著作であろう。

エッセイにも定評があった。『京の町かどから』『花洛小景』『町医者の戦後』などは、軽妙なペン捌きの中に住みなれた京へのいとしさが溢れている。『若き人々へ』や『母と子への手紙』には淡々とした人間愛が流れていて、道雄の人柄の反映が濃い。彼の著作で感銘を受けるのは、どんな問題も噛み砕いてわかりやすく訴えてくることだ。それは小児科医が患者に接するときの原点を思わせるのである。

道雄は平成一〇年（一九九八）六月一日、急性心筋梗塞のため京都市中京区の自宅で八九歳の生涯を閉じた。前年の五月初旬に自宅で転倒したあと床についていたとか。しかし意識は確かで、亡くなる前日の朝もライフワークにしている『育児の百科』の改訂資料となる欧米の医学雑誌に目を通していたと伝えられる。儀式張ったことを嫌う道雄の遺志で祭壇を設けず、近親者と近所の人だけが小雨の中を見送ったという。市井の立場を貫き、彼らしく安楽な最期を遂げたのであった。

97 若《わか》月《つき》俊《とし》一《かず》

一九一〇―二〇〇六

農村医療を確立

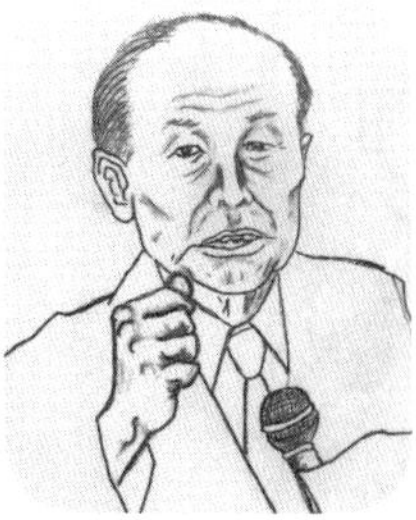

かつて腰を深くかがめる仕事を余儀なくされた農民は、腰痛、神経痛、冷え症、高血圧症の持病が多かった。だが医療に恵まれず、貧しさもあって受診率は極度に低かったのである。百姓病と諦め、辛抱強く持病と向き合っていた。そんな農村に飛び込んで住民と苦楽を共にした医師がいる。若月俊一だ。先輩たちが避けてきた農村医療に心血を注ぎ、誰もなしえなかった百姓病の救済に一生を捧げた男である。

俊一は明治四三年（一九一〇）六月二六日、東京神田で洋品店を営む若月幸作の二男として誕生した。関東大震災で焼け出された後に湿性肋膜炎を患って三カ月ばかり入院した経験から、医療に関心を持つようになったといわれる。府立一中、松本高校、東京帝国大学医学部のコースをたどって念願の医師に。東大の同期には心臓病の榊原仟《さかきばらしげる》やラジオドクターの近藤宏二らがいる。

若い頃の俊一は、医学一筋というわけにはいかなかった。文学や哲学に興味を持ち、マルクス主義に傾倒して共産党に入党しようと思った時期もあったが、その寸前で思いとどまる。昭和一一年、二六歳で東京帝大を卒業したが、どこの医局からも入局を断られ、分院の外科・大槻菊男教授に拾われて入局。翌年には衛生部の一兵卒として満州へ出征した。同一三年、肺結核で第一陸軍病院に入院、退院と同時に除隊となる。

東大分院に戻り、その後、石川県金沢市の青木病院に出向、小松製作所で工場災害の多発原因の統計的観察を行う。ところがこの工場での労働災害の研究活動が治安維持法に抵触したという理由で検挙され、目白の拘置所に一年間留置されたこともある。俊一は疥癬《かいせん》で悩まされた。同じ拘禁中に哲学者の三木清が尿毒症で死亡している。

長野県南佐久郡臼田町（現在の佐久市）の佐久病院に赴任したのは昭和二〇年（一九四五）、敗戦の直前であった。そこは長野県厚生農業協同組合連合会の営む施設で、大槻教授の推薦であったという。佐久高原にぽつりと建つ二〇床ばかりの貧しい病院だった。俊一はあまりにも多い「手遅れ患者」に驚く。そして朝から晩まで手術に追いまくられた。それまで外科手術は長野市まで行かないと受けられなかったのである。次に始めたのは巡回診療だった。「農民と共に」を胸に地域住民の中へ入り込み、無医地区への出前診療など、住民と一体になった医療活動を展開する。

一方、病院の中に労働組合を結成して委員長となり、同二一年には全従業員の投票により病院長に就任した。俊一の率いる医療活動は、いまも現地の語り草となっている。「予防は治療に勝る」との考えから、自ら脚本を書いた演劇をセットにして農村を巡回し、診療の後は人形劇やコーラスなどで健康教育を行った。農薬中毒、農具による外傷、寄生虫病など農村特有の疾病の研究も進め、二七年（一九五二）には日本農村医学会を設立して俊一が会長に就任している。

わたしが佐久病院のルポを行ったのは、たしか三四年（一九五九）であった。八千穂村で全村健康管理を開始した年である。その目的を俊一は「巡回診療はその場限りになりやすい。検診を定期的に村ぐるみで行わないと、本当の保健活動にはならない」と熱っぽく語ったのを記憶している。全村活動に先駆けて俊一は、八千穂村佐口地区の一五戸に石炭ストーブを入れ、血圧、リウマチ、神経痛などを三年間観察した結果、いずれも改善のデータを得ていた。

巡回診療に同行したとき、住民たちが笑顔で「農民体操」を行っている光景をわたしは見ている。「四つん這いの仕事が多いから、ちょっとしたストレッチが効果的なんです」と俊一。自ら農民の中に入って行き、微笑みながら話を聞いている。ちっとも偉ぶらず語りかける自然体が多くの住民に受け入れられていた。病院スタッフの話では、彼の睡眠時間は四時間ぐらいだろうとのこと。院長室には深夜まで灯がついていると、そのハードな診療活動を語っていた。

いまでもこの地区の老人医療は、罹患率も医療費も低い。それは俊一らの農村医療の成果と云えるだろう。農村の生活に密着したフィールドワークや研究を行い、気づかず型や我慢型の潜在疾病の概念を確立したからにほかならない。それは健診のモデルとなり、日本だけでなくアジア諸国の農村の医療にも大きな影響を与えている。俊一はその功績により、一九七六年、アジアのノーベル賞とも呼ばれるマグサイサイ賞を受賞した。

しかし俊一には果たせなかった夢もあったという。それは、誇りとシンパシーを持って農村で働くことのできる医師を養成するための「農村医科大学」を設立することだった。佐久総合病院はその附属病院として運用するに十分な規模と設備を誇れるまで成長している。俊一が「朝日賞」を受賞した後、ぽつりと漏らした構想だったとか。

晩年の俊一は「メディコ・ポリス」構想を提唱していた。メディコとは広く医療を意味し、ポリスは町のこと。企業誘致によるテクノ・ポリスに対して彼は保健・医療・福祉を軸にした町づくりを目指したのである。経済学者の宮本憲一はこの構想に注目し、佐久地区の三つの町村を調査して地域財政論の立場から有効性を説いたという。そして現に、佐久総合病院を核とした町づくりが始まっているのだ。これは佐久地区だけではなく、普遍性のあるテーマであろう。

医局からはみ出て寒村の小さな診療所に赴任した俊一は、半世紀の努力で八二一床の本院と二一九床の分院を擁する国内でも有数の総合病院に育て上げ、さらに町づくりまで夢を膨らませていたのだ。

「農村に入ったら小作農たれ」という宮沢賢治の教えが彼の活動を支えたと伝えられる。そして「地域医療は文化活動、医療は文化」が彼の口癖であったという。

平成一八年（二〇〇六）八月二二日、俊一は肺炎のため入院先の佐久総合病院で逝去した。享年九六。自分の育てた病院での臨終は、その天寿にふさわしく安らかであったと伝えられる。彼との別れの会には三二〇〇人もが訪れて別れを惜しんだ。俊一の著『村で病気とたたかう』（岩波新書）は、地域医療を志す人間のバイブルのような存在になっている。

98 梅《うめ》澤《ざわ》濱《はま》夫《お》 一九一四―一九八六

抗生剤の開拓者

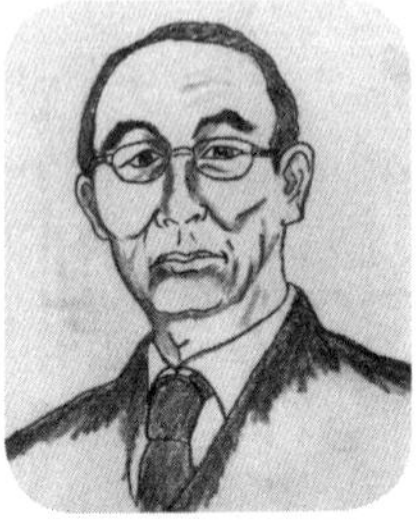

抗生物質の開発によって細菌感染症の治療は飛躍的に進歩した。いまでは不感受性菌や耐性菌の問題もほとんど克服され、長い間の疫病の重圧から解放されたと云えるだろう。やがて抗ガン抗生物質や抗ウイルス抗生物質にももっと大きな期待が実現するかもしれない。その段階まで研究は進んでいるのだ。微生物を利用する科学の強力な牽引車の役割を果たした男が梅澤濱夫である。

濱夫は大正三年（一九一四）一〇月一日、福井県小浜市の内科医・梅澤純一の二男として生まれた。旧制武蔵高校を経て昭和一二年（一九三七）東京帝国大学医学部を卒業、細菌学教室から東京帝大附属伝染病研究所（伝研）に勤務する。同二二年には国立予防衛生研究所の設立と同時に初代の抗生物質部長に就任、同二九年以降は兼務で東大応用微生物研究所教授となった。国立予防衛生研究所の前身、伝研時代の昭和一九年（一九四四）、日本で初めてペニシリンの分離に成功し、ペニシリンの国産化に尽力している。

ペニシリンは一九二九年、イギリスのA・フレミングによって発見された。ブドウ球菌を培養中にアオカビの胞子が皿に落ち、そのカビの周囲のブドウ球菌が溶解しているのにヒントを得て、アオカビから開発した最初の抗生物質である。抗生物質とは微生物によってつくられ、微生物の発育を阻止する物質で一九四一年にアメリカのS・A・ワクスマンが提唱したもの。ペニシリンは第一次大戦で傷病兵が罹患した感染症に威力を発揮、多くの命を救った。

日本でも「碧素《へきそ》」の名でペニシリンの国産化が急がれ、濱夫らがその第一線で研究を進めていたのである。研究の延長として戦後は、全国の土壌を徹底的に探索し、フラジオマイシン、ザルコマイシンなど、次々に多くの抗生物質が発見された。

一九四〇年から二〇年間ほどは抗生物質の黄金時代と云えるだろう。結核の新薬として注目されたストレプトマイシン（一九四四年）に続いて細菌ばかりでなくリケッチアと大型ウイルスにも作用するクロラムフェニコール（一九四五年）、クロルテトラサイクリン（一九四八年）、オキシテトラサイクリン（一九五〇年）、エリスロマイシン（一九五二年）などが続々と発見されている。

これらの新薬は広範囲スペクトル抗生物質であり、適応症が拡大されたばかりでなく経口投与も可能なものがあり、抗生物質療法は急速に普及した。そしてこれらの抗生物質は占領下の日本にも緊急輸入され、当時流行していた発疹チフス、腸チフス、赤痢などの防疫に貢献、結核、梅毒、恙虫《つつがむし》病などにも威力を示したのである。

国内では昭和三三年（一九五八）に長野県の土壌からとれた放射菌から、濱夫が発見したカナマイシンが強い抗菌作用を示し、三年後には結核などの新薬として市販されて世界から有効性が注目された。濱夫は同年、自由に研究できる場を求めて財団法人微生物化学研究会を設立、同三七年（一九六二）には東京上大崎に財団附属の微生物化学研究所を創設して所長に就任している。当時の橋本龍伍厚生大臣の計らいにより、カナマイシンの特許料を財団の基金に充てることにしたという。

さらに同四〇年（一九六五）、稲いもち病に特効を示すカスガマイシンを奈良の春日大社の土壌から発見、毒性の低い農薬であることを確かめた。翌年にはブレオマイシンが扁平上皮ガンに対して臨床治療効果を示すことが判明、同四四年には抗ガン抗生物質ベカナマイシンを、その翌年も抗菌抗生物質ジョサマイシンが発売されるなど、次々にヒットを飛ばしている。

しかし抗生物質の開発は耐性菌との闘いの連続とも云えるだろう。とくにブドウ球菌、腸内細菌（赤痢、腸チフスなど）、結核などは深刻だ。抗生物質が広く用いられるようになってしばらく経つと、高頻度に耐性菌が分離され、多剤耐性菌も出現するようになる。濱夫らは耐性菌ができるメカニズムの研究や、それに対する薬剤の分子設計などの理論を発展させた。

現在では耐性機構も詳しく研究され、耐性菌にも有効な薬剤、あるいは抗生物質が効きにくい緑膿菌や変形菌にも作用する薬剤が開発されている。濱夫はストレプトマイシン耐性結核菌に有効なカナマイシンを発見したが、カナマイシン耐性機構の研究からリン酸転移酵素やアセチル酵素などの不活性機構を見出し、これらの酵素の作用を受けないジベカシンの合成にも成功した。耐性機構に基づいて有効な物質を得る方法論を築いたと云えるだろう。

現在までに発見された抗生物質の数は四千を超え、三万以上の誘導体がつくられ、五〇以上のものが臨床に使用されている。日本は昔からの発酵技術が進んでいるため抗生物質の分野でも世界水準を保ち、抗生物質の生産は医薬品の中でも上位を占めてきた。抗生物質の発見によって人類は初めて細菌、リケッチア感染症を克服し、ガン治療でも今後に期待が寄せられている。抗カビ、抗ウイルスにも新しい薬理作用を持つ抗生物質の開発が続けられているのだ。

濱夫は昭和六一年（一九八六）一二月二五日、七二歳で生涯を閉じている。朝日賞、日本学士院賞、文化勲章、パウル・エールリッヒ賞など数々の栄誉に輝いた。国際化学療法学会は最高位の賞として濱夫の没年にハマオ・ウメザワ記念賞を制定している。東京都世田谷区玉川の自宅跡には梅澤濱夫記念館も建立され、彼を偲ぶ人の参観が絶えない。

99

奈良林祥《ならばやしやすし》

一九一九—二〇〇二

初のＳＥＸ教祖

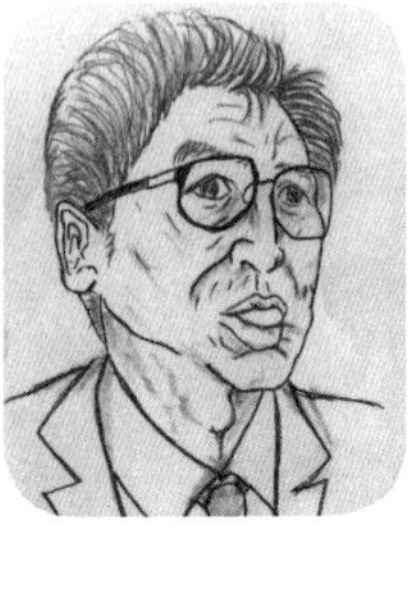

日本人が持つ陰湿な性のイメージを打破しようと、あらゆるメディアで活躍した医師がいる。初のセックス・カウンセラーを自任する奈良林祥だ。彼の著作、『ＨＯＷ　ＴＯ　ＳＥＸ』は二三〇万部を突破して、いまなおロングセラーを続けている。とかく敬遠しがちな分野に飛び込んでマスコミの寵児となった彼は、確かに医師としては型破りの人生を生きたと云えよう。

祥は大正八年（一九一九）四月二二日、東京に生まれた。東京医科大学を卒業して東京都衛生局に技師として勤め、家族計画思想の普及と正しい避妊法の指導に努力している。昭和三六年（一九六一）に東京四谷の主婦会館相談室長に就任、その後およそ四〇年にわたり、主婦会館クリニックで結婚と性のカウンセリング活動を続けた。わが国初のマリッジ・カウンセラーでもある。

昭和三九年(一九六四)アメリカに留学、祥の活動はさらに幅を広げた。帰国後は積極的にマスメディアに登場し、閉鎖的な性イメージの打破を試みる。彼の著作はいずれも「性のバイブル」ともてはやされ、訳書を含めてベストセラーを記録した。とくに同四六年にスタートした『HOW TO SEX』シリーズは、当時としては珍しいカラー写真入りで性技を解説、爆発的な人気を呼んだもの。この著作で祥はセックス博士と呼ばれるようになった。

日本に優生保護法（現在の母体保護法）が成立したのは昭和二三年（一九四八）である。これによって人工妊娠中絶手術が急増した。優生保護が皮肉にも性の解放をもたらしたというわけで、若者の暴走や不倫なども目立ってくる。それまで家族計画の指導を受けていた主婦会館相談室を、祥は女性の性生活の相談を受ける日本で初のカウンセリングルームとして開設し直した。産児制限から一歩進んで「正しい性生活へ」という狙いである。

祥に先駆けて日本赤十字産院の謝国権《しゃこっけん》が、昭和三五年（一九六〇）に『性生活の知恵』を発表、これもミリオンセラーとなった。彼はその後もマスターズ報告(ワシントン大学産婦人科教授のウィリアム・マスターズが一九六六年に、人間の性反応や性能力について科学的に実験・検討した結果を発表した報告書)をシリーズで翻訳するなど華々しい活躍を続け、東京世田谷に産婦人科の診療所を開設している。また帝国医専卒の木下和子もドクトル・チエコと称して同五六年頃から『てれないでお母さん——思春期までの性教育』などを刊行、セックス・ドクターの三羽烏などと評された。

性に科学的なスポットを当てるのは生活の質（QOL）を高める実践の学でもある。性の研究の歴史は古い。古代ローマの詩人オウイデウスの『愛の技術』からインドの性典『カーマ・スートラ』、一六世紀アラビアの『匂える園』など、古来からセックスのマニュアルは数多いが、それらは経験的に蓄積された知識であり、文学でもあった。科学的あるいは医学的研究のテーマとして「性」を扱ったものではない。

一九世紀末から二〇世紀にかけて、ジークムント・フロイトが人間の心理と行動は無意識にリビドー（性エネルギー）によって規定されると提唱したが、理論は科学的とは云い難かった。一九一九年に人間の性の現象を総合的に研究しようとマグヌス・ヒルシュフェルトが「性の学」を提唱し、ベルリンに性科学研究所を設立したが、ナチスによって破壊されている。一九四七年にはアルフレッド・キンゼイが人間の性、ジェンダー、生殖の分野を探るキンゼイ研究所を設立、社会学的な調査と統計的手法で多様な事実知見を公にした。

性は人間の根源に関わるもので、裏文化として扱うのではなく、正当な研究が必要であろう。性科学の研究には基礎医学から精神科学、泌尿器科学、産婦人科学などの臨床医学や心理学、社会学、教育学など多くの連帯が必要になってくる。そしてようやく日本でも昭和五四年（一九七九）に日本セックス・カウンセラー・セラピスト協会が設立され、平成七年（一九九五）には日本性科学会となって三〇〇人の会員を擁するまでに発展した。同学会では研修会や情報誌の発行などと共にセックス・カウンセラーやセックス・セラピストを認定し、その資格を授与している。

奈良林祥や謝国権らが「性科学」を促す起爆剤の役割を果たしたことは間違いない。しかし性科学はそのプラグマティックな性に関する技術知見の集積という性質から、俗信に陥る危険性を持っている。たとえば「一度に多数の男と性行為をすると妊娠しない」といった俗信が「性科学によれば」という形で権威づけられることが多々あるのだ。

科学的検証を経ていない経験的な知識や俗信の類と、科学的知識とは厳密に区別しなければならない。だが現状は、性に関する科学的知見と根拠薄弱な俗信や性に対する偏見がないまぜになった内容の出版物が、「性科学」とか「セクソロジー」の名を冠して出回っている。祥や国権は少なくともシビアに性科学を捉えて論じたはずだ。その意味で祥の業績は高く評価したいのである。

祥は真面目に性技も論じた。彼の著作によって性技を開発され、喜びを覚えた若者は少なくないはずである。これまで口に出すことさえ憚られ、一方では四八手などと仄めかされていた性技を、堂々と科学として論じたのは祥が最初ではないだろうか。これまで日本でも太田典礼《おおたてんれい》、荻野久作、笠井《かさい》寛司《かんじ》らの産婦人科医によって性が論じられ、高橋鉄らの文筆家が性を語ってきた。しかし実践的な性技まで踏み込んで、わかりやすく啓蒙したのは祥が初めてであろう。祥は平成一四年（二〇〇二）九月一二日、老衰のため永眠した。享年八三。

100 多田《ただ》富雄《とみお》

一九三四―二〇一〇

尊厳な生きざま

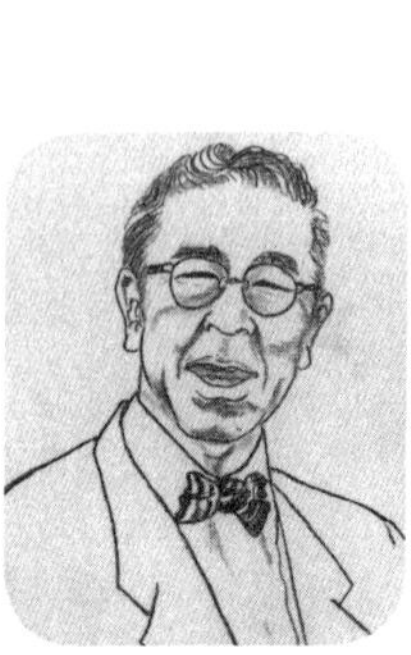

壮絶な晩年を生き抜いた医学者、それが多田富雄である。脳梗塞で体の自由を奪われ、前立腺ガンまで併発した彼は、それでも六冊の本を残し、新作能をつくり、ありのままの姿をテレビカメラの前に曝して、生きざまを訴えた。「体が動かなくても、言葉がしゃべれなくても、わたしの生命活動は日々創造的である」といい、「何もかも失った。それを突き詰めると、何かが見えてくる」ともいう。わたしは多田富雄の医学的業績を超えた尊厳な生きざまに、感動を禁じ得ないのである。

富雄は昭和九年（一九三四）三月三一日、茨城県結城市で生まれた。県立結城二高から千葉大学医学部に進学したが、少年の頃から文学に興味を持ち、在学中に安藤元雄や江藤淳らと同人雑誌『フェルテ』に詩などを寄稿している。卒業すると同大の第二病理学教室に勤務、同四六年（一九七一）に免疫応答を調整するサプレッサー（抑制）T細胞を発見、ベーリング賞（第一回ノーベル生理学・医学賞を受けたエミール・フォン・ベーリングにちなんだ賞）や朝日賞に輝くなど、免疫学者として優れた業績を残し、同四九年には教授になった。

昭和五二年（一九七七）には東大医学部教授に迎えられ、同五九年に五〇歳の若さで文化功労者として顕彰されている。平成七年（一九九五）に東大を定年退官した後は東京理科大学の生命科学研究所長に就任、この頃から旺盛な文筆活動を展開するようになった。主な著作に大仏次郎賞の『免疫の意味論』（青土社・一九九三）、日本エッセイスト・クラブ賞の『独酌余滴《どくしゃくよてき》』（朝日新聞社・一九九九）、小林秀雄賞の『寡黙なる巨人』（集英社・二〇〇七）などがある。

能への造詣も深く自らの作もある。脳死と心臓移植の問題を見詰めた「無明の井《せい》」、朝鮮半島から強制連行された現地人の悲劇を描く「望恨歌」、アインシュタインの相対性理論がテーマの「一石仙人《いっせきせんにん》」、広島での被爆体験を題材にした「原爆忌」などがある。いずれもシリアスなテーマを日本の伝承芸能の中に描き出し、自ら小鼓を打つこともあった。

富雄について特筆すべきは、その医学的業績もさることながら、医学者としての生きざまであろう。平成一三年（二〇〇一）、彼は滞在先の金沢で脳梗塞の発作に見舞われ、一命は取り留めたものの一夜にして右半身不随、声と食べる自由を失った。それまでの華やかな人生が、一転して介護なしでは生きられない日々となり、一時は自殺さえ考えたらしい。しかし彼は甦った。科学者としての独自の目線で病気を見詰め、受容するのである。

平成一七年（二〇〇五）の暮、NHKスペシャル『脳梗塞からの〝再生〟――免疫学者・多田富雄の闘い』が放映されると、全国に感動の声が渦巻いた。話すことも、うまく飲み込むことも、右手を使うことも、歩くこともできなくなって四年、懸命なリハビリの中で「命の再生」を見詰める富雄のドキュメンタリーは、涙なくして観られなかった。過酷な運命に抗しながら粘り強く生き抜く彼の姿は圧倒的な存在感で訴えてくる。

「リハビリは科学、創造的な営み」といって週三回熱心に通い、車椅子でどこへでも出かけていく。キーボードで音声の出る機器で会話し、大好きだった酒はとろみをつけて味わう。触れたことのないパソコンを左手だけで操り、まともに本のページもめくれないのに知的創作力は少しも衰えていない。これだけのハンディキャップを負いながら、これだけ冷静に闘病を伝えることのできる人はいないだろう。

さらに共感を呼んだのは、『現代思想』に寄せた富雄の「患者から見たリハビリテーション医学の理念」であった。この年（二〇〇六）、政府が診療報酬改定にともなってリハビリ期間の制限を打ち出したのを、痛烈に批判した一文である。富雄はこのように残酷な行政を認めた医療人に対しても、「この改定でリハビリを打ち切られた後、徐々に機能が低下し、寝たきりになってしまう人々がいる。しかし厚労省のアドバイザーになった専門家とリハビリ学会は患者を救おうとしない」と怒りを投げつけた。

彼は繰り返して云う。「リハビリ科の医師には、苦しんで死に瀕している患者がいればそれを救おうという専門家としてのミッションがある。リハビリ医学会は、それを自ら放棄してしまったのだ。他の医学会や医師会の批判の目に気づかないのであろうか。自分たちの使命を最終的に護るのは、職業団体としての学会の務めである」と。そしてこの犠牲第一号は社会学者の鶴見和子であったと訴えている。リハビリ患者としての痛切な叫びでもあった。

そんな状況の中で富雄が取り組んだのは、原爆の能を制作することである。被爆六〇年に当たる平成一七年（二〇〇五）を機に彼は、原爆で命を失った男性が幽霊となって舞台に現れ、「過ちは繰り返すまじ」と語る「原爆忌」を発表した。科学者としての反省が能作者としての彼を動かしたのであろう。しかしそれが広島で上演されたとき、彼の体に新しい病魔が宿っていた。前立腺ガンである。それがリンパ節まで転移していて、不自由な体に痛みまでが加わったのだ。

生き地獄のような体験をしながら、富雄は慣れないパソコンを左手で操り、『寡黙なる巨人』を書き綴っている。その一〇〇頁ほどは文字どおりの闘病記であり、後半の文章も思考が内に籠ることなく、リハビリ医療に対する提言や福祉政策への批判などは健常時よりも生き生きと語られているような気がした。これだけ冷静に力強く闘病を伝えた例は稀有であろう。刊行の翌年に小林秀雄賞を受けたとき、富雄はキーボード音声機器で「本当に嬉しい。渾身で書いた」と喜びを語っている。

その後も『わたしのリハビリ闘争――最弱者の生存権は守られたか』（青土社・二〇〇七）を刊行し、「二〇〇六年四月から導入したリハビリ日数制限は、リハビリ患者を見捨てて寝たきりにする制度であり、平和な社会の否定である」と訴え続けた。翌一九年（二〇〇七）には多くの知識人と共に「自然科学とリベラルアーツを統合する会」を設立して自ら代表になっている。このように彼は重なる病気と闘いながら精力的に生きてきたが、平成二二年（二〇一〇）四月二一日、前立腺ガンによるガン性胸膜炎のため順天堂医院で死去した。享年七六。

同年六月一八日、「多田富雄を偲ぶ会」が梅雨冷えの中で行われた。会場には笑顔の富雄が白い花に囲まれて、いまにも話しかけてきそうな気がする。会場のスクリーンに東寺で上演された富雄の能「一石仙人」が映し出された。アインシュタインの化身の仙人を呼び出し、宇宙の起源から核に頼るこの世の消滅までを語らせる趣向である。やがて彼の能は広島・長崎の原爆を主題とするものへつながっていくのだ。六〇〇人を超える参会者は、それぞれの富雄への思いを胸に、静かに見入っていた。

あとがき

医療ジャーナリズムに関わって三〇年ぐらい経った頃、このへんで生きた証となるものを残したいと思い立ったのが『日本医家列伝』であった。医療への貢献度はもちろんだが、生きざまの魅力なども踏まえて、なるべく多くの人を記録してみたいと考えたのである。

動機が単純でも、書き始めたら突拍子もなく困難であることを知らされた。資料といえば履歴書みたいなものばかり。肖像も少ない。丹念に医学史や疾病史を調べて、人の動きを摑むことから始めた。三〇人ぐらいで立ち往生してしまう。それでも諦めきれず、断続的に作業を続けて二〇年は経つだろうか。

そんなある日、依頼されていた何点かの文献を携えて作家の吉村昭氏を訪ねた折、氏から思いがけず勧められたことがあった。氏には医史学会の小川鼎三氏が協力したという『日本医家伝』がある。それは一二人の医家の生涯を小説の形で描いた短編であった。さらに吉村氏には、蘭医シーボルトの娘イネの悲劇的な足跡をたどる『ふぉん・しいほるとの娘』、種痘に情熱を燃やした笠原良策がモデルの『雪の花』、幕末の激動に揉まれながら信念を貫いた松本良順を見詰める『暁の旅人』や高松凌雲の『夜明けの雷鳴』など、感動的な医療小説ともいうべきものが多い。

もし吉村昭氏が健在でいらしたら、小説にしたい医家が少なくとも十指に余るはずで、いまさらながら無念に思う。「もっと多くの医家を知るための列伝的な資料がほしい。やってみませんか」とおっしゃったのに、「難しいですね」と逃れたものの、わたしを動かす大きな弾みになったことは否めない。

そして何年か後に、いつもわたしの著作を応援してくれる吉岡信氏から、思わぬ文献が届いた。『古代から幕末まで 日本医学先人伝』（橘輝政著）と『日本漢方典籍辞典』（小曽戸洋著）の二冊である。これには舞い上がるほどうれしかった。両著とも簡潔な記述だが、貴重な手がかりになったからである。これで暗闇から脱出できる思いがした。

苦しかったのは幕末まで。明治になると大学教授などの伝記が出版され、一〇人ほどの本が集まった。その多くは退官記念とか、受賞記念と銘打った自家本で、判で押したように「勲○等○○博士○○先生は」から始まる。立派な装丁だが読むにつれて鼻白む思いがするものも少なくはない。

そんな状況を心配した友人の紫藤誠二氏が、図書館で調べた文献から細々とコピーして送ってくれるようになった。これがアクセルとなってまた動き出す。数行の記述でも拾い集めて組み立て、別の文献を調べて関連を探ったり、歴史書で時代背景を摑んだりすると、ぼんやりと人物像が浮かんでくる。その要領がわかると、いつのまにか楽しくさえ思えるようになった。

機械オンチのわたしが、インターネットにしがみついて資料を得られたのも幸いしたと云えるだろう。そして今春、ようやく「鑑真から多田富雄まで」の医家一〇〇人の足跡をたどることができたのである。記録した医家のうち清水藤太郎以降の一五人は、わたしが新聞記者時代に学会でお会いしたり、インタビューを試みたりして面識のある人だった。ほかの人たちも、わたしの学んだ薬学や、その後の医療ジャーナリスト活動を通じて深い関わりがあったことが思い浮かぶ。それらの先達の業績を記録できて心から嬉しく思う。力不足は承知している。だが類書がほとんどないだけに、この書を叩き台にしてさらに書き加えられることを念じてやまない。

なお、この仕事を牽引してくださった吉村昭氏は二〇〇六年の夏に壮絶な尊厳死を遂げられた。また資料集めから図版の整理などを手伝ってくれた女房の修子は四年前に急逝し、貴重な文献を提供していただいた吉岡信氏もその翌年に不帰の人となられたのである。

三人にこの書を見てもらえないのは残念だが、改めて霊前に供えたいと思う。最後まで資料集めに協力をたまわった多くの人たちにはお礼の申し上げようもない。しかし図版は、著作権の問題もあって、結局は集めた資料を参考にメディカルフォーラムのイラストレーター鈴木勝氏に肖像を描いてもらうことになった。いろんな難題と直面しながら快く出版に応じてくださった大修館書店の編集第三部部長加藤順氏にも心からの感謝を捧げたい。

人はなぜ何故なぜ問へば星凍る（昶）

二〇一三年　二月　　　鈴木　昶

主な参考資料

◆事典と単行本

『日本史大事典』平凡社、1992
『日本医学史』富士川游、形成社、1972
『日本疾病史』富士川游、東洋文庫、1912
『日本薬学史』清水藤太郎、南山堂、1949
『医家先哲肖像集』藤浪剛一、図書刊行会、1936
『日本医学先人伝』橘輝政、医事薬業新報社、1969
『日本漢方典籍辞典』小曽戸洋、大修館書店、1999
『近世漢方医学書集成』大塚敬節ら、名著出版、1979
『日本近代医学のあけぼの』神谷昭典、医療図書出版、1979
『東京大学医学部百年史』東京大学医学部創立百年記念会、東京大学医学部百年史編集委員会編、東京大学出版会、1967
『漢方医学』大塚敬節、創元社、1990
『鑑　真』東野治三、岩波新書、2009
『医心方夜話』山路閑古、青友書房、1973
『近代医療のあけぼの』青柳精一、思文閣出版、2011
『東洋医学の本』学習研究社、2001
『標準漢方医学入門』丁宗鉄、薬事日報社、2006
『東洋医学概説』長浜喜夫、創元社、1961
『栄西・喫茶養生記』古田紹欽、講談社学術文庫、2000
『和漢三才図会』寺島良安、吉川弘文館、1906
『本朝食鑑』（上・下）正宗敦夫、現代思想新社、2007
『養生訓』松田道雄、中公文庫、1977
『大和本草』貝原益軒、有明書房、1975
『現代文・蘭学事始』緒方富雄、岩波書店、1984
『救民妙薬』穂積甫庵〈古書〉
『赤ひげと小石川養生所』小川明〈自家本〉、2010
『江戸の蘭方医学事始』片桐一男、丸善ライブラリー、2000
『全　宗』火坂雅志、小学館文庫、2002
『白隠禅師物語』上村貞嘉、淡交社、2009
『炮炙全書』稲生若水〈古書〉、1692
『蘭学の家・桂川の人々』今泉源吉、篠崎書林、1969
『三浦梅園集』三枝博音、岩波文庫、1953
『シーボルトと榕庵』高橋輝和、平凡社、2002

『高野長英』佐藤昌介、岩波新書、１９７２
『原老柳の生涯』松本順次、創元社、２００２
『蘭医・佐藤泰然』村上一郎、大空社、１９９４
『松本順自伝・長与専斎自伝』小川鼎三ら、東洋文庫、１９８０
『食物養生法』石塚左玄、大空社、１９９２
『衛生概論』柴田承桂、不匱堂、１８７９
『脚気をなくした男』松田誠、講談社、１９９０
『福原有信伝』永井保ら、至誠堂、１９６６
『日本薬学の開祖』飯沼信子、日本薬学会、２００３
『地方病とのたたかい』山梨地方病撲滅協議会、平和プリント、１９７７
『済生学舎と長谷川泰』唐沢信安、日本医事新報社、１９７９
『北里柴三郎』福田真人、ミネルヴァ書房、２００８
『医学の歴史』小川鼎三、中公新書、１９６４
『薬学の歴史』石坂哲夫、南山堂、１９８１
『皇漢医学』湯本求真、大安、１９６３
『医界之鉄椎（復刻）』和田啓十郎、たにぐち書店、２０１０
『東洋医学』大塚恭男、岩波新書、１９９６
『いのちの近代史』藤野豊、かもがわ出版、２００１
『日本らい史』山本俊一、東京大学出版会、１９９３
『ハンセン病と戦後』藤野豊、岩波書店、２００６
『法医学の話』古畑種基、岩波書店、１９５８
『法医学ノート』古畑種基、中公文庫、１９７５
『薬局方概論』清水藤太郎、日本薬報社、１９３２
『老人と老人病』緒方知三郎、新臨床医学文庫、１９７４
『正伝・野口英世』北篤、毎日新聞社、２００３
『背信の科学者たち』W・ブロード、化学同人社、１９８８
『現代生活とストレス』H・セリエ／杉靖三郎、法政大学出版局、１９６３
『武見太郎の功罪』水野肇、日本評論社、１９８７
『愚徹のひと丸山千里』井口民樹、文藝春秋、１９９４
『石舘守三伝』蝦名賢造、新評論社、１９９７
『人間と医学』松田道雄、中央公論社、１９４７
『松田道雄の本』（一六巻）筑摩書房、１９８１
『日本医学史綱要』（二巻）小川鼎三、東洋文庫、１９４７
『漢方診療医典』矢数道明、南山堂、１９６９
『村で病気とたたかう』若月俊一、岩波新書、２００８
『若月俊一対談集』（三巻）旬報社、２０１１
『抗生物質の話』梅沢浜夫、岩波書店、１９６２
『How to sex』奈良林祥、ベスト新書、１９７１

『免疫の意味論』多田富雄、青土社、1997
『独酌余滴』多田富雄、朝日文庫、2006
『寡黙なる巨人』多田富雄、集英社文庫、2010
『病気の日本近代史』秦郁彦、文藝春秋、2011
『江戸の医療風俗事典』鈴木昶、東京堂出版、2000

◆関連小説

『日本医家伝』吉村昭、講談社文庫、1973
『白い航路』吉村昭、講談社文庫、1879
『雪の花』吉村昭、新潮文庫、1988
『長英逃亡』吉村昭、新潮文庫、1990
『ふぉん・しいほるとの娘』吉村昭、新潮文庫、1993
『夜明けの雷鳴』吉村昭、文春文庫、2003
『暁の旅人』吉村昭、講談社、2005
『胡蝶の夢』司馬遼太郎、新潮社、1997
『花　神』司馬遼太郎、NHKドラマ、1977
『花埋み』渡辺淳一、新潮文庫、1975
『遠き落日』渡辺淳一、集英社文庫、1990
『華岡青洲の妻』有吉佐和子、新潮社、1966
『風来坊列伝』童門冬二、毎日新聞社、1993

◆雑誌など

松本明和「華岡青洲による最初の全身麻酔」日本医学史雑誌19巻2号、1973
長与健夫「医学教育制度の変革」日本医学史雑誌43巻4号、1997
「看護史年表」週刊医学界新聞2000年1月31号
清水藤太郎「浅田宗伯逝く」漢方と漢薬2巻12号、1935
荻野久作「人類黄体の研究」北越医師会雑誌38巻1号、1929

◆協　力

東京大学医学図書館デジタル史料室
北里大学東洋医学総合研究所
内藤記念くすり博物館
メディカルフォーラム

人名索引

太字の数字は、その人物が立項されているページであることを示す。

［著者紹介］

鈴木　昶（すずき　あきら）

一九三二年、山形県生まれ。文系から薬学に転じ、卒後は新聞や雑誌の仕事に携わる。元、薬事日報編集局長。薬剤師、医療ジャーナリスト。著書に『くすり春秋』『続くすり春秋』（ぎょうせい）、『江戸の妙薬』（岩崎美術社）、『薬草歳時記』『かるた「新・養生訓」』（青蛙房）、『日本の伝承薬』（薬事日報社）、『身近な漢方薬材事典』『江戸の医療風俗事典』『食べるくすりの事典』（東京堂出版）、『花のくすり箱―体に効く植物事典』（講談社）など三十数点がある。

［イラストレーター紹介］

鈴木　勝（すずき　まさる）

一九五九年東京都生まれ。文系卒後、雑誌編集などに携わり、現在メディカルフォーラムでイラストと翻訳を担当。

日本《に ほん》医家《い か》列伝《れつでん》―鑑真《がんじん》から多田富雄《た だ とみ お》まで―
©Akira Suzuki, 2013　　NDC402 / xiii, 463p / 20cm

初版第一刷――二〇一三年四月一日

著　者――鈴木《すずき》　昶《あきら》
発行者――鈴木一行
発行所――株式会社　大修館書店
〒一一三-八五四一　東京都文京区湯島二-一-一
電話　03-3868-2651（販売部）
　　　03-3868-2298（編集部）
振替　00190-7-40504
［出版情報］http://www.taishukan.co.jp

装丁者――下川雅敏
本文レイアウト・DTP――加藤　智
印刷所――八光印刷
製本所――牧製本

ISBN978-4-469-26745-7　Printed in Japan